儿科常见疾病及其药物治疗

Pediatric
Diseases and Pharmacotherapy

主审 | 许毅　李焕德

主编 | 王颖　徐　萍　张毕奎

中南大学出版社
www.csupress.com.cn
·长沙·

声 明

　　医学是一门持续进步和演进的科学，其治疗方法和药物疗法也在不断地发展。本书致力于提供基于当前公认标准的详尽信息，作者与出版社已尽最大努力确保书中内容的精确性。然而，鉴于人为错误的可能性以及医学领域的不断更新，我们无法完全保证书中所有信息的绝对准确性和完整性。因此，对于因本书中可能存在的错误或遗漏所导致的任何不良后果，作者、出版社及其他相关人员不承担任何法律责任。

　　特别指出，本书所涉及的用药剂量、适应证及给药方式等信息仅供医疗专业人员参考，并不构成对任何患者的个性化医疗建议。在服用或推荐使用任何药物前，请务必参照药品最新版说明书、国家药品监督管理局批准文件，并结合患者具体病情进行确认。特别是当涉及新药或不常用的药物时，更应如此操作以确保安全有效。

　　我们建议读者在阅读本书时，积极与其他可靠来源的信息进行核对，特别是针对药物的具体使用说明，包括剂量、禁忌证等方面的内容。确保所采取的治疗措施符合最新的医学指导原则，从而保障医疗的安全性和有效性。

《儿科常见疾病及其药物治疗》
编委会

◇ **主　审**

许　毅　中南大学湘雅二医院

李焕德　中南大学湘雅二医院

◇ **主　编**

王　颖　中南大学湘雅二医院

徐　萍　中南大学湘雅二医院

张毕奎　中南大学湘雅二医院

◇ **副主编**

李杏芳　中南大学湘雅二医院

董青艺　中南大学湘雅二医院

张英姿　湖南省妇幼保健院

夏利新　湖南省衡东县妇幼保健计划生育服务中心

谭胜蓝　中南大学湘雅二医院

许　丹　国防科技大学

唐密密　中南大学湘雅医院

周艳钢　中南大学湘雅二医院

序 一

　　作为一名在医院药学领域深耕数十载的研究者和实践者，我始终坚信，药物是科学与人文的交汇点，而儿童用药更是这一理念的极致体现。儿童并非成人的"缩小版"，其独特的生理特点及尚未完全建立的药物代谢体系，要求我们在药物治疗实践中，必须兼具严谨的科学态度与细腻的人文关怀。《儿科常见疾病及其药物治疗》一书的问世，恰逢其时，它不仅填补了儿科药学规范化诊疗的空白，更为医药工作者在儿童用药这一复杂领域中找到更安全、更有效的解决方案。

　　本书以循证医学为基石，系统阐述了儿科常见疾病的药物治疗原则，特别关注儿童生长发育阶段的生理特点对药物代谢的影响，在精准用药的基础上，更注重将人文关怀融入药物治疗的每一个环节，从剂型选择到给药方式，从用药依从性到家庭可操作性，力求在保证疗效的同时提升治疗体验。

　　期望本书的出版能成为广大药学与临床工作者的实用助手与参考，助力儿童合理用药，让每一次治疗都精准、安全、有效、充满关怀。

李焕德

中南大学湘雅二医院药学部

2023 年 12 月

序 二

儿童是人类发展中的一个独特群体，他们的身体器官和系统功能正处于持续成长和成熟阶段。这导致他们在药物吸收、分布、代谢和排泄等药理作用方面与成人存在显著差异。不仅在药物反应的剂量上存在差异，在质量上也可能有所不同。在疾病状态下，这些差异更为明显。因此，在对患病儿童进行药物治疗时，必须对所选药物的成分、性状、适应证、禁忌证、剂量、方法、疗程、药理作用特点、治疗效果以及可能的不良反应和预防措施等有深入的了解。对于儿童口服药物，还应考虑其口感，以及患儿的偏好和家长的便利性，以最大程度地提高儿童用药的依从性。

在儿童用药方面，必须遵循循证医学、辩证分析、规范化、精确性、精良性、巧妙性和个体化的原则。在用药方法上，应优先选择口服而非注射，优先肌内注射而非静脉注射。有效性和安全性是治疗的根本。将用药技术提升至艺术境界，使最小的用药成本发挥最大的治疗效果，为患儿及其家庭带来最大的福音。

《儿科常见疾病及其药物治疗》一书正是基于这一宗旨而出版。当主编将书稿交给我时，我欣然同意撰写序言，期望广大读者在使用本书为儿童患者提供帮助时，能够将自身的用药技术磨练成一门艺术，真正实现妙手回春，药到病除！

易著文
中南大学湘雅二医院儿童医学中心
2023 年 12 月

前　言

儿童是家庭的希望，是社会的未来。随着三孩政策的放开，中国 14 岁以下的孩子已经接近 4 亿人。所以儿童疾病的治疗工作变得格外重要。虽然目前一些新技术、新方法、新思路在儿科疾病的诊治中不断涌现，但药物治疗仍具有不可替代的作用。儿童在生长发育过程中由于脏器功能发育不够成熟，对药物的毒性和不良反应较成人更为敏感，因此对临床安全、有效、合理用药提出了一定的挑战。

为了更好地促进儿童患者安全、有效、合理地用药，使临床医生和临床药师不断提高儿科疾病的诊断、治疗和预防技术水平，减少儿童患者的病痛，使儿童健康茁壮成长，满足医生、药师、护士等医务人员正确处理和治疗药物不良反应以及安全用药的需要，我们聘请长期从事医疗、教学工作，具有丰富实践经验的临床儿科专家和药学专家编写了《儿科常见疾病及其药物治疗》一书。全书分为 11 章，介绍了小儿危重症、营养性疾病、新生儿疾病、消化系统疾病、呼吸系统疾病、循环系统疾病、泌尿系统疾病、造血系统疾病、神经肌肉系统疾病、内分泌疾病等儿科常见疾病。本书基于经典教材，同时结合国内外最新指南和共识，重点介绍了不同疾病的药物治疗方案、药学监护、不良反应处理等，总结了近几年来最新的超说明书用药共识，以期给临床医生、临床药师提供不同疾病治疗的最新药物治疗信息，同时每节疾病药物治疗均配置思维导图，尽力做到新颖实用、通俗易懂。本书适合医学生、医学研究生、基层医生、儿童保健工作者、儿科医生和药师等参考使用。

本书广泛引用国内外医学、药学专著，收录了近年来儿科药学以及临床的新观点、新学说、新药物及其新用法，并结合编者各自的临床经验精心编写而成，但由于编者的学识和业务水平所限，虽竭尽所能，几经修改，仍难免有错漏之处，敬请广大同道和读者指正，以飨读者。

目 录

第一章
危重症及其药物治疗

第一节　心搏骤停与心肺复苏

心搏骤停指心脏搏动突然停止，血液循环相继停止，继而产生一系列组织器官功能障碍的症状体征。心肺复苏（cardiopulmonary resuscitation，CPR）是指在心搏骤停的情况下采用一系列急救手段促进已经中断的呼吸、循环功能恢复，是急救技术中最关键的抢救手段。

一、病因

引起儿童心搏骤停的主要原因有疾病导致和意外伤害两方面。

1. 疾病　包括呼吸系统疾病、心血管系统疾病、神经系统疾病、电解质紊乱、代谢性疾病，以及某些临床诊疗操作等。

2. 意外伤害　包括外伤、烧伤、溺水、车祸、触电、药物中毒等。

二、临床表现

一般包括突然昏迷、瞳孔散大、大动脉搏动消失、心音消失、呼吸停止以及心电图异常（常见等电位线）。

三、辅助检查

心搏骤停无特异性辅助检查，其心电图表现常为等电位线、心室颤动、无脉性电活动（电机械分离）等。

四、诊断

当患儿突然昏迷且伴有心音或大动脉搏动消失即可考虑诊断为心搏骤停。应注意无须等到心音完全消失、各项临床诊断依据以及心电图确诊才开始抢救，以免延误抢救治疗。

五、治疗

心搏骤停是临床上最危急的状态，及时采取准确有效的抢救措施是抢救成功的关键。其目的是重建呼吸和循环，减少神经系统损伤，保护脑细胞功能，保证生存质量。心肺复苏全过程可分为以下 3 个阶段。

(一)基础生命支持(basic life support，BLS)

1.胸外心脏按压　是紧急维持人工循环的手段，须快速有力按压。

2.打开气道　保持气道通畅，为人工呼吸创造先决条件，采用仰头抬颏(怀疑存在头部或颈部损伤的患儿禁用)或推举下颌法。

3.人工呼吸　患儿无自主呼吸或呼吸不正常时，进行胸外心脏按压的同时给予人工呼吸。

(二)高级生命支持(advanced life support，ALS)

ALS 以 BLS 为基础，加用辅助器械、特殊技术以及治疗药物等措施，建立有效通气及血液循环。

1.建立高级气道

2.建立血管通路　建立血管通路是补液及使用药物的必需步骤，最常用的通路为周围静脉通路，必要时同时建立周围静脉通路和中心静脉通路。

3.药物治疗　主要为抗心律失常，维持心输出量，纠正休克、电解质紊乱和酸碱失衡，以及维持复苏后稳定的药物。

(1)肾上腺素：肾上腺素受体激动药可增强心肌收缩力，加速传导，增加冠状动脉和脑血流量，利于心脑供血，是心肺复苏的首选药物。适用于无脉性心搏骤停、有症状的心动过缓。

《诸福棠实用儿科学(第 8 版)》《中国儿童心肺复苏指南(2012 年)》《儿科学(第 9版)》推荐：静脉或骨髓内注射，0.01 mg/kg，最大给药剂量为 1 mg；气管插管内给药，0.1 mg/kg，最大给药剂量为 2.5 mg。

(2)阿托品：目前尚无证据表明阿托品能使停搏的心脏复跳，故不再推荐其作为心肺复苏常规治疗药物。

(3)胺碘酮：可减慢房室传导、延长 QT 间期和房室结不应期、直接扩张冠状动脉及周围血管，对于室性心动过速(包括无脉型室性心动过速)、室上性心动过速、心室颤动，若进行 CPR、除颤 2~3 次以及给予肾上腺素均无效时，可考虑应用胺碘酮。

《诸福棠实用儿科学(第 8 版)》推荐：静脉或骨髓内注射，给药剂量为 5 mg/kg，最大剂量为 300 mg。若无效可重复使用，每日最大剂量为 15 mg/kg(或总量≤2.2 g)。

(4)利多卡因：无胺碘酮时可用。用于心室颤动或室性心动过速。

①《儿科学(第 9 版)》推荐：静脉或骨髓内注射，负荷剂量为 1 mg/kg，若无效，15 分钟后可重复使用，最大剂量为 5 mg/kg，维持剂量为 25~50 μg/(kg·min)持续输入。②《诸福棠实用儿科学(第 8 版)》推荐：气管插管内给药，给药剂量为 2~3 mg/kg。

（5）纳洛酮：有逆转阿片类药物的作用。

①《诸福棠实用儿科学（第 8 版）》推荐：静脉或骨髓内注射，给药剂量为 0.1 mg/kg，必要时每 2 分钟重复 1 次，最大剂量为 2 mg；气管插管内给药剂量是静脉给药剂量的 2~3 倍。②《儿科学（第 9 版）》推荐：静脉、骨髓内或气管插管内给药，年龄<5 岁或体重≤20 kg 者给药剂量为 0.1 mg/kg，年龄≥5 岁或体重≥20 kg 者给药剂量为 2 mg。

（6）钙剂：不建议常规应用，仅用于低钙血症、高钾血症、高镁血症、钙通道阻滞药使用过量的情况。

4. 除颤　用电击终止心室颤动，进而成功复苏由心室颤动导致的心搏骤停。除颤前应常规进行心肺复苏，除颤仪到达后立即除颤。首次除颤剂量为 2 J/kg（顽固性心室颤动加大除颤剂量），第 2 次及之后除颤剂量至少为 4 J/kg，最高不超过 10 J/kg 或为成人量。每次除颤后立刻开始心肺复苏术，2 分钟后评估是否恢复心律。

（三）复苏后稳定处理

心肺复苏术是一种紧急处理措施，心脏复跳后必须进行持续的生命支持，保护脑功能，防止继发性器官损害，寻找病因，保证患儿达到最佳生存状态。

1. 维持呼吸功能　心跳恢复后须继续维持有效通气和氧供，加强呼吸道管理，保持呼吸道通畅，直至循环稳定、呼吸交换量满意。

2. 稳定循环功能　心肺复苏后疑似或确定心功能障碍者应使用血管活性药物。

（1）氨力农：为磷酸二酯酶抑制药，可抑制磷酸酯酶而产生强心和扩张血管作用，用于心血管功能障碍伴全身或肺血管阻力增高者。

①《诸福棠实用儿科学（第 8 版）》推荐：静脉或骨髓内注射，负荷剂量为 0.75~1 mg/kg，5 分钟内注射完，必要时重复 1 次。随后维持剂量为 5~10 μg/(kg·min)，持续静脉或骨髓内滴注。②《新编儿科药物学（第 3 版）》推荐：静脉注射，负荷剂量为 0.5~1 mg/kg，静脉推注 5~10 分钟，维持剂量为 5~10 μg/(kg·min)。一般不超过 7~10 天。③氨力农说明书提示：儿童用药安全及有效性尚不明确。

（2）米力农：为磷酸二酯酶第三峰同工酶的正性肌力药和血管扩张药，可选择性抑制心肌和血管平滑肌环磷酸腺苷（cyclic adenosine monophosphate，cAMP），用于心血管功能障碍伴全身或肺血管阻力增高者。

①《诸福棠实用儿科学（第 8 版）》推荐：静脉或骨髓内注射，负荷剂量为 50 μg/kg，注射 10~60 分钟，改维持剂量为 0.25~0.75 μg/(kg·min)，持续静脉或骨髓内滴注；②米力农说明书提示：儿童用药安全及有效性尚不明确。

（3）多巴酚丁胺：心脏选择性 $β_1$ 肾上腺素受体激动药，可增强心肌收缩力，舒张血管，不同于多巴胺的是本药可直接作用于心脏，用于复苏后心肌功能障碍者。

《诸福棠实用儿科学（第 8 版）》推荐：持续静脉或骨髓内滴注，给药剂量为 2~20 μg/(kg·min)。

（4）多巴胺：肾上腺素受体以及多巴胺受体激动药，可增强心肌收缩力，舒张血管，用于液体复苏无效、低血管阻力休克者。

①《诸福棠实用儿科学（第 8 版）》推荐：持续静脉或骨髓内滴注，给药剂量为 2~20 μg/(kg·min)。②多巴胺说明书提示：儿童用药尚无充分研究数据。

（5）肾上腺素：增强心室收缩力，收缩外周动脉血管，舒张冠状动脉，改善心脏供血，用于复苏后心功能抑制且血管阻力降低的患儿，在心血管系统疾病和失代偿休克治疗中优于多巴胺。

《诸福棠实用儿科学（第 8 版）》推荐：持续静脉或骨髓内滴注，给药剂量为 $0.1 \sim 1 \, \mu g/(kg \cdot min)$。

（6）异丙肾上腺素：β 肾上腺素受体激动药，增强心肌收缩力，加速传导，增加心输出量，舒张冠状动脉，使血管外周阻力降低。适应证同肾上腺素。

①《诸福棠实用儿科学（第 8 版）》推荐：持续静脉或骨髓内滴注，给药剂量为 $0.1 \sim 2 \, \mu g/(kg \cdot min)$。②异丙肾上腺素说明书推荐：儿童未进行该项药物临床试验且无可靠参考文献。

（7）硝普钠：速效、短时的血管扩张药，能降低周围血管阻力，减轻心脏前、后负荷，增加心输出量，适用于心功能障碍所致低血压患儿，可与正性肌力药合用。

①《诸福棠实用儿科学（第 8 版）》推荐：初始剂量为 $0.5 \sim 1 \, \mu g/(kg \cdot min)$，随后根据病情变化调节剂量，最大剂量为 $8 \, \mu g/(kg \cdot min)$。②硝普钠说明书推荐：静脉滴注，给药剂量为 $1.4 \, \mu g/(kg \cdot min)$，根据效应逐渐调整剂量。

3. 积极脑复苏

脑功能恢复与否是心肺复苏成败的关键。具体措施包括提供充分的氧和能量，减轻脑水肿（甘露醇等），必要时镇静解痉（地西泮、苯巴比妥等），消除脑损害的生化代谢因素，进行低温疗法。

（1）甘露醇：可升高血浆渗透压，使脑组织中的水分进入血液，从而减轻脑水肿，降低颅内压。

①《诸福棠实用儿科学（第 8 版）》推荐：静脉滴注，给药剂量为 $0.5 \sim 1 \, g/kg$，每 $4 \sim 6$ 小时 1 次。②甘露醇说明书推荐：静脉滴注，给药剂量为 $1 \sim 2 \, g/kg$ 或 $30 \sim 60 \, g/m^2$，患儿衰弱时，给药剂量为 $0.5 \, g/kg$，滴注时间 $30 \sim 60$ 分钟。③《新编儿科药物学（第 3 版）》推荐：静脉滴注，给药剂量为 $0.5 \sim 2 \, g/kg$，滴注时间 $5 \sim 15$ 分钟，观察 $2 \sim 3$ 小时，尿量不增时可重复给药 1 次，如仍无效则停用。

（2）地西泮：苯二氮䓬类中枢神经系统抑制药，起镇静作用，半衰期长，易蓄积，不建议持续静脉泵注。

①《诸福棠实用儿科学（第 8 版）》推荐：静脉注射，给药剂量为 $0.3 \sim 0.5 \, mg/kg$，速度不超过 $2 \, mg/min$，必要时 $5 \sim 10$ 分钟重复使用。②《新编儿科药物学（第 3 版）》推荐：静脉注射，给药剂量为 $0.25 \sim 1 \, mg/kg$（有效血药浓度 $0.15 \sim 0.2 \, \mu g/mL$），年龄<5 岁者每次最大剂量为 5 mg，年龄>5 岁者每次最大剂量为 10 mg。

（3）苯巴比妥：长效巴比妥类中枢抑制药，可镇静催眠、抗惊厥。

①《新编儿科药物学（第 3 版）》推荐：肌内注射，用于镇静时，给药剂量为 $3 \sim 5 \, mg/kg$ 或 $180 \, mg/m^2$（必要时 4 小时后可重复 1 次），抗惊厥时，给药剂量为 $5 \sim 10 \, mg/kg$ 或 $150 \, mg/m^2$（必要时 $4 \sim 6$ 小时后重复给药 1 次）。每次最大剂量不超过 0.2 g，一般 $5 \sim 10$ 倍镇静剂量可引起中度中毒，$10 \sim 15$ 倍剂量可引起重度中毒。②苯巴比妥说明书推荐：肌内注射，用于镇静时，给药剂量为 $2 \, mg/kg$，抗惊厥时，给药剂量为 $3 \sim 5 \, mg/kg$。③《诸福棠实用儿科学（第 8 版）》推荐：给予负荷剂量后，静脉注射 $10 \sim 30$ 分钟，惊厥控制后维持剂

量 3~5 mg/（kg·d），分两次给药。（肌内注射吸收较慢，急救时不宜选用，应使用静脉制剂，但静脉制剂国内目前较少，建议使用前参考制剂说明书。）

4. 维持肾功能　对因处理，避免或慎用有肾脏毒性或经肾排泄的药物等。

5. 维持水、电解质平衡　患儿复苏后均存在水潴留，出入量应保持略负平衡状态，同时注意电解质平衡。

6. 治疗原发病并防治感染

心脏骤停与心肺复苏
治疗思维导图

六、药学监护

（一）疗效评估

观察患儿临床情况，监测患儿血压、心率、心电图、心输出量、动脉血气分析、电解质（尤其是钾和镁）、尿量、肾功能等变化情况，并进行动态评估，根据评估结果适时调整药物。

（二）不良反应监护

1. 肾上腺素　常见不良反应为血压升高、心动过速、头痛、震颤、无力、呕吐、四肢凉、血糖异常、低钾血症、乳酸酸中毒等。

2. 阿托品　常见不良反应为口干、心悸、瞳孔扩大、视物模糊等，多与给药剂量有关。

3. 胺碘酮　常见不良反应为恶心、心动过缓、甲状腺功能异常等。

4. 利多卡因　常见不良反应为低血压、心动过缓、嗜睡、惊厥、昏迷及呼吸抑制等。

5. 纳洛酮　常见不良反应为恶心、呕吐、出汗、心动过速、血压升高、癫痫发作、肺水肿等。

6. 碳酸氢钠　大量注射时的不良反应主要是代谢性碱中毒导致的低钾血症，主要表现为心律失常、肌肉痉挛、疼痛、异常疲倦、虚弱等。

7. 氨力农　不良反应多为胃肠道反应、心律失常、低血压及肝肾功能损害等，此外，在用药后的 2~4 周可出现血小板减少。

8. 多巴酚丁胺　在儿童中常见不良反应为心率加快、血压升高，其发生频率较成人更高且更严重。

9. 多巴胺　常见不良反应有呼吸困难、心悸、全身无力，大剂量时还可发生心律失常。

10. 异丙肾上腺素　常见的不良反应有口干、心悸等。

11. 硝普钠　静脉给药速度过快，可出现大汗、头痛、抽搐、烦躁不安、反射性心动过速等不良反应。

12. 甘露醇　最常见的不良反应是水电解质紊乱、头晕、视物模糊，其外渗可引起组织水肿和皮肤坏死。此外，偶见过敏反应，如出现皮疹、荨麻疹、呼吸困难，甚至发生过敏性休克。

13. 地西泮　最常见的不良反应为头昏、嗜睡、乏力等，剂量过大时可出现共济失调、震颤症状。

14. 苯巴比妥　常见不良反应为头痛、眩晕、乏力、嗜睡、精神不振等。

(三)用药过程中的注意事项

1. 阿托品使用期间的注意事项

(1)环境温度:当环境温度较高时,患儿可因闭汗而导致体温快速升高。

(2)毒性反应:婴幼儿,尤其是痉挛性麻痹和脑损伤的小儿对阿托品毒性反应极其敏感,使用时应密切观察患儿是否发生毒性反应,如口干、心悸等症状是否进一步加重,是否伴有言语不清、烦躁不安、小便困难等症状,严重时可出现呼吸加深加快、谵妄、惊厥,甚至昏迷和呼吸麻痹等。

2. 胺碘酮使用期间的注意事项

应监测 QT 间期并注意预防低血钾发生,如果患儿已经出现低灌注心率,此时胺碘酮给药速度要缓慢,应在 20~60 分钟内滴完。

3. 血管活性药物在治疗过程中的注意事项

(1)动态评估患儿临床情况及监测指标,并根据结果适时调整药物种类、药物剂量及滴速,但不可擅自调节输液速度,不宜突然停药,应逐渐减少用药剂量,必要时小剂量给药持续数天。

(2)大部分血管活性药物对血管有刺激作用,应避免药物外渗刺激血管造成局部组织缺血坏死。

(3)酸性环境可使肾上腺素失活,使用肾上腺素时应避免酸性环境。

(4)硝普钠对光敏感,稳定性差,注射液应新鲜配制(配制超过 4 小时则不能使用)并避光(使用避光输液瓶)。新配溶液为淡棕色,如变为暗棕色、橙色或蓝色则不能使用。

4. 甘露醇使用期间的注意事项

甘露醇遇冷易结晶,天气变冷使用时,应注意是否结晶,如结晶,可置热水中或用力振荡待结晶完全溶解后再使用,且使用有过滤器的输液器。

5. 地西泮使用期间的注意事项

地西泮使用期间应注意观察患儿心率、呼吸频率、血压、精神状态的变化。

七、禁忌证

1. **肾上腺素**　禁用于器质性心脏病、高血压、冠状动脉疾病、心源性哮喘、糖尿病、甲状腺功能亢进、外伤性或出血性休克、洋地黄中毒患儿。

2. **阿托品**　禁用于青光眼、高热患儿。

3. **胺碘酮**　禁用于对碘过敏、心动过缓引起的晕厥、严重低血压、循环衰竭、甲状腺功能异常、弥漫性肺间质纤维化、心源性休克的患儿。因本药注射液含苯甲醇,可引起新生儿喘息综合征,故 3 岁以下患儿禁用,且不得用于儿童肌内注射。但可用于体外电除颤无效的心室颤动及相关心脏停搏后心肺复苏的急诊治疗。胺碘酮应避免与其他可延长 QT 间期的药物同时使用。

4. **利多卡因**　禁用于阿-斯综合征(急性心源性脑缺血综合征)、预激综合征、严重心脏传导阻滞患儿。

5. **氨力农**　禁用于严重低血压的患儿。

6. **多巴酚丁胺**　禁用于特发性肥厚性主动脉下狭窄患儿。

7. 异丙肾上腺素　对于心肌炎、甲状腺功能亢进及心率大于 160 次/min 的患儿禁用。

8. 硝普钠　禁用于代偿性高血压(如伴动静脉分流或主动脉缩窄的高血压)的患儿。

9. 腺苷　禁用于预激综合征、非规则宽 QRS 波群心动过速(QRS 波时限>0.09 秒)以及有支气管狭窄或痉挛疾病的患儿。

10. 甘露醇　禁用于急性肾小管坏死无尿、严重失水、急性肺水肿、颅内有活动性出血的患儿。

11. 地西泮　禁用于青光眼、重症肌无力的患儿;禁用于新生儿。同时药物含有苯甲醇,禁用于肌内注射。

12. 苯巴比妥　禁用于肺气肿、支气管哮喘、颅脑呼吸中枢损伤、肝肾功能不全者。

八、超说明书用药

《山东省超药品说明书用药专家共识(2021 年版)》推荐:胺碘酮用于儿童心肺复苏术。无脉性室性心动过速或心房颤动:以 5 mg/kg 的剂量快速静脉推注,可重复 2 次,最大单次剂量为 300 mg。室性或室上性心动过速:以 5 mg/kg 的剂量静脉滴注(20~60 分钟),可重复 2 次,最大单次剂量为 300 mg。

(张锐)

第二节　急性呼吸衰竭

呼吸衰竭(respiratory failure)指肺无法提供足够氧气或排出二氧化碳满足机体代谢所需,进而导致动脉血氧分压(PaO_2)下降和(或)二氧化碳分压($PaCO_2$)升高,并引起一系列生理功能和代谢紊乱的临床综合征。儿童呼吸衰竭多表现为急性呼吸衰竭,病死率较高。

一、病因

引起儿童急性呼吸衰竭的病因可分为呼吸泵异常与呼吸系统疾病两大类。

(1)呼吸泵异常是指从呼吸中枢、脊髓到呼吸肌、胸廓的各种病变。

(2)呼吸系统疾病是肺实质性病变所导致的换气障碍,主要为低氧血症。

二、临床表现

1. 原发病表现　如肺炎等疾病的临床表现。

2. 重要器官系统表现　包括心血管系统、呼吸系统、神经系统、消化系统、泌尿系统和水电解质平衡。

三、辅助检查

1. 血气分析　是确定诊断的可靠的实验室检查指标。动态监测有助于早期诊断、评估病情及疗效。

2. 氧合指数（PaO_2/FiO_2，P/F）　是表示气体交换的指标，用于快速评估患者病情严重程度并指导治疗。肺部疾病的严重程度与氧合指数呈反比。$PaO_2/FiO_2<300$ 提示急性肺损伤，$PaO_2/FiO_2<200$ 提示急性呼吸窘迫综合征。

3. 肺泡动脉氧分压差（$A-aDO_2$）　动态评估病情严重程度及变化，该值越大，病情越严重。$A-aDO_2=(713\ mmHg\times FiO_2)-[(PaCO_2/0.8)+PaO_2]$，正常值为 $5\sim10\ mmHg$。

4. 其他　还可进行针对性检查，如胸部 X 线、血液生化、头颅 B 超检查等。

四、诊断

血气分析是诊断呼吸衰竭的重要手段，但需结合患儿的病因、临床表现等综合判断。

1. 有导致呼吸衰竭的病因　诊断的前提条件。

2. 有呼吸系统症状　符合呼吸衰竭的临床表现。

3. 血气分析　是诊断的重要依据，反映氧合及通气状态，其诊断标准为 $PaO_2<60\ mmHg$，$PaCO_2>50\ mmHg$。$PaO_2<60\ mmHg$，$PaCO_2$ 正常或降低为 Ⅰ 型呼吸衰竭（低氧血症）；$PaO_2<60\ mmHg$，$PaCO_2>50\ mmHg$ 为 Ⅱ 型呼吸衰竭（低氧血症伴高碳酸血症）。因婴幼儿 PaO_2 及 $PaCO_2$ 均低于年长者，因此上述标准并不适于各种情况，需结合患儿的病因、临床表现等综合判断。

五、治疗

呼吸衰竭的治疗目标是改善气体交换功能，纠正低氧和高碳酸血症，保护重要脏器，减少并发症。治疗主要有以下几方面。

（一）一般治疗

置患儿于舒适体位（如俯卧位），进行肺部理疗（如翻身、拍背、吸痰），营养支持，合理体液平衡等。

（二）病因治疗

病因治疗是治疗的根本，但不可因寻找病因而延误治疗，应先抢救再明确病因进行针对性治疗。

（三）氧疗与呼吸支持

1. 无创通气支持　呼吸衰竭早期可使用经鼻导管、面罩或头罩给氧，也可经持续气道正压通气给氧。在适当氧合下给予最低吸氧浓度。

2. 人工机械通气　患者发生严重呼吸衰竭时使用，目前已成为呼吸衰竭的主要治疗手段。

3. 其他　经常规呼吸支持治疗无效的重症患者可予体外膜肺氧合（ECMO）、液体通气、高频通气等特殊呼吸支持。

（四）药物治疗

1. 纠正酸碱失衡　纠正呼吸性酸中毒主要是通过改善通气状况，但如血气分析结果显示 pH<7.2 或出现混合型或代谢性酸中毒时，在保证通气的同时可使用 5% 碳酸氢钠注射液。

①《诸福棠实用儿科学(第 8 版)》推荐：静脉滴注(稀释成 1.4% 等渗溶液)，给药剂量为 2~5 mL/kg，随后是否使用视血气分析结果而定。纠正代谢性酸中毒计算公式：所需碱性液(mmol)= 0.3×BE 值(mmol)×体重(kg)(5% 碳酸氢钠溶液溶液 1.68 mL，开始时使用计划总量的 1/2 左右，视血气分析结果随时调整)。②碳酸氢钠注射液说明书推荐：静脉滴注，发生代谢性酸中毒时剂量参考成人。补碱量(mmol)=(−2.3−实际测得的 BE 值)×0.25×体重(kg)，除非体内丢失碳酸氢盐，一般先给计划总量的 1/3~1/2，4~8 小时内滴完(1 g 碳酸氢钠相当于 12 mmol 碳酸氢根)。

2. 肺泡表面活性物质　肺泡表面活性物质(pulmonary surfactant，PS)是肺泡 II 型上皮细胞分泌的磷脂蛋白复合物，可降低肺泡表面张力，改善肺顺应性和气体交换，维持肺正常生理功能。目前 PS 广泛用于新生儿呼吸窘迫综合征(neonatal respirator distress syndrome，NRDS)，20 世纪 80 年代起用于治疗肺部感染和急性呼吸窘迫综合征(ARDS)，大部分临床研究表明其可改善血气指标、提高肺功能，但并不持久。PS 可通过气管内滴入、支气管镜或雾化吸入给药，早期给药效果较好，而发病 2 天后部分患儿多发生不可逆损害，此时给药效果多不佳。其治疗安全，不良反应少，但在降低病死率方面无显著改善。PS 主要有以下两种。

(1)牛肺表面活性剂：用于治疗及预防 NRDS。

1)给药剂量：应根据病情调整，多数患儿首次给药剂量为 70 mg/kg，病情较重、X 线胸片显示病变明显、PaO_2 较低或伴并发症者剂量应调整。

2)给药次数：多数给药 1 次即可，必要时首次给药后 12~24 小时(至少 6 小时)应用第 2 次，最多重复应用 3 次，剂量同首次给药剂量。

3)给药方法：气管内给药，总剂量分 4 次注入，依次选取平卧、右侧卧、左侧卧、半卧位。每次注入 10~15 秒，每次给药间隔需加压给氧(频率 40~60 次/min)1~2 分钟，注药全过程约 15 分钟。

(2)猪肺磷脂：用于治疗和预防 NRDS。气管内给药(用无菌注射器将药液直接滴入气管下部或分 2 份分别滴注到左、右主支气管)，剂量为 100~200 mg/kg，如婴儿还需辅助通气和补充氧气，可每 12 小时再追加 100 mg/kg，最大总剂量为 300~400 mg/kg。

急性呼吸衰竭治疗思维导图

3. 其他　颅内压升高时可使用脱水药，循环灌注不佳时使用血管活性药，心功能不全时使用强心药等。

六、药学监护

(一)疗效评估

观察患儿临床情况，尤其是呼吸循环情况，监测其动脉血气、心率、血压、血清 HCO_3^- 浓度、电解质(尤其是 Na^+、K^+ 等)、肾功能等指标，如有指标异常变化，及时给予相应处理直至情况稳定。

（二）不良反应监护

碳酸氢钠大量注射时的不良反应主要是代谢性碱中毒所导致的低钾血症，主要表现为心律失常、肌肉痉挛、疼痛、异常疲倦虚弱等。肺表面活性物质不良反应少见，给药过程中或有一过性气道阻塞、短暂血氧下降以及血压、心率波动，上述情况发生时应暂停给药并对症处理，情况稳定后恢复给药。

（三）注意事项

（1）5%碳酸氢钠溶液输注时，速度不能过快。同时必须保证有效通气，静脉注药后用0.9%氯化钠注射液冲洗注射通道，以免影响血管活性药物的效应。

（2）肺表面活性物质：首先，有气胸患儿应先治疗，然后给药，以免影响呼吸机的使用。其次，用药后应根据血气分析结果及患儿呼吸状态调整呼吸机参数，避免通气过度或血氧过高。给药后4小时内尽量不吸痰。最后，猪肺磷脂使用中应注意纠正酸中毒、低体温、低血压、低血糖和贫血症状。

七、禁忌证

碳酸氢钠溶液禁用于代谢性或呼吸性碱中毒、低钙血症、钠摄入量受限的患儿。

八、超说明书用药

《山东省超药品说明书用药专家共识（2021年版）》推荐：咪达唑仑用于婴幼儿（<6月龄）机械通气的镇静。其依据是FDA批准以及《中国儿童重症监护病房镇痛和镇静治疗专家共识》。

（张锐）

第三节　急性呼吸窘迫综合征

急性呼吸窘迫综合征（acute respiratory distress syndrome，ARDS）是指由肺内外致病因素引起的以弥散性肺毛细血管内皮细胞损伤及通透性增加为主要病理变化，以进行性呼吸窘迫和难治性低氧血症为主要临床特征的急性呼吸衰竭综合征。

一、病因

ARDS常见病因包括肺重症感染、休克肺/灌注肺、中毒/误吸、移植/化疗、烧伤创伤、机械通气损伤/氧中毒、呼吸机相关性肺炎。

二、临床表现

多数患儿在肺损伤24~48小时内发生呼吸窘迫，并有缺氧表现，如不同程度呼吸困难、三凹征、鼻翼扇动等。肺部听诊可闻及干啰音或湿啰音。此外，还常伴有烦躁、惊厥、昏迷，心率增快，血压先升后降等症状，严重时可出现少尿或无尿，甚至急性肾衰竭。

三、辅助检查

1.胸部影像学(X 线、CT)　胸部影像学检查出现的新发浸润影与急性肺实质性病变一致是诊断的必要条件，但 ARDS 无特异性影像学表现，故无法用影像学检查鉴别 ARDS 与其他疾病(如重症肺炎、特发性肺间质纤维化等)。

2.血气分析　ARDS 早期可表现为低氧血症、低碳酸血症或呼吸性碱中毒，晚期可呈混合性酸中毒。

四、诊断

目前儿童 ARDS 的诊断标准参照 2015 年小儿急性肺损伤共识会议(Pediatric Acute Lung Injury Consensus Conference, PALICC)推荐意见制定，详见表 1-1。

表 1-1　儿童 ARDS 诊断标准

指标	内容
年龄	除围生期相关性肺疾病患儿
发病时间	7 天以内发生的病因明确的损害
肺水肿原因	无法完全用心力衰竭或液体超负荷解释的呼吸衰竭
胸部影像学	胸部影像学新发浸润影与肺实质性疾病一致

氧合指标	内容
无创机械通气(无严重程度分级)	全面罩双水平正压通气或 CPAP>5 cmH$_2$O, P/F≤300, S/F≤264
有创机械通气(轻度)	4≤OI<8, 5≤OSI<7.5
有创机械通气(中度)	8≤OI<16, 7.5≤OSI<12.3
有创机械通气(重度)	OI≥16, OSI≥12.3

特殊疾病	内容
发绀型心脏病	符合上述关于年龄、发病时间、肺水肿原因及胸部影像学的标准，且急性氧合障碍无法用自身心脏疾病解释
慢性肺疾病	符合上述关于年龄、发病时间、肺水肿原因、胸部影像学的标准，且氧合水平较自身基线水平明显下降，符合上述氧合障碍标准
左心功能障碍	符合上述关于年龄、发病时间、肺水肿原因、胸部影像学的标准，氧合障碍符合上述标准且无法用左心功能障碍解释

P/F:动脉血氧分压/吸入氧浓度。S/F:动脉血氧饱和度/吸入氧浓度。OI:氧指数。OSI:氧饱和度指数。CPAP:持续气道正压。

五、治疗

ARDS 的治疗原则为治疗原发病，维持组织器官足够氧输送，纠正低氧血症及维持各器官功能。

(一)治疗原发病

积极治疗原发病，避免危险因素是治疗的关键。

(二)呼吸支持

1. 无创呼吸支持　目的是降低气管插管和呼吸机相关肺炎发生率以及减少 ARDS 病死率。新生儿、婴儿多用鼻塞持续气道正压(nCPAP)、双水平持续气道正压(BiPAP)、经鼻间歇正压通气(nIPPV)。

2. 有创机械通气　使用肺保护性通气策略。

(1)小潮气量通气：是肺保护性通气策略的核心内容。PALICC 推荐：潮气量设置应根据肺部病理状态及肺顺应性确定，肺顺应性差时剂量为 3~6 mL/kg，肺顺应性较好时应接近生理范围(5~8 mL/kg)。

(2)最佳呼气末正压通气(PEEP)：最佳 PEEP 的获得应根据具体情况和设备个体化、动态设置，重症患儿必须每天确认最佳 PEEP。调整 PEEP 时，需密切监测患儿氧合指数、肺顺应性、血流动力学指标等。

(3)允许性高碳酸血症：pH 7.25~7.30，$PaCO_2$ 50~70 mmHg。严重代谢性酸中毒患儿不适合应用此治疗策略。

(4)俯卧位通气：可明显改善氧合，故对于小儿应早期应用。但 PALICC 不推荐其常规使用，可作为严重 ARDS 的一个选择治疗方案。

(5)高频通气：中重度 ARDS 患儿可考虑高频振荡通气(HFOV)，不建议常规使用高频喷射通气(HFJV)和高频冲击通气(HFPV)。

(6)体外膜肺氧合(ECMO)：仅用于常规治疗无效的重症 ARDS 患儿。

(三)限制性液体管理

限制性液体管理即早期充分液体复苏和后期保守液体治疗，目的在于改善肺部情况，保证器官灌注，缩短机械通气时间，减少呼吸机相关肺炎的发生。

(四)药物治疗

1. 糖皮质激素　可抑制 ARDS 炎症反应，虽然多数研究表明糖皮质激素对大多数重症患儿有治疗作用，但早期大剂量短时冲击治疗对 ARDS 患儿预后无益，晚期 ARDS 患儿不宜常规应用糖皮质激素治疗。

《诸福棠实用儿科学(第 8 版)》推荐：对于重症 ARDS 患儿可考虑使用甲泼尼龙，剂量为 1~2 mg/(kg·d)，3~7 天。

2. 抗凝药　肝素通过改善微循环，可减轻弥漫性肺血栓的形成，有弥散性血管内凝血(disseminated intravascular coagulation，DIC)诱因者酌情使用。

《诸福棠实用儿科学(第8版)》推荐：皮下注射，给药剂量为 0.1 ~ 0.15 mg/kg(10 ~ 15 U/kg)，每 4 ~ 8 小时使用 1 次。

3. 一氧化氮吸入　仅适用于常规治疗无效的严重低氧血症患儿，尤其是严重肺动脉高压患儿。

4. 肺表面活性物质(PS)　为替代疗法，不推荐常规使用，目前无研究表明 PS 可改善 ARDS 患儿的氧合和血流动力学指标、缩短机械通气和 ICU 住院时间，并且费用较高。

5. 免疫调节药　适用于脓毒症性 ARDS，尤其后期可逆转免疫抑制状态。

6. 镇静药和神经肌肉阻滞药　PALICC 建议为提高 ARDS 患儿对机械通气的耐受性，应针对性给予最小剂量且有效的镇静药。最小剂量应根据疾病严重程度及患儿病理生理状态而定。当镇静情况下仍无法进行有效机械辅助通气时，可考虑神经肌肉阻滞药。

儿童急性呼吸窘迫综合征治疗思维导图

六、药学监护

(一)疗效评估

观察患儿临床情况，同时监测患儿呼吸循环、血气、血压、血糖、凝血功能、全血细胞计数及电解质情况。

(二)不良反应监护

1. 甲泼尼龙　常见不良反应为恶心、呕吐、腹泻、消化性溃疡或出血、胰腺炎、水电解质平衡紊乱、糖耐量下降、血脂异常、骨质疏松、骨坏死、发育迟缓等。此外，激素可抑制机体免疫反应，诱发或加重感染，掩盖感染症状。尽管短期治疗时全身性不良反应很少出现，但仍应密切关注。

2. 肝素　不良反应主要是过多用药导致的自发性出血，偶尔会在用药最初 5 ~ 9 天出现过敏反应及血小板减少。

(三)注意事项

1. 糖皮质激素使用期间的注意事项

(1)因其可掩盖感染症状，使用期间应注意监测原有感染的治疗效果，预防出现新的感染。

(2)注意补钾、补钙、限制钠盐摄入。

(3)短时间内静脉注射大剂量的甲泼尼龙(10 分钟内给药剂量超过 0.5 g)会引起心律失常、心动过缓，甚至心搏骤停。

(4)使用糖皮质激素的并发症与药物剂量以及疗程相关，使用时应针对患儿具体情况进行剂量和疗程的判断。

2. 肝素使用期间的注意事项　如凝血时间大于 30 秒和部分凝血活酶时间大于 100 秒应及时停用。

3. 一氧化氮使用期间的注意事项　如需吸入一氧化氮，用药期间及用药后 4 ~ 8 小时应定期监测高铁血红蛋白。停药时应逐步停药，每个阶段须停留数小时，以避免低氧血症的发生。

4.PS 使用期间的注意事项　须根据患儿呼吸状态调整呼吸机参数，以免通气过度或血氧过高。ARDS 后期，肺损伤可抑制 PS 使其灭活。当出现抑制时，可通过增加 PS 剂量和次数，减轻抑制的影响。

七、禁忌证

1.糖皮质激素

（1）禁用于有过敏史及有真菌和病毒感染者。

（2）脓毒症和脓毒性休克引起的 ARDS 不应使用糖皮质激素，其可能增加部分患儿死亡的风险。

（3）糖尿病、高血压、癫痫、胃与十二指肠溃疡、青光眼等患儿不宜使用糖皮质激素。

（4）甲泼尼龙部分粉针剂含苯甲醇，儿童禁止肌内注射。因苯甲醇静脉给药可使新生儿发生喘息综合征，且其产生毒性的最小剂量尚不明确，故不得用于新生儿。此外，苯甲醇的体内蓄积作用导致毒性反应和过敏样反应风险增加，故 3 岁以下幼儿使用不得超过1 周。

（5）甲泼尼龙部分规格药品辅料含有牛乳，因此对牛乳过敏的患儿不得使用。

2.肝素　禁用于对肝素过敏、有自发出血倾向、血友病、血小板减少、紫癜、创伤、溃疡病、严重肝功能不全者等。

（张锐）

第四节　急性心力衰竭

急性心力衰竭（acute heart failure，AHF）是由多种因素导致的突发的心脏结构和（或）功能的异常，使心输出量明显下降，组织血流灌注不足，神经内分泌功能调节异常，进而产生一系列症状和体征的临床综合征，也包括了慢性心力衰竭的急性加重。

一、病因

AHF 可发生在儿童的任何年龄段，包括胎儿期，可分先天性或获得性，且不同年龄病因亦不同。新生儿出生后 1 周内出现 AHF 的主要病因是心脏结构异常。婴幼儿和儿童发生AHF 的主要病因为先天性心脏病、心律失常、心肌炎和心肌病，以及代谢性相关疾病（糖原累积病、线粒体病及溶酶体贮积症等）。青少年发生 AHF 的病因则主要是暴发性或重症心肌炎或心肌病。此外，感染、运动、缺氧、贫血、电解质紊乱及酸中毒等也是常见病因。

二、临床表现

儿童 AHF 的临床表现缺乏特异性，不同的年龄和病因其症状可能不同，主要表现为心功能障碍及循环静脉淤血。

三、辅助检查

辅助检查有助于儿童 AHF 的早期识别、明确病因并指导治疗。除常规检查血常规、电解质、动脉血气、肝肾功能、甲状腺激素水平、血糖、血乳酸、血清铁及铁蛋白外，还应做如下检查。

1. 脑利钠肽（BNP）、氨基末端脑利钠肽原（NT-proBNP）、肌钙蛋白 I 或 T、肌酸激酶同工酶（CK-MB）　BNP、NT-proBNP 为重要心力衰竭标志物，用于 AHF 诊断与鉴别诊断，并有助于评估 AHF 的严重程度、治疗效果和预后；肌钙蛋白 I 或 T 用于评估 AHF 病因诊断和预后；CK-MB 是心肌酶标志物，用于心力衰竭的病因诊断。如 BNP<100 ng/L 或 NT-proBNP<300 ng/L 一般可排除 AHF，但 AHF 终末期、右心衰竭和急性肺水肿时，BNP 可不升高，而新生儿期、川崎病、肥厚性心肌病和肾功能不全时，BNP 也可升高。

2. 心电图　12 导联心电图对于 AHF 的病因诊断、治疗药物监测及预后有重要意义。主要表现为窦性心动过速，ST-T 异常等。如怀疑心律失常、心肌缺血等应进行 24 小时动态心电图检查。

3. 超声心动图　有助于 AHF 的病因诊断以及评估心脏功能，还可提供瓣膜功能、肺动脉压力以及心脏内血栓等信息。超声心动图检查可表现心室、心房腔增大，M 型超声心动图可见心室肌收缩时间延长及射血分数下降。如心舒张功能不全，彩色多普勒超声心动图有助于诊断和病因的判断。

4. 胸部 X 线　可评估心脏的大小形态、肺充血情况，并有助于鉴别和排除其他疾病导致的呼吸困难。X 线胸片可见心脏搏动减弱，心影普遍性增大，肺纹理增多，肺门或其附近阴影增加，肺淤血。婴儿心胸比>0.55、儿童心胸比>0.50 常代表心脏增大，但 AHF 或舒张性心力衰竭患儿心脏可无增大，所以即使 X 线胸片显示正常也无法排除心力衰竭。

四、诊断

由于心力衰竭存在多种诱因，目前儿童 AHF 的诊断主要根据病因、病史、临床表现、辅助检查进行综合分析判断。

（一）临床表现诊断依据

（1）安静状态下心率增快（婴儿>180 次/min，幼儿>160 次/min）且无法用发热或缺氧来解释者。

（2）呼吸困难，安静状态下呼吸频率超过 60 次/min 者。

（3）肝脏增大（肋下 3 cm 以上或短时间较前增大），无法用横膈下移等来解释者。

（4）心音低钝明显或有奔马律者。

（5）突然烦躁不安，面色苍白发灰，无法用原发病来解释者。

（6）下肢水肿、少尿者（排除肾炎、维生素 B_1 缺乏、营养不良等因素）。

（二）辅助检查

临床诊断主要根据上述（1）~（4）项，此外，可结合其余几项及上述辅助检查中的 1~2 项综合判断。

五、治疗

(一)一般治疗

1. 减轻心脏负荷　限制患儿活动,调整其体位(平卧位或半卧位),给予易于消化且营养丰富的食物以保证充足蛋白质和能量,烦躁不安的患儿可适当镇静(苯巴比妥钠或地西泮等),限制液体摄入量。

2. 吸氧　脉搏血氧饱和度(SpO_2)<0.95可用鼻导管或面罩氧疗;SpO_2<0.90采用无创或有创正压通气等方式进行呼吸支持治疗。

3. 纠正水、电解质及酸碱平衡紊乱　及时纠正心力衰竭时的水钠潴留、低血钙、低血糖及酸中毒。

(二)药物治疗

儿童AHF的治疗药物主要有利尿药、血管扩张药、正性肌力药等。

1. 利尿药　常用一线药物,首选袢利尿药(如呋塞米等),存在低灌注表现时先改善灌注情况再利尿。利尿药用量应个体化,以最小剂量维持血容量。如纠正低血压、低血氧、低钠血症、代谢性酸中毒、低蛋白血症以及感染等因素后利尿药疗效不佳,可采用以下方法:①增加剂量;②改成持续静脉滴注;③联用非同种类型利尿药或加用托伐普坦;④加用多巴胺(小剂量)或重组人利钠肽;⑤超滤治疗。

(1)呋塞米:利尿作用强效迅速。作用于髓袢上升支,抑制钠氯重吸收,促进钠钾交换,故排钠、排钾、排氯,同时亦可抑制近端小管和远端小管钠氯重吸收,促进远端小管分泌钾。此外,可扩张肺容量静脉,降低肺毛细血管的通透性,减少回心血量,减轻左室舒张末期压力。

①《诸福棠实用儿科学(第8版)》推荐:静脉注射,给药剂量为1~2 mg/kg;口服,给药剂量为1~4 mg/(kg·d),每6~12小时可重复使用,静脉注射数天后,可口服维持疗效。②《儿童心力衰竭诊断和治疗建议(2020年修订版)》推荐:静脉推注或口服,给药剂量为0.5~2 mg/kg,每6~24小时给药1次,最大剂量为6 mg/(kg·d),或静脉持续滴注,给药剂量为0.05~0.4 mg/(kg·h)。③呋塞米说明书推荐:静脉注射,给药剂量为1 mg/kg,必要时每2小时追加1 mg/kg,最大剂量为6 mg/(kg·d);口服,给药剂量为2 mg/kg,必要时每4~6小时追加1~2 mg/kg。新生儿应延长用药间隔。

(2)布美他尼:作用机制同呋塞米,但布美他尼对远端小管无用,因此,排钾作用小于呋塞米。

①《诸福棠实用儿科学(第8版)》推荐:静脉注射,给药剂量为0.01~0.1 mg/kg,每8~12小时可重复使用;口服,给药剂量为0.05~0.1 mg/(kg·d),每12小时可重复。②《儿童心力衰竭诊断和治疗建议(2020年修订版)》推荐:静脉推注或口服,给药剂量为0.01~0.02 mg/kg,每日1~2次,最大剂量为每日5 mg。③布美他尼说明书推荐:口服、肌内或静脉注射,给药剂量为0.01~0.02 mg/kg,必要时每4~6小时给药1次。

(3)依他尼酸:作用机制同呋塞米。

①《诸福棠实用儿科学(第8版)》推荐:静脉注射,给药剂量为0.5~1 mg/kg;口服,

25 mg/(m² · d)，每 8~12 小时可重复。②《儿科学(第 9 版)》推荐：静脉注射，给药剂量为 1 mg/kg，稀释成 2 mg/mL 的注射液 5~10 分钟内缓慢注射，必要时每 8~12 小时可重复；口服，给药剂量为 2~3 mg/(kg · d)，分 2~3 次服用。

（4）托伐普坦：血管加压素 V_2 受体拮抗药，适于常规利尿剂治疗效果不佳，有低钠血症或肾功能损害倾向者。

①《儿童急性心力衰竭的诊治进展》《儿童心力衰竭诊断和治疗建议(2020 年修订版)》推荐：口服，给药剂量为 0.02~0.76 mg/kg，每天 1 次。②托伐普坦说明书推荐：18 岁以下患者用药安全有效性尚不明确。

2. 正性肌力药

（1）洋地黄制剂：作用于心肌、血管平滑肌以及迷走神经，可增强心肌收缩力和增加心输出量，降低心率以及房室结传导率。婴幼儿常用地高辛。具体药物剂量见表 1-2。

表 1-2　常用洋地黄制剂给药剂量

药物	洋地黄化量(饱和量)	维持量
地高辛	①《儿童心力衰竭诊断和治疗建议(2020 年修订版)》推荐：口服：早产儿剂量为 0.01~0.02 mg/kg，足月儿剂量为 0.02~0.03 mg/kg，<2 岁的患儿剂量为 0.03~0.04 mg/kg，>2 岁的患儿剂量为 0.02~0.03 mg/kg。 静脉给药：剂量为口服剂量的 75%。 首剂给予洋地黄化量的 1/2，余量分 2 次给药，间隔 6~8 小时	洋地黄化量的 1/4，分 2 次给药。 洋地黄化后 12 小时开始维持量
地高辛	②《儿科学(第 9 版)》推荐：口服：<2 岁的患儿剂量为 0.05~0.06 mg/kg，>2 岁的患儿剂量为 0.03~0.05 mg/kg，总量不超过 1.5 mg；首剂给予洋地黄化量的 1/3 或 1/2，余量分 2 次给药，间隔 6~8 小时。 静脉给药：剂量为口服剂量的 1/2~1/3。 首剂给予洋地黄化量的 1/2，余量分 2 次给药，间隔 4~6 小时	洋地黄化量的 1/5，分 2 次给药，间隔 12 小时。 洋地黄化后 12 小时开始维持量
地高辛	③《诸福棠实用儿科学(第 8 版)》推荐：口服：早产儿剂量为 0.02 mg/kg，足月儿剂量为 0.02~0.03 mg/kg，婴儿及儿童剂量为 0.025~0.04 mg/kg； 静脉给药：剂量为口服剂量的 75%。 首剂给予洋地黄化量的 1/2，余量分 2 次给药，间隔 6~12 小时	洋地黄化量的 1/5~1/4，分 2 次给药，间隔 12 小时
西地兰	①《儿童心力衰竭诊断和治疗建议(2020 年修订版)》推荐：静脉给药剂量：早产儿、足月儿或肾功能减退、心肌炎患儿为 0.02 mg/kg，<2 岁患儿为 0.03 mg/kg，>2 岁患儿为 0.04 mg/kg。 首剂给予洋地黄化量的 1/2~1/3，余量分 2~3 次给药，间隔 6~8 小时	
西地兰	②《诸福棠实用儿科学(第 8 版)》《儿科学(第 9 版)》推荐：静脉给药剂量：<2 岁患儿为 0.03~0.04 mg/kg，>2 岁患儿为 0.02~0.03 mg/kg	
西地兰	③西地兰说明书推荐：肌内或静脉给药剂量：早产儿、足月儿或肾功能减退、心肌炎患儿为 0.022 mg/kg，2 周至 3 岁儿为 0.025 mg/kg；总量分 2~3 次给药，间隔 3~4 小时	静脉注射疗效满意后，可改用地高辛维持量以保持疗效

（2）β肾上腺素能受体激动药：具有增强心肌收缩力、舒张血管作用，多巴胺、多巴酚丁胺为一线抢救用药。具体药物剂量见表1-3。

表1-3　常用肾上腺素能受体激动药剂量

药物	用法用量
多巴胺	①《儿童心力衰竭诊断和治疗建议（2020年修订版）》推荐：持续静脉滴注，给药剂量<5 μg/（kg·min），激动多巴胺受体，扩张肾血管；给药剂量为5~10 μg/（kg·min），激动心脏β_1受体，起正性肌力作用；给药剂量>10 μg/（kg·min），激动心脏β_1受体、外周血管α受体；最大剂量为20 μg/（kg·min）。 ②《新编儿科药物学（第3版）》推荐：从小剂量开始逐渐增加至生效，1~3 μg/（kg·min）开始，5~8 μg/（kg·min）维持；心力衰竭控制后逐渐减量至停用，一般不超过7~10天。 ③诸福棠实用儿科学（第8版）》推荐：持续静脉滴注，开始给药剂量为2~5 μg/（kg·min），严重低血压者给药剂量为5~10 μg/（kg·min）。 ④多巴胺说明书推荐：尚无儿童用药充分数据
多巴酚丁胺	①《儿童心力衰竭诊断和治疗建议（2020年修订版）》《新编儿科药物学（第3版）》、多巴酚丁胺说明书推荐：持续静脉滴注，给药剂量为2.5~10 μg/（kg·min），持续用药不超过3~7天。 ②《诸福棠实用儿科学（第8版）》推荐：持续静脉滴注，初始剂量为2~3 μg/（kg·min），可逐渐增加至20 μg/（kg·min），必要时监测血流动力学指标，如心率及血压。

（3）磷酸二酯酶抑制药：目前甲腈吡啶酮（米力农）为一线用药，其选择性抑制心肌和血管平滑肌中环磷酸腺苷（cAMP）磷酸二酯酶第三峰同工酶，具有正性肌力和血管扩张作用，此外，还可提高左心室压力升高的最大速率，这与剂量和血药浓度相关。

①《诸福棠实用儿科学（第8版）》推荐：静脉注射，负荷给药剂量为50 μg/kg，随后以0.25~1 μg/（kg·min）的剂量静脉滴注维持。②《儿童心力衰竭诊断和治疗建议（2020年修订版）》推荐：静脉注射（>10 min），给药剂量为25~75 μg/kg，继以0.25~1 μg/（kg·min）的剂量静脉滴注维持，持续7~10天。③米力农说明书推荐：儿童使用安全有效性尚不明确。

（4）钙增敏剂：通过钙离子浓度依赖方式与心肌肌钙蛋白C结合，增强心肌收缩力，同时开放ATP敏感的K^+通道，舒张血管，改善冠脉血供。代表药物左西孟旦，适用于对传统的正性肌力药无效的急性心力衰竭。

①《儿童心力衰竭诊断和治疗建议（2020年修订版）》推荐：静脉注射（>10 min），给药剂量为6~12 μg/kg，继以0.05~0.2 μg/（kg·min）的剂量静脉滴注维持24小时，低血压时慎用负荷剂量。②左西孟旦说明书推荐：18岁以下儿童用药安全有效性尚不明确。

3.血管扩张药　可扩张血管，减轻心脏前、后负荷，改善心输出量，降低肺毛细血管楔压，但不增加心肌耗氧，适用于血压平稳的急性心力衰竭。目前在儿童中的使用经验有限，常用药物有硝普钠和硝酸甘油。具体剂量见表1-4。

表 1-4　常用血管扩张药剂量

药物	用法用量
硝酸甘油	①《儿童心力衰竭诊断和治疗建议（2020 年修订版）》推荐：持续静脉滴注，从小剂量 $0.05\ \mu g/(kg \cdot min)$ 开始，常用剂量为 $0.25 \sim 5\ \mu g/(kg \cdot min)$。 ②《诸福棠实用儿科学（第 8 版）》推荐：静脉给药，剂量为 $1 \sim 5\ \mu g/(kg \cdot min)$。 ③硝酸甘油说明书推荐：儿童使用安全有效性尚不明确
硝普钠	①《儿童心力衰竭诊断和治疗建议（2020 年修订版）》推荐：持续静脉滴注，从小剂量 $0.5\ \mu g/(kg \cdot min)$ 开始，常用剂量为 $2 \sim 4\ \mu g/(kg \cdot min)$，最大剂量 $8\ \mu g/(kg \cdot min)$。 ②硝普钠说明书推荐：静脉滴注，剂量为 $1.4\ \mu g/(kg \cdot min)$，应按疗效逐渐调整用量
奈西立肽	《儿童心力衰竭诊断和治疗建议（2020 年修订版）》推荐：静脉推注，从 $2\ \mu g/kg$ 剂量开始，随后以 $0.005 \sim 0.04\ \mu g/(kg \cdot min)$ 的剂量持续静脉滴注。 目前尚不建议在 18 岁以下 AHF 患儿中常规使用

4. 心肌能量代谢药　常用有辅酶 Q_{10}、左卡尼汀、磷酸肌酸钠和 1，6-二磷酸果糖等。

（1）辅酶 Q_{10}：具有促进氧化磷酸化、保护生物膜结构完整的作用，能增加心输出量，降低外周血管阻力，有助于抗心力衰竭治疗。

①《儿童心力衰竭诊断和治疗建议（2020 年修订版）》推荐：急性心力衰竭口服，给药剂量为 $5 \sim 10\ mg/(kg \cdot d)$。②《诸福棠实用儿科学（第 8 版）》推荐：口服，给药剂量为 $1\ mg/(kg \cdot d)$，分两次服。

（2）左卡尼汀：是能量代谢所需物质，是心肌细胞主要能量来源，可增加缺血缺氧组织能量的产生，进而提高组织器官的功能。

《儿童心力衰竭诊断和治疗建议（2020 年修订版）》《新编儿科药物学（第 3 版）》及左卡尼汀药物说明书推荐：口服或静脉滴注，给药剂量为 $50 \sim 100\ mg/(kg \cdot d)$。

（3）磷酸肌酸钠：在心肌收缩的能量代谢中具有重要作用，心肌细胞内的高能磷酸化合物可促进细胞存活和恢复收缩功能，有心脏代谢保护作用。

①《儿童心力衰竭诊断和治疗建议（2020 年修订版）》推荐：静脉滴注，给药剂量婴幼儿为 0.5 g，年长儿为 1 g，每日 1~2 次。②《新编儿科药物学（第 3 版）》推荐：静脉注射，给药剂量新生儿为 0.3 g，每 8 小时给药 1 次，婴儿 0.5 g，每 12 小时给药 1 次，年长儿 1.0 g，每 12 小时给药 1 次，3~5 天为 1 疗程。

（4）1，6-二磷酸果糖：是糖酵解中间产物，可激活细胞中磷酸果糖激酶、乳酸脱氢酶、丙酮酸激酶，进而调节酶促反应发挥作用。

急性心力衰竭治疗思维导图

①《儿童心力衰竭诊断和治疗建议（2020 年修订版）》推荐：静脉滴注，给药剂量为 $50 \sim 150\ mg/kg$，每日 1 次；口服，剂量为 0.5~1 g，每日 2~3 次。②《诸福棠实用儿科学（第 8 版）》推荐：静脉滴注，给药剂量为 $100 \sim 250\ mg/kg$，7~10 天为 1 疗程。

（三）非药物治疗

非药物治疗主要包括超滤治疗、左心室辅助装置、主动脉内球囊反搏、体外膜肺氧合等。超滤治疗用于急性心力衰竭伴严重的电解质紊乱、肺水肿、外周组织水肿以及肾功能进行性下降患者。左心室辅助装置、主动脉内球囊反搏、体外膜肺氧合治疗适用于心力衰竭经药物治疗后病情仍难控制的患儿。

六、药学监护

(一) 疗效评估

观察患儿临床情况，抗心力衰竭药物治疗期间须监测患儿血压、心率、心电图、心功能、电解质(尤其钾、钙、镁)、尿量、肾功能变化情况，此外，对于洋地黄制剂，还应监测地高辛血药浓度。根据患儿的临床症状以及监测结果适时调整药物。

(二) 不良反应监护

1. 利尿药　利尿药的不良反应主要由水、电解质紊乱引起，特别是大剂量或长期使用时，可出现口干、肌肉酸痛、乏力、低钾血症、低钠血症、低钙血症、低氯血症、代谢性碱中毒、直立性低血压以及休克等症状。大剂量快速静脉注射时还可暂时性出现耳鸣、听力障碍。

2. 洋地黄制剂　常见的不良反应包括新发心律失常、食欲不佳、无力、恶心、呕吐、下腹痛。儿童多见心律失常，但室性心律失常少见。新生儿 P-R 间期可延长。

3. 多巴胺　常见不良反应有呼吸困难、心悸、胸痛、全身无力，大剂量应用时还可发生心律失常。

4. 多巴酚丁胺　在儿童中常见不良反应为心率加快、血压升高，其发生率较成人更高且更严重。

5. 米力农　常见不良反应为心律失常、低血压、头痛、恶心、呕吐等。

6. 左西孟旦　常见不良反应为心动过速、心房颤动、低血压、恶心、呕吐、腹泻、头痛以及低钾血症。

7. 硝酸甘油　不良反应主要有头痛和低血压。

8. 硝普钠　硝普钠在短期适量使用时不良反应较少，如果静脉给药速度过快，可出现大汗、头痛、眩晕、烦躁、心动过速等不良反应。

9. 奈西立肽　常见不良反应为剂量依赖性低血压、室性心律失常、头痛、皮疹、瘙痒、恶心、腹痛、咳嗽、胸痛、贫血等。

10. 辅酶 Q_{10}　不良反应多见食欲下降、恶心、腹泻、心悸等，偶有皮疹。

11. 左卡尼汀　不良反应主要是恶心、呕吐等胃肠道反应，多为一过性。此外，还可引起癫痫，既往有癫痫发作史的患儿可使癫痫加重。

12. 1,6-二磷酸果糖　不良反应多见于输注速度过快时，可有脸红，心悸等表现。

(三) 注意事项

1. 利尿药　在治疗过程中应注意：①新生儿使用利尿药时用药间隔时间应延长。②袢利尿药(呋塞米、布美他尼、依他尼酸)使用期间应注意补钾。此外，不建议肌内注射，静脉注射时间一般为 1~2 分钟。因袢利尿药注射液碱性较高，溶媒可用氯化钠注射液，不宜用葡萄糖注射液。③托伐普坦使用初期以及增加剂量时，须监测患者血容量变化、神经系统症状以及肝功能，并且用药当天(24小时内)在服药后4~6小时及8~12小时监测血清钠浓度，次日至1周内为每日监测，如继续用药，血清钠浓度应适当监测，此外，托伐普坦辅料含有乳糖，对乳糖不耐受的患儿应注意。

2. 洋地黄制剂　在治疗过程中应注意：①避免用钙剂，但存在低钙时仍可使用，须在应用洋地黄2~4小时后给予，同时进行心电监护。②用量应个体化，从小剂量开始，婴幼儿，特别是早产儿，须密切监测地高辛血药浓度(西地兰通过体内释放地高辛而有效，故应监测地高辛血药浓度)。③洋地黄制剂中毒量接近治疗量，当患者中毒时应立即停用洋地黄制剂、利尿药，并补充钾盐。

3. β肾上腺素受体激动药、磷酸二酯酶抑制药、钙增敏剂、血管扩张药　这几类药物因具有相似的血管活性作用，治疗过程中应注意：①根据患儿对药物的反应及监测指标结果适时调整药物种类、剂量及滴速，不可擅自调节输液速度，停药时应逐渐减少用药剂量，必要时小剂量持续数天。②大部分具有血管活性的药物对血管均有刺激作用，应避免药物外渗刺激血管造成局部组织缺血坏死。③米力农在使用时须注意补钾，避免发生低钾血症，如血压下降过度，应减慢输液速度或停止输液。④使用左西孟旦时，对患者血压、心率、心电图、心排出量、尿量、电解质等指标的监测至少应持续至用药结束后3天或患儿临床症状稳定，而肝肾功能损害时建议至少监测5天，因为该药物过量可升高血浆中活性代谢物浓度，对心率产生更加明显及持久的影响，故过量时应延长监测时间。⑤硝酸甘油易出现耐药性，如有口干、视物模糊等症状应停药。静脉使用时，因塑料输液器可吸附硝酸甘油，应用玻璃输液瓶等。⑥硝普钠稳定性较差，具有光敏性，溶液应新鲜配制(配制超过4小时不能应用)并避光(使用避光输液瓶)使用。新配溶液呈淡棕色，如变色则不能使用。因用药后氰根离子可能升至毒性水平，故用药期间最好监测硫氰酸盐浓度。⑦奈西立肽用药期间还应监测患者心脏指数、右房压、肺毛细血管楔压，并评估是否出现低血压、肾功能损害及过敏反应。

4. 磷酸肌酸钠　静脉快速使用时血压可能下降，注意不能静脉推注。

5. 1，6-二磷酸果糖　药液外渗会引起局部疼痛和刺激，使用时应注意。

七、禁忌证

1. 布美他尼　对磺胺类药、噻嗪类利尿药过敏者不可使用布美他尼。6月龄以下婴儿应避免使用，儿童慎用，尽量选择口服用药。

2. 托伐普坦　禁用于无尿、高钠血症以及难以适当补水的肝性脑病患儿。此外，托伐普坦片剂含有乳糖成分，对于乳糖不耐受的患儿不适合使用。托伐普坦说明书中提示18岁以下患儿用药的安全性和有效性尚不明确。

3. 洋地黄制剂　禁用于洋地黄制剂中毒、室性心动过速、心室颤动、梗阻性肥厚性心肌病(伴心力衰竭或心房颤动者仍可考虑)、预激综合征伴心房颤动或心房扑动的患儿。

4. 多巴胺　禁用于嗜铬细胞瘤和心律失常未纠正者。

5. 多巴酚丁胺　禁用于糖尿病、梗阻型肥厚性心肌病者。

6. 米力农　严重室性心律失常和肝肾功能受损者慎用。此外，国内儿童用药的安全性和有效性尚不明确，应慎用。

7. 左西孟旦　禁用于心室充盈、射血功能产生显著影响的机械性阻塞性疾病，严重肝肾功能损伤，严重低血压和心动过速，以及有尖端扭转型室性心动过速病史者。此外，由于 18 岁以下患儿的用药经验有限，因此不能用于儿童。

8. 硝普钠　禁用于代偿性高血压（如伴动静脉分流或主动脉缩窄）患儿。对于肝功能不全、甲状腺功能低下、低氧血症、维生素 B_{12} 缺乏者慎用。

9. 硝酸甘油　禁用于青光眼、低血压、脑出血、颅内压增高、严重贫血、急性循环衰竭（如休克）者。

10. 奈西立肽　禁用于心源性休克以及收缩压<90 mmHg 的患儿。

11. 1,6-二磷酸果糖　禁用于果糖过敏、高磷酸血症、肾衰竭患儿。

12. 磷酸肌酸钠　禁用于肾功能不全者。

八、超说明书用药

《山东省超药品说明书用药专家共识（2021 年版）》推荐：米力农可用于儿童心力衰竭。

（张锐）

第五节　脓毒性休克

脓毒性休克（septic shock）是指脓毒症伴其引起的持续性低血压，经液体治疗后仍不能逆转，多在严重感染的前提下，由致病微生物引起急性循环障碍、有效循环血量减少、组织灌注不足从而导致的一种复杂综合征。

一、病因

脓毒性休克的主要病因是多种病原微生物引起严重感染。此外，创伤、烧伤、大手术、各种急性综合征以及存在全身免疫系统功能缺陷时亦可导致脓毒性休克的发生。

二、临床过程

1. 代偿期　低器官灌注，心率和呼吸加快，血压可正常或略低。

2. 失代偿期　低器官灌注加重，心音低钝，血压下降。

3. 不可逆期　患儿心音极度低钝，血压显著下降，合并多器官功能衰竭。

三、辅助检查

1. 血常规　白细胞计数为（10~30）×10^9/L，中性粒细胞增多且伴核左移等。

2. 病原学　抗菌药物使用前应尽量做血液或其他液体的培养以及药敏试验。

3. 尿常规、肾功能　肾功能衰竭时，尿钠排泄量>40 mmol/L，尿/血肌酐>15，尿/血渗量<1.5。

4. 血气分析和血生化　低血钠，血钾因肾功能情况而高低不一，而丙氨酸氨基转移酶、肌酸磷酸激酶、乳酸脱氢酶同工酶可提示器官损害情况。

5. 其他 还可根据病情进行心电图、X 线检查。

四、诊断

脓毒性休克的诊断主要参考《2020 拯救脓毒症运动国际指南：儿童脓毒性休克和脓毒症相关器官功能障碍管理》《儿童脓毒性休克(感染性休克)诊治专家共识(2015 版)》《儿科学(第 9 版)》，具体如下。

(一)代偿期

临床表现符合下列 6 项中 3 项即可诊断。

1. 心率和脉搏变化 脉搏细弱加快，心率增快。

2. 皮肤变化 患者面色苍白，四肢湿冷，皮肤呈花纹状、发绀。暖休克者则四肢暖、皮肤干燥。

3. 毛细血管再充盈时间(capillary refilling time，CRT) CRT 延长，脓毒性休克者 CRT>3 秒(除环境因素)，暖休克者 CRT 可正常。

4. 意识改变 早期烦躁不安或精神萎靡、淡漠。晚期意识不清、惊厥、昏迷。

5. 尿量 经液体复苏后尿量<1 mL/(kg·h)，2015 版专家共识指出该项指标为尿量<0.5 mL/(kg·h)，持续≥2 小时。

6. 乳酸酸中毒 除其他代谢及缺血缺氧因素等，动脉血乳酸>2 mmol/L(2020 版指南提出不建议用血乳酸区分儿童脓毒症的高危组和低危组)。

(二)失代偿期

患儿代偿期的临床表现进一步加重并且血压下降，收缩压小于该年龄组的第 5 百分位(正常值的 2 个标准差以下)，即 1~12 月龄患儿收缩压<70 mmHg，1~10 岁患儿收缩压<70 mmHg+[2×年龄(岁)]，≥10 岁的患儿收缩压<90 mmHg。

五、治疗

早期识别诊断以及尽早治疗是改善脓毒性休克预后、降低病死率的关键。其治疗方法主要包括液体复苏、控制感染及综合治疗。

(一)液体复苏

充分的液体复苏可及时逆转病情，降低死亡风险。一旦确诊，应尽早建立外周静脉或骨髓通路，条件许可时应建立中心静脉通路。

1. 第 1 小时快速输液 晶体注射液，首次剂量为 20 mL/kg，静脉推注 10~20 分钟。随后评估组织灌注和循环改善情况，如改善不佳，可给予第 2~3 剂，每次 10~20 mL/kg。第 1 小时给予液体总量最多为 40~60 mL/kg。对于晶体注射液，《2020 拯救脓毒症运动国际指南：儿童脓毒性休克和脓毒症相关器官功能障碍管理》建议，选择平衡盐液/缓冲液而不再是 0.9%氯化钠注射液，此外，亦不推荐胶体注射液(白蛋白、羟乙基淀粉、明胶等)、含糖液，低血糖时可用葡萄糖液纠正，血糖>11.1 mmol/L(200 mg/dL)用胰岛素。

2. 继续和维持输液　继续输入 1/2~2/3 张液体，可根据血电解质水平调整，静脉输液速度为 6~8 小时内 5~10 mL/(kg·h)。维持输入 1/3 张液体，静脉输液速度 24 小时内为 2~4 mL/(kg·h)，24 小时后根据病情调整。

(二) 血管活性药物

低灌注和低血压在液体复苏后仍存在时应用。

1. 多巴胺　激动肾上腺素受体以及多巴胺受体，增强心肌收缩力，舒张血管，适用于心脏节律稳定、血容量充足的低血压和低灌注患儿。

①《儿童脓毒性休克(感染性休克)诊治专家共识(2015 版)》推荐：静脉注射，给药剂量为心输出量降低者 5~9 μg/(kg·min)，休克失代偿期剂量为 10~20 μg/(kg·min)，剂量随血压调整，最高不超过 20 μg/(kg·min)。②《儿科学(第 9 版)》推荐：静脉持续泵注，给药剂量为 5~10 μg/(kg·min)，剂量随血压调整，最高不超过 20 μg/(kg·min)。③多巴胺说明书提示：儿童用药尚无充分的研究数据。

2. 肾上腺素　可增强心室收缩力，收缩外周动脉血管，舒张冠状动脉，改善心脏供血，为治疗冷休克或多巴胺抵抗型休克首选药物。

《儿科学(第 9 版)》《儿童脓毒性休克(感染性休克)诊治专家共识(2015 版)》推荐：静脉持续泵注，给药剂量为 0.05~2 μg/(kg·min)。

3. 去甲肾上腺素　可激动 α 受体，使血管收缩，血压升高，冠状动脉血流增加；可激动 β 受体，增强心肌收缩，增加心排出量。为暖休克或多巴胺抵抗型休克首选。

①《儿童脓毒性休克(感染性休克)诊治专家共识(2015 版)》推荐：静脉输注，给药剂量为 0.05~1 μg/(kg·min)，如需增加剂量，建议加用肾上腺素或用肾上腺素去替换。②《儿科学(第 9 版)》推荐：持续静脉泵注，给药剂量为 0.05~0.3 μg/(kg·min)。③去甲肾上腺素说明书推荐：静脉滴注，给药剂量为 0.02~0.1 μg/(kg·min)，并按需调节滴速。

4. 多巴酚丁胺　心脏选择性 β_1 肾上腺素受体激动药，能增强心肌收缩力，舒张血管，不同于多巴胺的是，本药直接作用于心脏，休克伴心功能障碍且疗效不佳时使用。如多巴酚丁胺抵抗，可选肾上腺素；如儿茶酚胺(肾上腺素或去甲肾上腺素)抵抗，可选米力农。

《儿科学(第 9 版)》《儿童脓毒性休克(感染性休克)诊治专家共识(2015 版)》推荐，常用剂量为 5~10 μg/(kg·min)，持续静脉泵注，根据血压调整剂量。

5. 米力农　选择性抑制心肌和血管平滑肌环磷酸腺苷(cAMP)磷酸二酯酶第三峰同工酶，具有正性肌力和舒张血管作用，适用于正常血压、低排高阻且肾上腺素抵抗型休克。

①《诸福棠实用儿科学(第 8 版)》推荐：静脉注射，负荷剂量为 50~70 μg/kg，15 分钟内输完，维持剂量为 0.5~1 μg/(kg·min)。②《儿童脓毒性休克(感染性休克)诊治专家共识(2015 版)》推荐：静脉注射，负荷剂量 25~50 μg/kg，注射时间>10 分钟，维持剂量为 0.25~1 μg/(kg·min)。③米力农说明书提示：儿童用药的安全性和有效性尚不明确。

6. 硝普钠　短时速效的血管扩张药，能降低周围血管阻力，减轻心脏前、后负荷，增加心输出量，严重心功能障碍伴外周血管阻力高者，在液体复苏和使用正性肌力药的前提下加用硝普钠。

①《诸福棠实用儿科学(第 8 版)》推荐：静脉注射，给药剂量为 0.5~4 μg/(kg·min)。②《儿科学(第 9 版)》《儿童脓毒性休克(感染性休克)诊治专家共识(2015 版)》推荐：静脉

注射，给药剂量为 0.5~8 μg/(kg·min)，应从小剂量开始，避光注射。③硝普钠说明书推荐：静脉滴注，给药剂量为 1.4 μg/(kg·min)，根据效应逐渐调整剂量。

(三) 控制感染

脓毒性休克患儿诊断明确后 1 小时内应尽早进行抗感染治疗，在此前尽可能留取血液或其他感染源标本送培养(在不延缓抗菌药物使用情况下)，未明确病原前静脉使用高效广谱抗菌药物，一旦明确，立即换成窄谱且敏感的抗菌药物。同时，及时清除感染病灶，如清创引流、去除感染装置等。

(四) 糖皮质激素

应用糖皮质激素为非常规治疗方法，适用于液体复苏无效、儿茶酚胺抵抗型休克，或长期接受糖皮质激素治疗、肾上腺或垂体功能异常、有暴发性紫癜的患儿。血流动力学在液体复苏及使用升压药后稳定者无须使用糖皮质激素。

1. 氢化可的松　《儿科学(第 9 版)》《诸福棠实用儿科学(第 8 版)》《儿童脓毒性休克(感染性休克)诊治专家共识(2015 版)》推荐：应急给药剂量为 50 mg/(m²·d)，维持剂量为 3~5 mg/(kg·d)，最大给药剂量为 50 mg/(kg·d)。

2. 甲泼尼龙　《儿科学(第 9 版)》《儿童脓毒性休克(感染性休克)诊治专家共识(2015 版)》推荐：静脉注射，给药剂量为 1~2 mg/(kg·d)，分 2~3 次给予。

(五) 控制血糖

脓毒性休克可引起应激性高血糖，如血糖连续 2 次超过 10 mmol/L(180 mg/dL)，可静脉注射胰岛素 0.05~0.1 U/(kg·h)。胰岛素治疗过程中须严密监测血糖，以防止发生低血糖。

(六) 其他治疗

1. 抗凝治疗　脓毒性休克血管内皮细胞损伤后常引起凝血功能障碍，特别是可诱发深静脉栓塞。普通肝素或低分子肝素可预防高危患儿发生深静脉血栓。如明确已有 DIC，按其常规治疗。

2. 呼吸支持　保证通气，予以高流量鼻导管或面罩供氧，如无效，则使用无创正压通气或气管插管。

3. 镇痛、镇静　为降低耗氧、保护器官功能，对气管插管患儿予以适当镇痛镇静治疗。

4. ECMO　适用于伴 ARDS 的严重脓毒症或难治性休克患儿。

5. 血液制品　红细胞比容<30%且血流动力学不稳定，可考虑使用红细胞悬液。血小板计数<10×10⁹/L(无明显出血)或血小板计数<20×10⁹/L(出血明显)者，应预防性使用血小板。

6. 丙种球蛋白　不建议常规使用，适用于严重脓毒症患儿。

7. 营养支持　肠道喂养可耐受者尽早给予肠内营养，不耐受者可给予肠外营养。注意监测血糖、电解质。

脓毒性休克治疗思维导图

六、药学监护

(一)疗效评估

液体复苏期间动态监测患儿循环功能,包括血压、心率、脉搏、毛细血管再充盈时间等,同时注意监测患者心肺功能、血乳酸、血糖和钙离子浓度,有条件者监测中心静脉压,根据监测结果调整输液方案。药物治疗期间观察患儿病情并动态监测评估患儿血压、心率、心电图、心排出量、尿量、肾功能、血糖、血脂、电解质以及凝血功能变化等情况,根据评估结果适时调整药物。

(二)不良反应监护

1.多巴胺　常见不良反应有呼吸困难、心悸、全身无力,大剂量使用时还可发生心律失常。

2.肾上腺素　不良反应多为血压升高、心动过速、头痛、震颤、无力、呕吐、四肢凉、血糖异常、低钾血症、乳酸酸中毒等。

3.去甲肾上腺素　不良反应可有头痛、尿量减少、缺氧和酸中毒,药液外渗还可引起局部组织缺血坏死,大剂量用药时可出现严重头痛、呕吐、抽搐、高血压以及心率缓慢。个别患儿可因过敏反应而出现皮疹、面部水肿。缺氧、电解质紊乱、器质性心脏病患儿可出现心律失常。

4.多巴酚丁胺　在儿童中常见不良反应为心率加快、血压升高,其发生频率较成人更高且更严重。

5.米力农　不良反应为室性心律失常、低血压、头痛。

6.硝普钠　静脉给药速度过快时,患者可出现大汗、头痛、抽搐、烦躁不安、反射性心动过速等不良反应。

7.糖皮质激素　常见不良反应为恶心、呕吐、腹痛、腹泻、消化性溃疡或出血、胰腺炎、水电解质平衡紊乱、糖耐量下降、血脂异常、骨质疏松、骨坏死、发育迟缓等。糖皮质激素还可抑制机体免疫反应,诱发或加重感染,掩盖感染症状。尽管短期治疗时全身性不良反应很少出现,但仍应密切关注。此外,根据氢化可的松的说明书介绍,其上市后不良反应还包括头晕、头痛、抽搐、乏力、烦躁不安、胸闷、呼吸困难、哮喘、血压降低、心悸、心律失常、静脉炎、皮疹、瘙痒、过敏性休克等。

8.胰岛素　儿童使用胰岛素更易出现出汗、心悸、乏力等低血糖反应。

(三)注意事项

1.血管活性药物　在治疗过程中的注意事项如下:

(1)动态评估患儿病情及监测指标变化,并根据结果调整药物种类、剂量及滴速,不可擅自调节滴速以及突然停药,应逐渐减量,必要时小剂量维持数天。

(2)大部分血管活性药物对血管有刺激性,注意避免药物外渗刺激血管造成局部组织缺血坏死。

(3)酸性环境可使肾上腺素失活,使用肾上腺素时应避免酸性环境。

(4)去甲肾上腺素在静脉给药停止后其作用仍可持续 1~2 分钟。须注意该药不可皮下注射，以免发生局部组织坏死。

(5)米力农在使用时须注意补钾，避免发生低钾血症。

(6)硝普钠具有光敏性，稳定性差，注射液应新鲜配制(配制超过 4 小时不能应用)并避光(使用避光输液瓶)。新配溶液为淡棕色，如变暗棕色、橙色或蓝色则不能使用。因用药后氰根离子可能升高至毒性水平，故用药期间最好监测硫氰酸盐浓度。

2. 糖皮质激素　在治疗过程中的注意事项如下：

(1)糖皮质激素可抑制机体免疫反应，诱发或加重感染，脓毒性休克治疗时应先使用抗菌药物，再使用糖皮质激素，以免掩盖症状，延误治疗，同时监测原有感染的疗效，预防出现新的感染。

(2)注意补钾、补钙、限制钠盐摄入。

(3)短时间内静脉注射大剂量甲泼尼龙(10 分钟内给予剂量超过 0.5 g)会引起心律失常、心动过缓，甚至心搏骤停。

(4)使用糖皮质激素的并发症与药物剂量以及疗程相关，使用时应针对患儿具体情况进行剂量和疗程的判断。

3. 胰岛素　在使用时应注意监测患儿血糖，起初每 1~2 小时监测 1 次，血糖稳定后，每 4 小时监测 1 次，根据血糖水平及下降速度调整胰岛素用量，使血糖控制在 10 mmol/L 以内。低血糖严重时可静脉输注 25% 葡萄糖注射液 2~4 mL/kg。

4. 肝素　使用肝素抗凝治疗期间，如果凝血时间和部分凝血活酶时间分别大于 30 秒和 100 秒应及时停用。如果肝素过量，必要时缓慢注射鱼精蛋白进行中和，其用量等同于最后一次肝素的用量(1 mg 鱼精蛋白可中和肝素 125 U)，如无好转，15 分钟后可重复给药1 次。

七、禁忌证

1. 肾上腺素　禁用于器质性心脏病、高血压、冠状动脉疾病、心源性哮喘、糖尿病、甲状腺功能亢进、外伤性或出血性休克、洋地黄中毒者。

2. 去甲肾上腺素　禁用于心动过速者。

3. 多巴酚丁胺　禁用于特发性肥厚性主动脉下狭窄患儿。

4. 硝普钠　禁用于代偿性高血压(如伴动静脉分流或主动脉缩窄的高血压)患儿。

5. 糖皮质激素

(1)禁用于有过敏史、真菌和病毒感染者。

(2)禁用于脓毒症和脓毒性休克引起 ARDS 者，因其可能增加部分患儿发生死亡的风险。

(3)患有糖尿病、高血压、精神病、癫痫、胃与十二指肠溃疡、青光眼等疾病的患儿不宜使用糖皮质激素。

(4)氢化可的松因含有乙醇，与甲硝唑、头孢哌酮、头孢曲松等联用会引起双硫仑样反应。禁用于乙醇过敏患儿。

(5)甲泼尼龙部分粉针剂含苯甲醇，儿童禁止肌内注射。因苯甲醇静脉给药可使新生儿发生喘息综合征且其产生毒性的最小剂量尚不明确，故不得用于新生儿。此外，苯甲醇的体内蓄积作用可导致毒性反应和过敏样反应风险增加，因此 3 岁以下幼儿使用不得超过

1周。

（6）甲泼尼龙部分规格药品辅料含有牛乳，因此对牛乳过敏的患儿不得使用。

6. 肝素　禁用于对其过敏、有自发出血倾向、血液凝固迟缓（如血友病、血小板减少、紫癜）、创伤、溃疡病、严重肝功能不全者等。

（张锐）

第六节　弥散性血管内凝血

弥散性血管内凝血（disseminated intravascular coagulation，DIC）是指在致病因素下发生的全身性凝血广泛活化、微血管血栓形成、大量血小板和凝血因子消耗并继发纤溶亢进，进而引起以出血及微循环衰竭为特征的一种获得性凝血功能障碍综合征。

一、病因

DIC 并非是独立存在的疾病，其可由多种原发病诱发，主要包括感染、创伤、免疫相关疾病、新生儿疾病、肿瘤等。

二、临床表现

DIC 的主要临床表现如下。

1. 出血　常为首发症状。

2. 休克　血压一过性或持久性下降。

3. 栓塞　微血栓累及组织器官时可导致缺血缺氧以及功能障碍。

4. 溶血　急性溶血时可引起发热、黄疸、腰酸背痛、乏力、血红蛋白尿等不良反应，严重时可致贫血。

三、辅助检查

DIC 是一个随病情发展而不断变化的过程，须动态监测实验室指标。

（一）反映凝血因子消耗的检查

1. 血小板计数　低于 $100×10^9$/L 或呈进行性下降。

2. 凝血酶原时间（PT）　需比正常对照延长 3 秒以上（新生儿出生 4 天内须超过 20 秒）。

3. 活化部分凝血活酶时间（APTT）　超过正常对照 10 秒以上（正常值：年长儿 42 秒，新生儿 44~73 秒，早产儿范围更宽）。APTT 高凝期缩短，低凝期、继发性纤溶期延长。

4. 纤维蛋白原　低于 1.6 g/L，个别高凝期或可超过 4 g/L。

5. 抗凝血酶 III（AT-III）测定　DIC 早期明显减少。

(二)反映纤溶系统活化的检查

1. 血浆鱼精蛋白副凝试验(3P 试验) DIC 早期多呈阳性,晚期纤溶亢进时常呈阴性。新生儿出生 2 天后 3P 试验才具有诊断意义。恶性肿瘤、肝肾疾病、手术创伤等患者 3P 试验也可呈阳性。

2. 优球蛋白溶解时间 正常值>120 分钟,DIC 纤溶亢进时间缩短,常<70 分钟。

3. 凝血时间(TT)测定 正常值为(20±1.6)秒,须超过正常对照 3 秒以上。

4. D-二聚体测定 具有特异性,DIC 时异常升高。

5. 纤维蛋白降解产物(FDP) 正常值<10 mg/L,纤溶亢进时超过 20 mg/L,但不是诊断指标。

(三)其他

如组织因子(TF)、内皮素-1(ET-1)、血小板因子-4(PF-4)等,亦具有诊断价值。

四、诊断

存在原发病的同时,动态结合临床表现和实验室检查进行综合评估后方可作出正确的诊断。一般诊断标准如下。

(一)临床表现

(1)存在诱发 DIC 的原发疾病。

(2)存在下列 1 项以上临床表现:①多发出血倾向;②微循环障碍或休克无法用原发疾病进行解释;③广泛性微血管栓塞症状和体征。

(二)实验室检查指标

同时存在下列 3 项以上异常:

(1)血小板计数<100×10⁹/L 或呈进行性下降。

(2)纤维蛋白原含量<1.6 g/L 或呈进行性下降或>4 g/L;《诸福棠实用儿科学(第 8 版)》提出 DIC 患儿纤维蛋白原含量<1.5 g/L。

(3)FDP>20 mg/L 或 D-二聚体水平升高或 3P 试验呈阳性。

(4)PT 延长(缩短)3 秒以上或 APTT 延长(缩短)10 秒以上。

五、治疗

儿科无独立 DIC 治疗指南,其治疗观点多参考成人指南。早期诊断、尽早治疗才能提高治愈率。

(一)治疗原发病

积极进行原发疾病治疗、去除诱因是终止 DIC 病程进展的重要治疗方法。

(二)改善微循环

预防或减少血栓形成。低分子右旋糖酐可减少血小板黏附,抑制红细胞聚集,升高血浆胶体渗透压，扩充血容量，改善微循环。①《儿科学（第 9 版）》推荐：静脉滴注，首次给药剂量为 10 mL/kg，之后为 5 mL/kg，间隔 6 小时给药，日给药剂量不超过 30 mL/kg。②低分子右旋糖酐说明书推荐：静脉滴注，婴儿给药剂量为 5 mL/kg，儿童给药剂量为 10 mL/kg。

（三）纠正酸中毒

及时发现并纠正 DIC 伴发酸中毒，防止肝素治疗失败。使用 5% 碳酸氢钠溶液。

（四）血管活性药物

可解除微血管痉挛，疏通微循环。常用药物有山莨菪碱、异丙基肾上腺素等。

（五）抗凝治疗

阻断或延缓 DIC 病程进展。

1. 抗血小板聚集药物　适用于轻型或疑似 DIC 或高凝状态。

（1）阿司匹林：通过抑制环氧化酶，减少血栓素 A2 形成，从而抑制血小板聚集。《儿科学（第 9 版）》推荐：口服，给药剂量为 10 mg/(kg·d)，分 2~3 次给药。血小板数恢复正常后持续使用数日再停药。

（2）双嘧达莫：通过抑制磷酸二酯酶、血栓素 A2 形成、血小板摄取腺苷以及增加内源性 PGI2，以达到抑制血小板聚集作用。①《儿科学（第 9 版）》推荐：给药剂量为 10 mg/(kg·d)，分次口服。②双嘧达莫说明书提示：12 岁以下儿童用药安全性和有效性尚不明确。

2. 肝素　与 AT-III 结合后产生抗凝作用，抑制血小板聚集，促进纤维蛋白溶解。适用于：①DIC 早期或高凝期；②栓塞症状明显；③消耗性低凝期 DIC（短期内病因不能祛除），使用时需补充凝血因子；④不能纠正的顽固性休克（除原发疾病因素外）。

（1）肝素给药剂量。①《儿科学（第 9 版）》推荐：静脉滴注，给药剂量为 60~125 U/kg（1 mg=125 U），1 小时内滴完，间隔 4~6 小时给药；或首次给药剂量为 50~75 U/kg，随后为 15~25 U/(kg·h) 持续静脉滴注；或皮下注射，剂量为 50~100 U/kg，间隔 4~6 小时后给药。持续 3~7 天。②《诸福棠实用儿科学（第 8 版）》推荐：静脉或皮下注射，给药剂量一般不超过 200 U/(kg·d)，每 6 小时用量不超过 2500 U，持续 3~5 天（根据病情决定疗程）。③肝素说明书推荐：静脉注射，首次给药剂量为 50 U/kg，以后以每 4 小时 50~100 U 或按体重给药 50 U/kg，以后按 1 日 20000 U/m²，加入氯化钠注射液中缓慢滴注。

（2）低分子肝素给药剂量。①《儿科学（第 9 版）》推荐：皮下注射，给药剂量为 75 U/(kg·d)，持续 3~7 天。②《诸福棠实用儿科学（第 8 版）》推荐：皮下注射，给药剂量为 100 U/次，间隔 12 小时给药，持续 3~5 天（根据病情决定疗程）。③低分子肝素说明书注明儿童用药安全及有效性尚不确定。

（六）抗纤溶药物

可抑制纤溶酶原在激活物作用下变成纤溶酶，阻碍纤维蛋白裂解，进而阻止纤维蛋白溶解出血。DIC 早期患儿处于高凝状态时禁用，但病情进展出现继发性纤溶时，在肝素化基础上慎用。常用药物为 6-氨基己酸（EACA）。《儿科学（第 9 版）》推荐：EACA 缓慢静脉注射或稀释后静脉滴注，给药剂量为 0.08~0.12 g/kg。6-氨基己酸说明书提示：未进行该项试验且无可靠参考资料。

(七)溶栓治疗

DIC 主要表现为血栓形成且效果不佳或 DIC 后期(器官功能恢复缓慢伴明显血栓形成),可考虑使用。

1. **尿激酶** 直接作用于内源性纤维蛋白溶解系统,催化纤溶酶原分解成纤溶酶,降解纤维蛋白凝块、纤维蛋白原、凝血因子 V 和Ⅷ等,从而溶栓。对新形成的血栓起效快、效果好。①《儿科学(第 9 版)》推荐:静脉注射,首次给药剂量为 4000 U/kg,之后 4000 U/h 静脉持续滴入,持续 3~5 天。②尿激酶说明书推荐:儿童应用的安全有效性尚未见报道。

2. **单链尿激酶** 选择性纤维蛋白溶栓剂。《儿科学(第 9 版)》推荐:静脉滴注,给药剂量为 80 mg,持续 60~90 分钟,每天 1~2 次,3~5 天。

3. **组织纤溶酶原激活物(t-PA)** 直接激活纤溶酶原变成纤溶酶。《儿科学(第 9 版)》推荐:静脉注射,首次给药剂量为 100 mg,此后静脉滴注 50 mg/h,持续 2 小时,第 2~3 天可酌情重复。

(八)其他治疗

1. **抗凝血因子** 主要有抗凝血酶Ⅲ(AT-Ⅲ)浓缩剂(DIC 早期给予有助于提高肝素治疗效果)、蛋白-C 浓缩剂(用于革兰氏阴性杆菌感染合并 DIC)等。

2. **补充疗法** 未得到控制的活动性 DIC 可使用经洗涤的浓缩红细胞和血小板以及无凝血因子扩容剂(羧基淀粉、血浆蛋白和白蛋白等)。如 DIC 进程终止或肝素化后仍出血,可使用新鲜冰冻血浆或凝血酶原复合物等。

DIC治疗思维导图

3. **糖皮质激素** 不常规使用,当原发疾病治疗需要且在肝素化前提下慎用。

六、药学监护

(一)疗效评估

观察患儿临床情况,监测其凝血功能(红细胞比容、血小板计数、TT、PT、APTT 等),血压、心率、体温、呼吸频率、血象等指标,并且注意是否有异常出血倾向。

(二)不良反应监护

1. **低分子右旋糖酐** 不良反应较少,少数患儿可出现皮肤瘙痒、荨麻疹、恶心、呕吐、支气管痉挛、哮喘、过敏性休克等过敏反应。还可引起凝血功能障碍,出血时间延长,此情况常与剂量相关。

2. **山莨菪碱** 常见不良反应有口干、面色潮红、视物模糊等,偶有排尿困难,症状可在用药后 1~3 小时内消失。大剂量使用时可有阿托品样中毒症状。

3. **阿司匹林** 常见不良反应为恶心、呕吐、腹痛、腹泻、消化道出血、鼻出血、牙龈出血、皮肤出血等,16 岁以下患儿更易出现瑞氏综合征,重度葡萄糖-6-磷酸脱氢酶(G6PD)

缺乏症患儿可出现溶血。

4. **双嘧达莫**　不良反应较轻且短暂，常见有头晕、头痛、呕吐、腹泻、脸红、皮疹和瘙痒等。

5. **肝素**　常见的不良反应是血小板减少，一般在治疗的 4~10 天出现，应予以严密监测。

6. **氨基己酸**　其不良反应随剂量增大而增多加重。常见的不良反应为恶心、呕吐、腹泻、头晕、鼻塞、皮疹、瘙痒等。静脉注射过快可出现低血压、心动过速、心律失常。大剂量使用或使用超过 4 周可出现肌痛、疲劳、肌红蛋白尿，甚至肾衰竭等不良反应，停药后可缓解。

7. **尿激酶**　最常见的不良反应是出血倾向，如穿刺或注射部位血肿、组织内出血，多轻微，也可出现头痛、恶心、呕吐等症状。

8. **t-PA**　最常见的不良反应是出血，可导致红细胞比容、血红蛋白下降，还可以引起低血压、心力衰竭等。

（三）注意事项

（1）过敏体质患者使用低分子右旋糖酐前应做皮试。首次使用时开始几毫升应缓慢静脉滴注并密切观察 5~10 分钟，如出现异常表现，如寒战、皮疹等，应立即停药。

（2）夏季使用山莨菪碱时应注意因其闭汗作用而引起的体温升高。同时使用期间如有排尿困难，小儿可肌内注射新斯的明解除症状。

（3）使用血管活性药物不得擅自调节输液速度，避免药物外渗刺激血管造成局部组织缺血坏死。

（4）使用肝素期间应注意：①凝血时间和部分凝血活酶时间分别大于 30 秒和 100 秒时应及时停用；②肝素过量，必要时缓慢注射鱼精蛋白进行中和，其用量等同于最后一次肝素的用量（1 mg 鱼精蛋白可中和肝素 125 U），如仍持续出血，15 分钟后可再用 1 次；③为避免普通肝素引起血小板减少症，可用低分子肝素替代，低分子肝素常规剂量下无须严格血液学监测，但要注意血小板计数，血小板计数 $<1×10^5/mL$ 或再发血栓，停止低分子肝素治疗。

（5）氨基己酸需持续静脉给药才可维持有效血液浓度。

（6）溶栓可能增加患儿出血风险，至少每 4 小时监测 1 次血压、心率、体温、呼吸频率及出血倾向等。尿激酶不得用酸性溶液稀释，以免影响药效。

七、禁忌证

1. **低分子右旋糖酐**　对于充血性心力衰竭或其他血容量过多、出血性疾病（如严重血小板减少症、凝血障碍）、少尿或无尿者禁用。

2. **山莨菪碱**　禁用于尿潴留、肠梗阻、出血性疾病、颅内压升高、青光眼等患儿。

3. **阿司匹林**　对有水杨酸过敏、消化性溃疡、胃出血、血友病、血小板减少、哮喘、严重肝肾衰竭、重度心力衰竭者禁用，对葡萄糖-6-磷酸脱氢酶缺乏症、发热伴脱水的儿童慎用。

4. **肝素**　手术或损伤创面未经良好止血的患儿，近期有严重活动性出血、蛇毒所致 DIC、严重凝血因子缺乏、纤溶亢进明显以及严重肝功能不全者禁用肝素。此外，低分子量肝素还禁用于急性细菌性心内膜炎(心脏瓣膜置换术所致的感染除外)。

5.6-氨基己酸　禁用于有血栓形成倾向或有血管栓塞性病史者。

6.尿激酶　禁用于急性内脏或颅内出血、颅内肿瘤、动静脉畸形、动脉瘤、近2个月内接受颅内或脊髓手术、血液凝固异常者。此外,严重胃肠道出血、可能出现的左心血栓(如二尖瓣狭窄伴心房颤动)、亚急性细菌性心内膜炎、凝血障碍者慎用。

八、超说明书用药

《山东省超药品说明书用药专家共识(2021年版)》推荐:低分子肝素钠可用于儿童(1月龄~18岁)预防血栓,且FDA已批准其用于1月龄以上儿童。

(张锐)

第七节　急性肾功能不全

儿童急性肾损伤(acute kidney injury,AKI)是一种涉及多个学科的儿科常见临床危重综合征,其病因繁多、病情复杂、预后较差。急性透析质量倡议(Acute Dialysis Quality Initiative,ADQI)在2002年将AKI定义为:病程在3个月以内,包括血、尿、组织学及影像学检查所见的肾脏结构与功能的异常。改善全球肾脏病预后组织(Kidney Disease:Improving Global Outcomes,KDIGO)在2012年发表AKI的临床实践指南,提出了AKI的新定义,指出符合下列条件之一为AKI:①48小时内血肌酐(SCr)升高≥26.5 μmol/L;②过去的7天内SCr升至基线值的1.5倍或以上;③尿量持续6小时小于0.5 mL/(kg·h)。

一、病因

1.肾前性(低灌注损伤)　血容量不足,心血管疾病,周围血管扩张,肾血管阻力增加,致肾前性肾衰。

2.肾性(实质性损伤)　急性肾小管损伤、急性肾小球疾病、肾血管痉挛等。

3.肾后性(梗阻性损伤)　各种原因导致的泌尿道梗阻引起的AKI。

二、临床表现

AKI常见的临床表现为水钠潴留、电解质紊乱、代谢性酸中毒,以及全身各系统中毒症状。

三、辅助检查

包括血常规(含嗜酸细胞+网织红细胞计数)、尿常规、24小时尿蛋白定量、尿电解质、尿肌酐、尿红细胞位相、尿白细胞分类、尿渗透浓度检查;肝肾功能、血电解质(包括钙、磷、镁)、血HCO_3^-或CO_2CP、血糖、血型、感染性疾病筛查、凝血功能、血气分析、免疫指标、抗核抗体(ANA)谱、抗中性粒细胞胞浆抗体(ANCA)、抗肾小球基底膜(GBM)抗体、免疫球蛋白、补体、C反应蛋白（CRP）、抗链球菌溶血素（ASO）、类风湿因子（RF）、血沉（ESR）、甲状旁腺激素（iPTH）检查；腹部超声、胸部X线、心电图检查等。

四、诊断

急性肾损伤网络组织（Acute Kidney Injury Network，AKIN）提出AKI的诊断标准是肾功能在48小时内突然减退，SCr绝对值增加≥26.5 μmol/L，或SCr较基线值升高≥50%，或尿量减少<0.5 mL/（kg·h）超过6小时，除尿路梗阻或其他可导致尿量减少的可逆因素外。

五、治疗

关于AKI的治疗主要是支持性的，包括恰当的液体控制、营养支持等，但仍缺乏有效的早期诊断方法或预警系统，在AKI的防治上仍缺少许多循证医学的支持。

（一）补液支持治疗方法和血流动力学监测

AKI患者应尽可能保持血流动力学稳定，纠正容量不足，这样有利于阻止肾脏损伤的进展，促进肾功能恢复。KDIGO指南建议对于存在AKI风险或已经发生AKI的患者，在没有失血性休克的证据时，应使用等张晶体补液而非胶体补液（白蛋白、羟乙基淀粉）进行扩容治疗。当然，对于一些需要大量液体才能达到容量复苏的患者，或某些特殊患者（如出现自发性细菌性腹膜炎的肝硬化患者或烧伤患者），可以适当使用一些胶体液，纠正代谢性酸中毒。

（二）血糖控制和营养支持

危重症患者可使用胰岛素控制严重高血糖，但为了避免出现严重低血糖，推荐血糖控制目标为110~149 mg/dL（6.11~8.27 mmol/dL）。

应选择高糖、低蛋白、富含维生素的食物，尽可能供给足够能量，选择优质动物蛋白。

（三）AKI的药物治疗

AKI缺乏特效药物早已是共识，但一直以来某些药物仍被认为有一定的防治AKI的作用，而KDIIGO指南里多数药物并未获得推荐，详见表1-6。而AKI的处理，多为对AKI引起的并发症的治疗。

表1-6　以往用于AKI治疗药物的使用建议

1. 利尿药
　　不推荐使用利尿药预防AKI
　　不使用利尿药治疗AKI，除非治疗量超负荷
2. 血管扩张药
　　不要使用低剂量多巴胺来预防或治疗AKI
　　不要使用非诺多泮预防或治疗AKI
　　不使用心钠素来预防或治疗AKI
3. 生长因子
　　不使用重组人生长因子-1来预防或治疗AKI
4. 腺苷受体拮抗药
　　建议对具有高AKI风险的严重围产期窒息的新生儿给予单剂量茶碱

1.高血压、心力衰竭及肺水肿　多与容量超负荷有关。由于容量超负荷是 AKI 的主要症状之一，在 AKI 患者中经常使用利尿药协助液体管理，来控制血压，减少水肿以及心力衰竭症状。首选呋塞米，呋塞米可以扩张血管，增加肾血流量，增加尿量，减轻肾小管堵塞，抑制管球反馈。一般每次给予药物剂量为 1~2 mg/kg 的静脉注射。不宜使用保钾利尿药，因可加重血钾潴留。

2.高钾血症　血钾>6.5 mmol/L 为危险界限，应积极处理。

（1）碳酸氢钠：可纠正酸中毒，形成细胞外液轻度碱中毒，使钾由细胞外转移至细胞内，同时也扩大细胞外体积，稀释血钾浓度。可用 5%碳酸氢钠 2~3 mL/kg，在 5 分钟内静脉注射。如未恢复正常，15 分钟后可重复 1 次。钠溶液作用迅速，但持续时间短，仅维持 30~90 分钟。

（2）葡萄糖酸钙：钙可拮抗钾对心肌的毒性，10%葡萄糖酸钙注射液 10 mL 缓慢静脉注射，5 分钟后开始起作用，可持续 1~2 小时，每天可用 2~3 次，但用洋地黄者宜慎用。

（3）高渗葡萄糖和胰岛素：促进钾进入细胞内，每 3~4 mg 葡萄糖配 1 U 胰岛素，每次用 1.5 mg/kg 高渗葡萄糖可暂时降低血钾 1~2 mmol/L，15 分钟后开始起作用，可持续给药 12 小时或更长时间，必要时可重复。

4.低钠血症　应区分是稀释性或低钠性，缺钠性者当血钠<120 mmol/L，且又出现低钠综合征时，可适当补充 3%氯化钠 1~2 mL/kg 提高血钠 1 mmol/L，或先给 3~6 mL/kg 提高血钠 2.5~5 mmol/L。

5.代谢性酸中毒　轻症多不需治疗。当血 HCO^- < 12 mmol/L 时，应给予碳酸氢钠。5%碳酸氢钠 1 mL/kg 可提高 HCO^- 1 mmol/L。给碱性液可使血容量扩大和诱发低钙抽搐。

（四）AKI 的透析干预

对于严重的 AKI 肾脏替代治疗是不可缺少的。但 AKI 的肾脏替代治疗在很多方面仍没有定论，包括何时开始肾脏替代治疗、治疗时间、治疗方式、抗凝方式和治疗剂量等，临床上的应用更有赖于医生的经验。

急性肾功能不全治疗思维导图

六、药学监护

（一）疗效评估

用药后观察患儿临床情况，尿量变化、水肿情况有无改善，定期监测患者肾功能、血压、心率、心电图、电解质（尤其是钾、钠）等变化情况，并根据监测结果计算 SCr，动态评估其肾损伤情况有无改善，根据评估结果适时调整药物。

（二）不良反应监护

1.呋塞米　①常见口干、口渴、心律失常、肌肉酸痛、疲乏无力、恶心、呕吐等症状，主要与电解质紊乱有关。还可引起低血钠、低血钾、低血钙，长期用药可发生低氯性碱中毒。②引起高尿酸血症、高血糖、直立性低血压、听力障碍、视物模糊，有时可发生起立性眩晕等。③极少数病例可发生胰腺炎、中性粒细胞减少、血小板减少性紫癜、皮疹、多形性红斑、肝功能障碍而出现黄疸，长期应用可致胃及十二指肠溃疡。

2.碳酸氢钠　大量注射时可导致代谢性碱中毒，继而出现心律失常、肌肉痉挛、疼痛、异常疲倦虚弱等。

(三)注意事项

1.呋塞米　无尿或严重肾功能损害者，后者因需加大剂量，故用药间隔时间应延长，以免出现耳毒性等不良反应；因袢利尿药注射液碱性较高，溶媒可用氯化钠注射液，不宜用葡萄糖注射液；有低钾血症患者在使用期间注意补钾。

2.碳酸氢钠　尿潴留并有水肿时应慎用。

3.胰岛素　高渗葡萄糖和胰岛素的溶液应现用现配。

(四)用药教育

(1)嘱咐医护人员在使用呋塞米、胰岛素时密切观察患者有无过敏反应，如果发生过敏反应，应当及时停药，更改治疗方案，处理患者过敏反应。

(2)氨基糖苷类药物：建议不要使用氨基糖苷类药物、两性霉素 B 等肾毒性较大的抗菌药物治疗感染，除非没有其他可替代的、合适的、肾毒性相对更小的药物。

七、禁忌证

(1)呋塞米、胰岛素过敏的患者应禁用相关药品。

(2)低钾血症、肝性脑病、超量服用洋地黄者禁用呋塞米。

八、超说明书用药

《超说明书用药(第 1 版)》推荐：维生素 E 可减轻肾损伤，其机制为由于抗体过多产生活性氧分子(亦称氧自由基)可损伤肾脏，而使用维生素 E 抗氧化治疗可减轻这种损伤。通常以测定晨尿蛋白及肌酸酐的比率来确定治疗前后的尿蛋白，结果显示疗效明显。

(王朋龙)

第八节　多器官功能障碍综合征

多器官功能障碍综合征(multiple organ dysfunction syndrome，MODS)是指机体在遭受严重感染、创伤、中毒、休克和大手术、大面积烧伤等急性疾病过程中，同时或序贯性发生两个或两个以上系统器官功能障碍或衰竭的临床综合征。

一、病因

全身炎症反应综合征(stemic inflammatory response syndro，SIRS)、脓毒症、严重脓毒症和脓毒性休克(感染性休克)是 MODS 最常见病因。

二、临床表现

儿童作为特殊的群体，MODS 的发生、发展具有年龄特点。年龄越小，MODS 的发生率越高，病情进展越快。幼儿 MODS 的常见诱因为感染，如重症肺炎、腹泻伴脱水、中枢神经系统感染、先天性心脏病合并肺部感染等，器官功能障碍发生早。年长儿发生 MODS 的常见病因为重症感染（脓毒症）、创伤、中毒等，SIRS 常先于 MODS 发生，决定 MODS 的进展及预后；肺部和消化道仍是其常见受累脏器。

三、诊断

小儿 MODS 的诊断包括存在严重感染、缺氧休克、中毒、创伤等急性致病因素，24 小时后序贯性出现两个或两个以上脏器功能障碍。小儿 MODS 的标准，参见表 1-7。

表 1-7　小儿 MODS 的标准

心血管功能障碍

1 小时内静脉输入等张液体≥40 mL/kg 仍有以下症状者：
- 血压下降且小于该年龄组正常值 5 个百分位，或收缩压小于该年龄组正常值 2 个标准差
- 需要用血管活性药物才能维持血压于正常范围：多巴胺剂量>5 μg/(kg·min)或任何剂量的多巴酚丁胺、肾上腺素、去甲肾上腺素
- 具备下列中 2 项者：

不可解释的代谢性酸中毒：碱缺失>5 mmol/L

动脉血乳酸增加：为正常上限的 2 倍以上

无尿：尿量<0.5 mL/(kg·h)

毛细血管再充盈时间延长：>5 秒

中心与外周温差>3℃

呼吸
- $PaCO_2$，FiO_2≤300 mmHg，无青紫型先天性心脏病，病前也无肺部疾病
- $PaCO_2$>65 mmHg 或超过基线 20 mmHg 以上
- 需要 FiO_2≥0.5 才能维持血氧饱和度≥92%
- 需紧急有创或无创机械通气

神经
- Glasgow 昏迷评分≤11 分
- 或意识状态急性改变伴 Glasgow 昏迷评分较基线下降≥3 分

血液
- 血小板计数<80×10⁹/L
- 或在过去 3 天内血小板计数从最高值下降 50%（适用于慢性血液病或肿瘤患儿）
- 国际标准化比值 INR>2

肾脏
- 血清肌酐为各年龄组正常值的 2 倍及以上，或较基础值增加 2 倍

肝脏
- 血清总胆红素≥4 mg/dL（不适于新生儿）
- 血清 ALT 为同年龄正常值上限 2 倍及以上

四、治疗

(一)一般治疗

1. 密切监护　所有危急重症特别是严重创伤、严重脓毒症、感染性休克、各种原因引起的严重缺氧等,都应当密切观察和监测患儿的一般情况和脏器、系统的功能。

2. 对症治疗　快速建立静脉通道,危重患儿难以建立静脉通路时,可尽早行骨髓腔输液,早期注意能量供应。

3. 评价器官功能　了解患者既往病史,尤其对那些存在基础病的患儿应评估其基础病脏器是否存在功能障碍,随时注意有可能发生功能衰竭的器官系统,给予积极支持疗法。

(二)治疗原发病

MODS 的治疗均为非特异性疗法。由于引起 MODS 的病因多样,针对病因治疗是治疗 MODS 的根本。感染是 MODS 的主要原因之一,控制感染是治疗 MODS 的关键。给予抗感染治疗的同时也应重视外科疾病所致的严重感染,彻底清除坏死组织、引流感染灶,能很好地控制 SIRS 和脓毒症的发生与发展。

(三)脏器功能保护及支持治疗

积极对循环功能、呼吸功能、肾功能、肝功能、中枢神经系统、胃肠道、血液系统等进行保护与支持治疗。

(四)营养支持

代谢紊乱、能量危机是产生 MODS 及造成患儿死亡的重要因素。MODS 患者的血糖控制也同样重要。虽然 MODS 血糖水平应控制的范围尚未明确,注意控制血糖 ≤180 mg/dL,可酌情予以胰岛素,但需注意低血糖。

(五)免疫调控

1. 糖皮质激素　可通过多种途径减轻过度炎症反应,尤其是对脓毒症患儿可能具有一定的免疫调控作用,但是过早使用糖皮质激素可抑制脓毒症患者的抗感染能力导致免疫麻痹和炎症失控。糖皮质激素辅助治疗主要适用于难治性脓毒性休克状态,长期使用糖皮质激素者和绝对肾上腺皮质功能不全者也是适应证之一。

使用对象为充分液体复苏及升压药治疗后血流动力学不稳定的脓毒性休克患者。推荐给予长期小剂量或应激剂量即氢化可的松。但须谨记:激素治疗一定要以强有力的抗感染治疗为前提。

2. 免疫球蛋白　注射用免疫球蛋白(IVIG)是一种治疗制剂,其主要包括从大量健康供体中收集的人类 IgG,其通常用于具有原发性或继发性抗体缺陷患者的替代疗法。IgG 是一种抗体,由血浆 B 细胞产生和释放,且由人类 IgG 中大约75%的血清抗体组成。它们可以与病原体如病毒、细菌和真菌结合。从理论上讲,IgG 的作用是保护机体免受感染。大剂量静脉注射丙种球蛋白可能有免疫支持和免疫调控的双重作用。

3. 抗炎症介质治疗　　MODS 被认为是一种"介质病"，因此针对潜在的启动因子、全身性介质、增效因子和损伤效应器等治疗可能是方法之一。

（六）中医药治疗

中医应用清热解毒、通里攻下、活血化瘀等治疗法则，通过清除体内毒素、保护肠道屏障、拮抗炎症细胞因子、提高机体免疫力、增加器官功能储备等途径，防治 MODS。

多器官功能障碍综合征
治疗思维导图

五、药学监护

（一）疗效评估

用药后定期观察患者意识恢复情况、血压、心率、心律、脉搏、体温、尿量等变化。观察患者血常规、C 反应蛋白、PCT 等感染指标是否下降及血电解质、血糖、血气分析、心电图等是否稳定。用药后患者各方面指标稳中有降表明疗效良好，可继续使用该方案，无变化或者疾病进展应及时调整治疗方案。

（二）不良反应监护

1. 氢化可的松　　并发感染为肾上腺皮质激素的主要不良反应，以真菌、结核菌、葡萄球菌、变形杆菌、绿脓杆菌和各种疱疹病毒为主。长程使用可引起医源性库欣综合征面容和体态、体重增加、下肢浮肿、紫纹、易出血倾向、创口愈合不良、痤疮、肱或股骨头缺血性坏死、骨质疏松、肌无力、肌萎缩、低血钾综合征、胃肠道刺激（恶心、呕吐）、胰腺炎、消化性溃疡或穿孔，儿童生长受到抑制，导致青光眼、白内障、良性颅内压升高综合征、糖耐量减退和糖尿病加重。患者可出现精神症状，如欣快感、激动、谵妄、不安、定向力障碍，也可表现为抑制。

2. IVIG　　极个别患者在输注 IVIG 时出现一过性头痛、心慌、恶心等不良反应，可能与输注速度过快或个体差异有关。

（三）注意事项

1. 氢化可的松　　可加重高凝状态，应定期检查患者凝血状况。定期监测患者血压、血糖、血脂及血电解质状况，防止骨折，注意控制患儿饮食，避免食欲亢奋摄入过多的热卡，引起库欣综合征的过早或过度发生。

2. IVIG　　静脉输注 IVIG 时，如果发生不良反应应减慢输注速度或暂停输注，如果症状加重出现呼吸急促、发绀或荨麻疹等，应给予吸氧、抗过敏等治疗。

（四）用药教育

1. 氢化可的松　　对有细菌、真菌、病毒感染者，应在使用足量敏感抗菌药物的同时谨慎使用糖皮质激素，与抗菌药并用时，应先使用抗菌药，以免掩盖症状，延误治疗。因糖皮质激素非特异性广泛抑制机体免疫反应，在治疗原发病的同时可诱发各种感染，或使已有感染加重扩散，故应监测原有感染治疗效果，预防新的感染出现。注意长期应用糖皮质激素可能产生依赖性，应告知家长糖皮质激素的规范服法，出院后一定要随诊，在医生指导下逐渐减药，切忌擅自突然停药。

2.IVIG　输注本品 3 个月后才能接种某些减毒活疫苗，如脊髓灰质炎、麻疹、风疹、腮腺炎、水痘病毒疫苗等。同样，已经接种了这类疫苗者至少在 3 周后才可以输注本品，否则需要重新接种。制品溶解后应为澄清液体，如有混浊、沉淀、异物或瓶子裂纹、过期失效，则不可使用。制品溶解后，应一次输注完毕，不得分次或给第二人输用。由于 IVIG 于冰箱冷藏储存，建议护士先放置于常温后再进行输注以减少不良事件的发生。IVIG 须单独输注，使用输液泵控制输液速度。

3.中药治疗　中药一定要按照正确的方法来煎煮，长期服用者应定期监测患者的肝肾功能。

六、禁忌证

1.糖皮质激素　对肾上腺皮质激素类药物有过敏史患者、真菌和病毒感染者禁用糖皮质激素。高血压、血栓症、胃与十二指肠溃疡、精神病、电解质代谢异常、心肌梗死、内脏手术、青光眼等患者不宜使用糖皮质激素。

2.免疫球蛋白　对本品过敏或有其他严重过敏史者、IgA 抗体的选择性 IgA 缺乏者禁用。IVIG 可能造成肾功能不全、急性肾功能衰竭、渗透性肾病甚至死亡。对于急性肾功能衰竭患者慎用，如必须使用则应用最低有效浓度。

（王朋龙）

第九节　惊厥

惊厥(convulsion)是神经元功能紊乱引起的脑细胞突然异常放电所导致的不自主全身或局部肌肉抽搐，通常还伴有意识障碍。惊厥是儿童常见的急、重病症，也是最常见的小儿神经系统症状之一，尤以婴幼儿多见，6 岁以下儿童的发生率为 4%~6%。

一、病因

惊厥的病因复杂，可分为感染性惊厥和非感染性惊厥。感染性惊厥较常见，如颅内感染或脓毒症、重症肺炎等引起的中毒性脑病均可出现惊厥症状。非感染性惊厥以癫痫、颅脑损伤、代谢性疾病等为常见病因。

二、临床表现

全面性惊厥发作时意识突然丧失、双眼上翻、凝视或斜视、牙关紧闭、口吐白沫、口周发绀、肌肉强直或阵挛、大小便失禁等。发作持续时间不一，发作后患儿精神萎靡、嗜睡甚至昏迷。新生儿及婴儿常为不典型发作，表现为面部、肢体局灶或多灶性抽动，局部或全身性肌阵挛，或出现突发瞪眼、咀嚼、流涎、呼吸暂停、阵发性发绀或苍白等症状，也有患儿仅表现为眼角、口角抽动，双侧肢体交替抽动或单侧肢体抽动。

三、辅助检查

常用的辅助检查有：血、尿、便常规检查，血生化检查，脑脊液检查，脑电图检查，头颅 B 超检查，脑 CT 或 MRI 检查。

四、诊断

惊厥是一个症状，应尽快找出病因，给予针对性处理，否则可因反复或持续性惊厥发作导致严重脑损伤。小儿惊厥的病因诊断，必须结合年龄、季节、病史、体征等方面进行全面分析。一般首先根据有无发热等感染中毒表现，判断其是感染性还是非感染性；然后考虑原发疾病是在颅内还是在颅外；最后有针对性地选择必要的辅助检查，最终明确诊断。

五、治疗

大部分惊厥短时间内可以自然停止，因此对于既往有热性惊厥病史的单纯性热性惊厥或首次癫痫发作的患儿并不需要特殊的药物治疗。

（一）一般治疗

保持患者呼吸道通畅，给予吸氧，监护其生命体征，监测末梢血糖，尽快建立静脉通道。

（二）退热治疗

热性惊厥为引起小儿惊厥最常见的病因，应设法迅速降温。药物治疗首选对乙酰氨基酚或布洛芬。退热药物只能增加患儿的舒适度，并不能预防惊厥再次发作。

（三）止惊处理

若惊厥时间超过 5 分钟，应及时就诊，完善相关检查，来院后仍有惊厥发作的患儿，须及时应用抗惊厥药物。在 5~20 分钟的初始治疗阶段，推荐使用一线抗惊厥药物苯二氮䓬类药物咪达唑仑、劳拉西泮及地西泮。若无以上药物，可选用苯妥英钠或苯巴比妥静脉注射替代。20~40 分钟的第二治疗阶段，推荐应用磷苯妥英、丙戊酸钠、左乙拉西坦或苯巴比妥。40~60 分钟的第三治疗阶段，可选择重复二线药物治疗，或选用咪达唑仑、苯巴比妥、丙泊酚的麻醉剂量。

1. 咪达唑仑　为苯二氮䓬类短效药物，有很强的抗惊厥作用，由于其半衰期短蓄积效应小，其不良反应相对较小，起效迅速，为急诊首选。①《儿童惊厥的急诊处理》推荐：肌内注射或静脉推注，给药剂量为 0.2~0.3 mg/kg。应注意体重≤40 kg 的患儿，最大给药剂量≤5 mg；体重>40 kg 的患儿，最大给药剂量≤10 mg。②《儿科学（第 9 版）》推荐：肌内注射，给药剂量为 0.2~0.3 mg/kg（最大给药剂量≤10 mg），发作持续时静脉注射，给药剂量为 1~10 $\mu g/(kg \cdot min)$，持续 12~24 小时。

2. 地西泮　大剂量使用时具有抗惊厥和抗癫痫的作用。机制不明，可能与其影响中枢某些神经递质，尤其是抑制中枢递质 γ-氨基丁酸和甘氨酸的代谢有关。①《诸福棠实用儿科学》推荐：静脉注射给药剂量为 0.3~0.5 mg/kg，注射速度≤2 mg/min，必要时隔 5~10 分钟重复使用。②《儿科学（第 9 版）》推荐：静脉注射给药剂量为 0.3~0.5 mg/kg（单次最大剂量为 10 mg），必要时 10~15 分钟后可重复 1 次。

3. 苯巴比妥钠　苯巴比妥为长效巴比妥类药物。目前国际上为惊厥的二线用药，起效相对较慢，到达脑内有效浓度时间较苯二氮䓬类长。《儿科学（第 9 版）》推荐：负荷剂量为 10 mg/kg，12 小时后给药维持量为 4~5 mg/(kg·d)。

4. 苯妥英钠　①《儿科学（第 9 版）》推荐：用于惊厥持续状态时，给药剂量为 15~20 mg/kg，滴速<1 mg/(kg·min)，24 小时后维持剂量为 5 mg/(kg·d)。②《诸福棠实用儿科学》推荐：多用于惊厥持续状态，负荷剂量为 15~30 mg/kg，静脉注射，注射速度控制在 1.0 mg/(kg·min)，如惊厥控制，12~24 小时后使用维持量为 3~9 mg/kg，分两次给药。

（四）对因治疗

低血糖和低血钙是新生儿和婴幼儿无热惊厥的常见原因，应立即行血钙及血糖的测定。确定为低血钙时，给予 10% 葡萄糖酸钙注射液 5~10 mL，缓慢静脉注射；低血糖时则给予 25% 葡萄糖注射液 2~4 mL/kg 静脉注射。同时也需要警惕低镁血症的可能，必要时可肌内注射 25% 硫酸镁注射液，每次 0.1~0.2 mL/kg。对于维生素 B_6 缺乏或依赖症患者，静脉注射维生素 B_6 50~100 mg，惊厥发作可立即停止。突然停用抗癫痫药物而发生严重惊厥的癫痫患儿，需重新开始抗癫痫药物治疗。

六、药学监护

（一）疗效评估

观察患儿临床情况，监测其血压、心率、血气分析、脑电图、头颅 CT 和 MRI、电解质、肝肾功能等变化情况并进行评估，根据评估结果适时调整药物。

惊厥治疗思维导图

（二）不良反应监护

1. 对乙酰氨基酚　治疗剂量偶见恶心、呕吐、出汗、腹痛等不良反应，少数患者可发生过敏性皮炎、皮疹、粒细胞缺乏、血小板减少等症状。

2. 布洛芬　主要为消化道的不良反应，与食物同服，可减轻其胃肠道刺激。但若反复多次使用，尤其是高剂量长期用药，可引起肝转氨酶增高；超剂量使用可导致肝功能明显异常，有造成肝功能衰竭甚至死亡的风险。

3. 咪达唑仑　常见不良反应包括头晕、视物模糊、眼球震颤、烦躁不安、言语不清、支气管痉挛、呼吸困难、喘息、过度流涎、癫痫样运动、共济失调等，新生儿用药后可出现低血压和癫痫样反应。

4. 地西泮　常见不良反应为低血压、心律失常、肌弛缓和呼吸抑制，因此须密切观察推注过程中是否有呼吸抑制、瞳孔缩小等情况。

5. 苯巴比妥钠　常见不良反应为头晕、乏力、恶心、皮疹等。

6. 苯妥英钠　常见不良反应为共济失调、视物模糊、发音不清、头痛、恶心、呕吐等，与常用剂量相关。

(三)注意事项

(1)对乙酰氨基酚和布洛芬联合治疗可能会增加给药不准确的可能性，并且可能会促发发热恐惧症，不建议二者合用。

(2)幼儿(6 岁以下)咪达唑仑给药剂量或高于大龄儿，肥胖儿童给药剂量应根据标准体重换算。

(3)地西泮静脉注射会引起疼痛，须选大的静脉，注射速度≤0.25 mg/kg。本品辅料含有苯甲醇，故禁止儿童肌内注射。

(4)苯巴比妥使用时应注意观察静脉注射时是否有渗漏现象。

(5)儿童使用苯妥英钠易引起牙龈增生，用药期间应加强患儿口腔卫生护理。此外，对新生儿或婴儿，中毒症状较难评定，故不首选。

七、禁忌证

1. 对乙酰氨基酚　禁用于严重肝肾功能不全、既往有阿司匹林过敏者，消化性溃疡，3 岁以下患儿禁止灌肠。

2. 布洛芬　禁用于对阿司匹林或其他非类固醇药过敏，哮喘，严重心、肝、肾功能不全，高血压，血友病及其他出血性疾病，活动性溃疡病患者和 1 岁以下婴儿。

3. 咪达唑仑　禁用于对苯二氮䓬类药物过敏、精神分裂症、严重抑郁状态、严重肝功能不全、重症肌无力、青光眼患儿。

4. 地西泮　青光眼、对苯二氮䓬类药物过敏、严重抑制、休克及重症肌无力者禁用，肝、肾功能不全，低蛋白血症者慎用。

5. 苯巴比妥　禁用于严重肝肾功能不全、呼吸中枢抑制、哮喘的患儿。

6. 苯妥英钠　禁用于窦性心动过缓以及窦房结传导阻滞等患儿。

八、超说明书用药

《山东省超说明书用药(第 1 版)》推荐：FDA 已批准咪达唑仑注射剂可用于 6 月龄以下患儿的镇静。

(王朋龙)

第十节　急性颅内压增高症

儿童急性颅内压增高症(intra cranial hypertension，ICH)是指脑实质液体增加引起的脑容积和重量增多所致的一系列临床表现。

一、病因

引起急性颅高压的病因主要是脑水肿。

二、临床表现

ICH 的早期临床表现缺乏特异性，而且与引起颅内压增高的原发病性质、部位、发生发展速度及并发症等许多因素相关。主要表现为头痛，呕吐，头部体征，意识障碍，血压升高，肌张力改变及惊厥、呼吸障碍、循环障碍等。

三、辅助检查

测定颅内压、X 线、CT、MRI、脑电图、经颅多普勒超声、神经化蛋白标志物(包括神经元特异性烯醇化酶和 S-100 B 蛋白)等检查。

四、诊断

(1)病史中存在导致脑水肿或颅内压增高的原因。

(2)患儿有颅高压的症状与体征。小儿急性脑水肿临床诊断的主要指标和次要指标各 5 项，具备 1 项主要指标及 2 项次要指标时，即可诊断。主要指标为：①呼吸不规则；②瞳孔不等大或扩大；③视乳头水肿；④前囟隆起或紧张；⑤无其他原因的高血压(血压大于年龄×0.20+99.75 mmHg)。次要指标：①昏睡或昏迷；②惊厥和(或)四肢肌张力明显增高；③呕吐；④头痛；⑤给予甘露醇 1 g/kg 静脉注射 4 小时后，血压明显下降，症状、体征随之好转。

(3)颅高压合并脑疝的临床诊断。

(4)结合相关辅助检查。

五、治疗

治疗小儿 ICH 应采取综合性措施，必须严密守护，密切观察患儿病情变化，在积极治疗原发病的同时，及时而合理地控制脑水肿，以预防脑疝形成。因小儿颅内高压最常见的原因为脑水肿，故主要针对脑水肿进行治疗。

(一)病因治疗

祛除病因、制止病变发展是治疗本病的根本措施。如抗感染，纠正休克与缺氧，改善通气状况，防治二氧化碳潴留，清除颅内占位性病变等。

(二)一般治疗与护理

患儿须安静卧床休息，必要时可使用镇静药，避免躁动、咳嗽及痰堵，以防颅内压突然增高。卧床时头肩抬高30°，以利于颅内血液回流；当有脑疝前驱症状时，则以平卧位为宜；积极纠正缺氧、高碳酸血症、电解质紊乱及代谢性酸中毒。还应使患儿保持正常血压与体温。为避免刺激性咳嗽导致颅压增高，可加用短效麻醉药，硫喷妥钠，或吗啡。

（三）药物治疗

治疗小儿急性脑水肿的一线药物目前公认为脱水剂、利尿药、肾上腺皮质激素、巴比妥类药物。

1. 高渗脱水剂 其主要原理是通过建立跨壁渗透梯度，将水从脑组织转移，减轻脑水肿，从而降低颅内压。

（1）甘露醇：为临床最常用的降低颅内压药物，通过短暂的充血和降低血液黏度来提高脑血流量，促使机体反射性调节，减少脑血容量；同时又可以升高血浆渗透压，形成血—脑脊液间的渗透压差，减轻脑水肿；甘露醇起效快，静脉注射后 20 分钟内起作用，2～3 小时降压作用达到高峰，持续 4～6 小时。《诸福棠实用儿科学（第 8 版）》推荐：静脉注射，给药剂量为 0.5～1.0 g/kg，4～6 小时 1 次，脑疝时，每次给药剂量为 2.0 g/kg，肾功能不全不宜使用。

（2）10% 甘油果糖：甘油果糖为高渗性脱水剂，经静脉输液后能使血浆渗透压升高，与脑组织液形成渗透压梯度起到高渗脱水的作用。《诸福棠实用儿科学（第 8 版）》推荐：每 100 mL 注射液含甘油 10 g、果糖 5 g、氯化钠 0.9 g。给药剂量为每次 5～10 mL/kg，静脉注射，每日 1～2 次。

（3）高渗盐水：通过增加血清钠水平和血浆渗透压，从脑组织、细胞和组织间隙中吸收水分，高渗盐水可刺激心房利钠肽释放，利尿和利钠。急性期推荐使用高渗性盐水（3% 高渗盐水）。《诸福棠实用儿科学（第 8 版）》推荐：给药剂量为 6.5～10 mL/kg，持续输入的有效剂量为 0.1～1.0 mL/（kg·h），应使用能维持颅内压<20 mmHg（低龄儿童应考虑<15 mmHg）的最低剂量。

（4）人血白蛋白：可提高血管内胶体渗透压及吸收组织间液，有增加循环血容量和维持血管内胶体渗透压的作用。适合用于脑水肿伴有低蛋白血症的患儿。常用 20% 白蛋白。《诸福棠实用儿科学（第 8 版）》推荐：静脉注射，给药剂量为 0.4 g/kg，每日 1～2 次。

2. 利尿药 呋塞米利尿作用强效迅速。其作用于髓袢上升支，可抑制钠氯重吸收，促进钠钾交换，故排钠、排钾、排氯，同时亦可抑制近端小管和远端小管钠氯重吸收，促进远端小管分泌钾，此外，能扩张肺容量静脉，降低肺毛细血管的通透性，减少回心血量，降低左室舒张末期压力。通过利尿，使全身脱水，达到间接使脑组织脱水的目的；同时有减轻心脏负荷，抑制脑脊液生成的作用。《诸福棠实用儿科学（第 8 版）》推荐：呋塞米静脉注射，给药剂量为 0.5～1.0 mg/kg，（用 20 ml 的液体稀释）15～25 分钟后开始利尿，2 小时后作用最强，持续 6～8 小时。

3. 肾上腺皮质激素 地塞米松对肿瘤伴脑水肿有效。《诸福棠实用儿科学（第 8 版）》推荐：地塞米松给药剂量为 0.4～1 mg/（kg·d），分 4 次用药，青少年 4 mg，每 6 小时给药 1 次。但对代谢性、外伤后或炎症性脑水肿的作用存在较大争议。

4. 强心苷类药物 可抑制脑室脉络丛细胞 Na-K-ATP 系统，从而减少脑脊液的生成。对小儿急性颅内高压综合征合并毒血症及心功能不全者，在应用高渗脱水剂的同时，应加用强心苷类药物。使用时按洋地黄化量给药，并继续用维持量。

急性颅内压增高症治疗思维导图

六、药学监护

(一)疗效评估

观察患儿临床情况,监测其血压、心率、呼吸、脉搏、血气分析、电解质、肝肾功能、颅内压等变化情况,根据监测结果适时调整药物。

(二)不良反应监护

1.甘露醇 最常见的不良反应是水电解质紊乱、头晕、视物模糊,其外渗可引起组织水肿和皮肤坏死。

2.10%甘油果糖 不良反应较少,偶有皮疹、瘙痒、恶心、口干、头痛和溶血现象。

3.人血白蛋白 常见不良反应为头痛、头晕、呼吸困难、喉头水肿、心力衰竭、高血压、心律失常、溶血反应、超敏反应等。

4.利尿药 不良反应主要由水、电解质紊乱引起,特别是大剂量或长期使用时,出现口干、肌肉酸痛、乏力、低钾血症、低钠血症、低钙血症、低氯血症、代谢性碱中毒、直立性低血压以及休克等症状。大剂量快速静脉注射时(4~15 mg/min)还可暂时性出现耳鸣、听力障碍。

5.糖皮质激素 地塞米松常见不良反应有水钠潴留、低血钾、缺血性骨坏死、骨质疏松、恶心、呕吐、腹胀、消化性溃疡、溃疡性食管炎、胰腺炎、青光眼、早产儿视网膜病变、儿童生长抑制、继发性肾上腺皮质功能减退、感染加重或继发感染等。

(三)注意事项

1.甘露醇 甘露醇易结晶,使用时应注意其是否结晶,如结晶,可置热水中或用力振荡待结晶完全溶解后再使用,且使用有过滤器的输液器。

2.10%甘油果糖 用药时须注意食盐摄入量。怀疑有急性硬膜下、硬膜外血肿时,应先处理出血源并确认不再有出血后方可应用。长期使用要注意防止水、电解质紊乱。

3.人血白蛋白 使用时应注意避免剂量过大或滴速过快,防止脱水、循环负荷增加、充血性心力衰竭以及肺水肿等发生。此外,使用前应注意,若药液呈现混浊、沉淀、异物或瓶子有裂纹、瓶盖松动、过期失效则不可使用。药瓶开启后应一次输注完毕,不得分次或给第二人输用。

4.利尿药

(1)新生儿使用利尿药时用药间隔时间应延长。

(2)呋塞米使用期间注意补钾。

5.糖皮质激素 可抑制机体免疫反应,诱发或加重感染,如需使用抗菌药物时,应先使用抗菌药物,再使用糖皮质激素,以免掩盖症状,延误治疗,同时监测原有感染的治疗疗效,预防出现新的感染。此外,要注意补钾补钙、限制钠盐摄入。

七、禁忌证

1.甘露醇 禁用于急性肾小管坏死无尿、严重失水、急性肺水肿、颅内有活动性出血患儿。

2. 甘油果糖　禁用于对果糖不耐受者，无尿、严重脱水、高钠血症者。

3. 人血白蛋白　禁用于严重贫血、肾功能不全以及心力衰竭者。

4. 呋塞米　严重肝肾功能损伤、胰腺炎、低钾血症以及无尿患儿慎用。

5. 地塞米松　有过敏史、真菌和病毒感染者禁用。此外，有糖尿病、高血压、精神病史、癫痫、胃十二指肠溃疡、青光眼等疾病患儿不宜使用糖皮质激素。

（王朋龙）

第二章

营养性疾病及其药物治疗

第一节　蛋白质-能量营养不良

蛋白质-能量营养不良(protein-energy malnutrition，PEM)是由于膳食中蛋白质和能量摄入不足、吸收不良或消耗增加导致的机体生长发育和功能障碍。常见于 3 岁以下婴幼儿。

一、病因

PEM 可分为原发性和继发性两种，原发性 PEM 是机体生长发育所需的蛋白质和能量摄入量长期不足所致；继发性 PEM 则多继发于一些慢性消耗性疾病而影响机体生长发育。

二、临床表现

患者早期表现为活动减少，精神差，体重生长速度停滞。随之出现体重下降，消瘦，皮下脂肪消耗。随着皮下脂肪的减少会出现皮肤干燥、苍白、缺乏弹性症状，肌张力也逐渐降低，且肌肉萎缩。重度 PEM 患者精神萎靡、体温偏低、无食欲，便秘和腹泻交替，甚至重要脏器功能受损。

三、辅助检查

1. 血浆蛋白浓度降低　为特征性改变。血浆总蛋白和白蛋白半衰期较长，不能及时反映机体的营养状况，不能作为早期识别营养不良的指标。但转铁蛋白、前白蛋白、视黄醇结合蛋白等可以及时、灵敏地反映机体营养状况的变化。

2. 血浆胰岛素生长因子 1(IGF-1) 降低　为早期诊断的灵敏可靠指标，其在介导生长激素促进生长发育中有重要作用。

3. 血浆必需氨基酸与非必需氨基酸的比值下降　为早期诊断指标。可出现氨基酸尿，血浆牛磺酸含量明显降低。

4. 多种血清酶活性降低　如淀粉酶、胆碱酯酶、转氨酶、碱性磷酸酶、胰酶和黄嘌呤氧化酶等的活性降低，治疗后又可恢复正常。

5. 血糖水平降低　呈糖尿病型耐量曲线，血清胆固醇水平降低。

6. 微量元素含量降低 如血清铁、锌、硒、铜、镁等均低，血锌在重度营养不良时降低显著。

四、诊断

根据小儿年龄及喂养史、体重下降、皮下脂肪减少、全身各系统功能紊乱及其他营养素缺乏的临床症状和体征进行诊断。诊断营养不良的基本测量指标为身高（长）和体重。5 岁以下儿童营养不良的分型和分度如下。

1. 体重低下 体重低于同年龄、同性别参照人群值的均值减 2 SD 以下为体重低下。如低于同年龄、同性别参照人群值的均值减 2~3 SD 为中度；低于均值减 3 SD 为重度。该项指标主要反映慢性或急性营养不良。

2. 生长迟缓 身高（长）低于同年龄、同性别参照人群值的均值减 2 SD 为生长迟缓。如低于同年龄、同性别参照人群值的均值减 2~3 SD 为中度；低于均值减 3 SD 为重度。此指标主要反映慢性长期营养不良。

3. 消瘦 体重低于同性别、同身高（长）参照人群值的均值减 2 SD 为消瘦。如低于同性别、同身高（长）参照人群值的均值减 2~3 SD 为中度；低于均值减 3 SD 为重度。此项指标主要反映近期、急性营养不良。

临床常综合应用以上指标来判断患儿营养不良的类型和严重程度。以上三项判断营养不良的指标可以同时存在，也可仅符合其中一项。符合一项即可作出营养不良的诊断。

五、治疗参考

PEM 治疗主要包括加强营养支持，调节消化道功能，治疗原发性疾病、合并症及并发症。其中营养支持主要是补充蛋白质和能量，同时纠正维生素和矿物质的缺乏。

（一）去除病因

积极治疗原发疾病，如控制感染性疾病、消耗性疾病，纠正消化道畸形，改进喂养方式等。

（二）调整饮食

逐步调整饮食的量和内容，不可操之过急。①轻中度营养不良者每日摄入能量从 251~335 kJ（60~80 kcal）/kg、每日摄入蛋白质从 3 g/kg 开始，逐渐增至每日摄入能量 628 kJ（150 kcal）/kg、蛋白质 3.5~4.5 g/kg，体重接近正常后再恢复生理需要量；②重度营养不良者每日摄入能量从 167~251 kJ（40~60 kcal）/kg、每日摄入蛋白质从 1.5~2 g/kg、每日摄入脂肪从 1 g/kg 开始，并根据情况逐渐少量增加，一般每日摄入能量可达 628~711 kJ（150~170 kcal）/kg，蛋白质可达 3.0~4.5 g/kg。待体重接近正常后，再恢复到正常生理需要量。

此外，还应补充各种维生素和矿物质，可多摄入果蔬、全谷物和豆类，必要时服用补充剂。

（三）静脉营养

如患者不耐受肠道喂养或须禁食，可采用全静脉或部分静脉营养。

（四）并发症的治疗

积极治疗并发症，如脱水、酸中毒、电解质紊乱、休克、肾衰竭和自发性低血糖等。

（五）药物治疗

（1）补充 B 族维生素和消化酶，如胃蛋白酶、胰酶以助消化。

（2）蛋白质同化类固醇制剂如苯丙酸诺龙，可促进蛋白质合成、增进食欲。《儿科学（第 9 版）》推荐：给药剂量为每次肌内注射 10~25 mg。《诸福棠实用儿科学（第 8 版）》推荐：给药剂量为每次肌内注射 0.5~1.0 mg/kg，每周 1~2 次，连续 2~3 周。用药期间供给充足的能量和蛋白质。

（3）对进食极少或拒绝进食者可给予胰岛素注射，降低血糖，增加饥饿感以提高食欲。普通胰岛素 2~3 U/次，肌内注射，每日 1 次，注射前先口服 20~30 g 葡萄糖或静脉注射 25% 葡萄糖注射液 40~60 mL，以防发生低血糖，1~2 周为 1 个疗程。

（4）补充锌制剂可增加食欲，改善代谢。血锌降低者口服 1% 硫酸锌糖浆，从每日 0.5 mL/kg 开始逐渐增至每日 2 mL/kg。

（六）其他治疗

针灸推拿、捏脊、中医药治疗等也有一定的疗效。

PEM治疗思维导图

六、药学监护

（一）疗效评估

疗效和预后取决于营养不良的发生年龄、持续时间及严重程度，年龄越小，远期影响越大，尤其是认知能力和抽象思维能力可能有缺陷。

（二）不良反应

苯丙酸诺龙有轻微男性化作用，青春期前儿童使用后可能出现多毛、痤疮、声音变粗、阴蒂肥大、闭经或月经紊乱等症状，如有发现应立即停药。长期使用可引起黄疸、肝损害及水钠潴留。

硫酸锌主要不良反应为胃肠道刺激，可有恶心、呕吐、便秘等不适。

（三）注意事项

（1）服锌期间，每月应查 1 次血红蛋白，不能低于 11 g/dL，有条件者可查血清铁。

（2）儿童长期应用苯丙酸诺龙可促进骨骺愈合，严重影响个体生长，导致早熟，必须在医生指导下应用。

(四)用药教育

硫酸锌糖浆：宜餐后服用以减轻胃肠道刺激。不可与牛奶、铝盐、钙盐、碳酸盐、鞣酸等同时服用。该药还可降低青霉胺、四环素类药品的作用，不可同服。

七、禁忌证

1. 出现以下情况慎用或禁用肠外营养
(1)休克，严重水、电解质、酸碱失衡未纠治者，禁止以营养支持为目的进行补液；
(2)严重感染、严重出血倾向、出凝血指标异常者，慎用脂肪乳剂；
(3)血浆 TG>2.26 mmol/L(200 mg/dL)时，暂停使用脂肪乳剂，直至廓清；
(4)血浆胆红素>170 μmol/L(10 mg/dL)时，慎用脂肪乳剂；
(5)严重肝功能不全者，慎用脂肪乳剂与非肝病专用氨基酸；
(6)严重肾功能不全者，慎用脂肪乳剂与非肾病专用氨基酸。
2. 苯丙酸诺龙　前列腺癌、男子乳腺癌、高血压患者及妊娠期女性禁用。
3. 硫酸锌　消化性溃疡者禁用。

（孙莉）

第二节　小儿单纯性肥胖

儿童单纯型肥胖(obesity)是由于长期能量摄入超过人体的消耗，使体内脂肪过度积聚、体重超过参考值范围的一种营养障碍性疾病。

一、病因

能量摄入过多是肥胖的主要原因，其次是活动量过少，遗传因素等

二、临床表现

单纯型肥胖可发生于任何年龄，但最常见于婴儿期5~6岁和青春期，且男童多于女童。同时出现有氧能力损伤和心理上的压抑和损伤。

三、辅助检查

检测血压、糖耐量、血糖、腰围、高密度脂蛋白(HDL)、低密度脂蛋白(LDL)、甘油三酯、胆固醇等指标，不同程度的肥胖可能导致其中某些指标的异常，严重的肥胖儿童肝脏超声检查常有脂肪肝。

四、诊断

肥胖的定义为身体脂肪或脂肪组织过多。水下称重法为肥胖判定的金标准，此外还有

空气位移体积描记法、双能 X 线吸收测量法、CT 及 MRI 成像、生物电阻抗分析法、皮褶厚度测量法等。但这些方法操作复杂且费用高，不宜推广。儿童肥胖诊断标准有两种：一种是年龄的体质指数（BMI），另一种是用身高（长）的体重评价肥胖。

五、治疗参考

治疗儿童肥胖的首要目标是重塑能量摄入和消耗之间的平衡，使体重稳定而不至于增加过快；而长期目标是降低 BMI 以逆转和预防短期和远期并发症。

（一）饮食治疗

应剔除高脂肪、高能量和高血糖指数的食物，要做到能量平衡，保证合适的三大营养素比例。

（二）运动治疗

可通过运动达到增加儿童基础代谢率、减少机体脂肪含量的目的。

（三）心理治疗

鼓励患儿坚持饮食控制、运动锻炼，以及参加集体活动，建立健康的生活方式。

（四）药物治疗

一般不推荐儿童使用药物治疗肥胖。《中国儿童肥胖的评估、治疗和预防指南（2021）》建议，仅在强化生活方式改变的同时，才能使用由食品药品监督管理局批准且药品说明书规定儿童可以应用的药物治疗儿童肥胖症，并且仅能由使用抗肥胖药有经验的临床医生进行治疗。

治疗肥胖的药物主要包括四类：能量消耗促进剂、食欲抑制药、营养吸收抑制药以及胰岛素调节剂。其中，能量消耗促进剂如苯丙胺、二硝基酚、芬氟拉明、麻黄素以及食欲抑制药如西布曲明等，均因不良反应大而被禁用。

奥利司他为营养吸收抑制药，是目前美国 FDA 唯一被批准用于儿童的减肥药。奥利司他是局部作用的胃肠脂肪酶抑制药，可减少食物脂肪的吸收，从而减轻体重，国内说明书提示 18 岁以下儿童禁用。FDA 说明书提示 12 岁以下儿童患者使用奥利司他的安全性、有效性尚未确定。奥利司他的安全性和有效性已在 12~16 岁肥胖青年患者中进行了评估。用法用量为于含脂肪饮食餐中和餐后 1 小时内口服 120 mg，每日 3 次。

（五）手术治疗

目前应用最广泛的减肥术式是袖状胃切除术（sleeve gastrectomy，SG）和 Roux－en－Y 胃旁路术（Roux－en－Y gastric bypass，RYGB）。对于生长发育阶段的儿童、青少年，SG 手术的安全性高于 RYGB 术；术后减肥效果较好，但缺乏长期随访数据。

小儿单纯性肥胖治疗思维导图

六、药学监护

(一)疗效评估

减重目标与患儿年龄及超重/肥胖程度有关。

1. 对于超重或轻度肥胖的儿童及青少年　减重目标为维持当前体重。如果儿童正处于快速身高生长阶段，只减缓体重增加是更现实的目标。

2. 肥胖程度较高的儿童及青少年(BMI 处于第 99 百分位数)　根据儿童年龄和肥胖程度逐渐减轻体重较为安全适当。

(1)对于 2~11 岁伴合并症的肥胖儿童，每月减轻最多 0.45 kg 安全且有益，但可能难以实现。

(2)对于伴合并症的肥胖青少年，每周减轻最多 1 kg 比较安全，不过每月减轻 0.5~1 kg 更现实。

(二)不良反应

奥利司他主要引起胃肠道不良反应。常见不良反应包括油性斑点、排气、便急、脂肪/油性大便、大便增加、大便失禁等。此外，还会导致脂溶性维生素缺乏。

(三)注意事项

使用奥利司他应注意如下事项。

(1)原使用环孢素(只集中含聚氧乙烯蓖麻油等)的患者，服用奥利司他时环孢素血浆浓度降低，须加强血药浓度监测，调整用量。

(2)可降低左甲状腺素的血清浓度，须至少间隔 4 小时服用，或更换治疗方案。

(3)可降低胺碘酮、普罗帕酮和抗惊厥药物(苯妥英钠、硫喷妥钠)的血清浓度，用药时应严密监测。

(四)用药教育

(1)奥利司他可降低脂溶性维生素吸收，建议服用奥利司他者补充多种维生素。补充复合维生素应与服药时间错开 2 小时或睡前服。

(2)2 型糖尿病肥胖患者使用奥利司他后体重减轻，常伴有血糖控制改善，须调整降血糖药，避免低血糖发生。

(3)建议患者于含脂饮食餐中或餐后 1 小时内服用奥利司他。若未进餐或某餐食物不含脂肪时应该省略此次剂量。

七、禁忌证

(1)奥利司他国内说明书提示 18 岁以下儿童禁用。

(2)慢性吸收不良综合征、胆汁淤积症患者禁用奥利司他。

(3)器质性肥胖(如甲状腺机能减退)患者禁用奥利司他。

(4)器官移植者以及服用环孢霉素患者禁用奥利司他。奥利司他会干扰抗移植排斥反应的药物。

(5)未超重者禁用。

（孙莉）

第三节　维生素 D 缺乏性佝偻病

维生素 D 缺乏性佝偻病(rickets of vitamin D deficiency)是由于儿童体内维生素 D 不足引起钙、磷代谢失常，导致长骨干骺端和骨组织矿化不全，以致骨骼发生病变。

一、病因

其病因包括围生期危险因素、出生后危险因素以及药物(抗惊厥类药物、糖皮质激素等)因素，吸收不良、遗传性疾病以及体内 25 羟基维生素 D(25-OH-D)低但无维生素 D 缺乏的疾病。

二、临床表现

本病在临床上可分为 4 期：

1.初期(早期)　多见于 6 个月以内婴儿。

2.活动期(激期)　常见于 3 个月以上小儿。

3.恢复期　初期或活动期经晒太阳或维生素 D 治疗后症状消失，体征逐渐减轻、恢复。

4.后遗症期　经治疗或自然恢复，症状消失，骨骼改变不再进展，可留有不同程度的骨骼畸形，多见于 2 岁以后儿童。X 线及血生化检查正常。

三、辅助检查

1.血清钙、磷，碱性磷酸酶　佝偻病时血钙早期一过性降低，其他各期均正常，而血磷降低和碱性磷酸酶增加可以诊断。

2.骨骼 X 线

3.血清 25-OH-D

四、诊断

根据患儿病史、临床症状和体征、血生化改变以及骨骼 X 线检查，对维生素 D 缺乏性佝偻病进行诊断。早期诊断并给予及时治疗可以预防和避免骨骼畸形的发生，然而在初期仅有非特异性的神经精神症状，骨骼改变不明显。因此，须结合血生化和 X 线检查，对疾病的不同分期作出诊断。

五、治疗参考

治疗目的在于提高患者血清维生素 D 的水平，控制病情，防治其骨骼畸形。

（一）一般疗法

加强护理，合理饮食，坚持经常晒太阳（6 个月以下婴儿避免直晒）。

（二）药物疗法

补充维生素 D 制剂，维生素 D 可参与钙、磷代谢，促进其吸收，并对骨质形成有重要作用。

1. **给药方法**　在剂量上，可给予每日疗法或大剂量冲击疗法；在剂型上，可选用口服法或肌内注射法。具体推荐剂量见表 2-1。

（1）口服治疗：以口服治疗为主，口服法比肌内注射法可更快提高 25-OH-D 水平。维生素 D 最小治疗剂量为 2000 IU/d，同时需要补钙，疗程至少 3 个月。

（2）肌内注射：口服困难或有腹泻等影响吸收时，可肌内注射维生素 D 制剂 15 万~30 万 IU 1 次，并停用其他维生素 D 制剂 1 个月，用药 1 个月后随访。肌内注射用药一般只使用 1 次，如症状、体征均无改善时应考虑其他疾病引起的佝偻病。肌内注射给药不宜用于新生儿。任何一种疗法之后都需要持续补充预防剂量的维生素 D。

2. **给药形式**　对于日常治疗，维生素 D_2 和维生素 D_3 同样有效，两种形式的维生素 D 可交替使用，尤其是在每日给药的情况下。对于单次大剂量给药选择维生素 D_3 更佳，因为维生素 D_3 的半衰期更长，其产生的维生素 D 储备量是维生素 D_2 的 2~3 倍。

表 2-1　维生素 D 缺乏性佝偻病的维生素 D 治疗量（IU）

月龄/月	每日剂量/（90 d）	单次剂量	每日维持剂量
<3	2000	不宜采用	400
3~12	2000	5 万	400
12~144	3000~6000	15 万	600
≥144	6000	30 万	600

注：治疗 3 个月后，评估治疗反应，确定是否需要进一步治疗；确保钙最低摄入量为 500 mg/d。

（三）其他治疗

1. **钙剂补充**　维生素 D 治疗时应通过膳食或补充剂给予 500 mg/d 的口服元素钙以预防低钙血症。对于有症状（惊厥、手足抽搐）的低钙血症患儿，可能需要 1 次或多次静脉给予葡萄糖酸钙。

2. **微量营养素补充**　维生素 D 缺乏性佝偻病多伴有锌、铁降低，适量补充微量元素，利于骨骼健康成长，也是防治维生素 D 缺乏性佝偻病的重要措施。

3. **外科手术**　严重的骨骼畸形可采取外科手术矫正畸形。

维生素D缺乏性佝偻病
治疗思维导图

六、药学监护

(一)疗效评估

治疗 4 周后测定血清钙、磷及碱性磷酸酶浓度和尿钙/肌酐比值,之后每月复查 1 次,直到剂量下调至每日维持剂量。一般在治疗 3 个月时下调剂量,此时可以进行放射学检查来确定佝偻病是否治愈。对于较年长的患儿,尿钙排泄水平恢复正常也可帮助判断钙和维生素 D 是否补足,如果治疗 3 个月后患儿的尿钙排泄水平仍较低,则建议以相同方案再治疗 3 个月。

(二)不良反应

维生素 D 长期或过量服用可出现中毒,表现为骨关节疼痛、肿胀、皮肤瘙痒、发热、头痛、呕吐等。

(三)注意事项

维生素 D 与巴比妥类或苯妥英钠合用可加速维生素 D 代谢;与考来烯胺合用可减少维生素 D 吸收;使用洋地黄类药物患者应慎用维生素 D;大剂量钙剂或利尿药与维生素 D 同服,可发生高钙血症;大量含磷药物与维生素 D 合用可发生高磷血症。

(四)用药教育

(1)佝偻病治疗过程中应服用纯维生素 D 制剂,而不是含维生素 A 的鱼肝油制剂,以防长期大量使用引起维生素 A 中毒。

(2)服用维生素 D 制剂应注意避免长期、大剂量使用,如需采取大剂量突击治疗,需监测血清 25-OH-D 水平。

(3)出现维生素 D 中毒时应停服维生素 D,如血钙过高应限制钙的摄入。可口服氢氧化铝或依地酸二钠减少肠钙吸收,口服泼尼松可抑制肠道对钙的吸收,也可使用降钙素。还需注意保持水、电解质的平衡。

七、禁忌证

维生素 D 禁用于维生素 D 增多症、高钙血症、高磷血症伴肾性佝偻病患者。

(孙莉)

第四节　维生素 D 缺乏性手足搐搦症

维生素 D 缺乏性手足搐搦症(tetany of vitamin D deficiency)又称佝偻病性低钙惊厥或婴儿手足搐搦症,是由于维生素 D 缺乏、血钙降低而引起的神经肌肉兴奋性增强的一种疾病。表现为全身惊厥、手足肌肉抽搐或喉痉挛等症状，2 岁以下婴幼儿，尤其是 6 个月以内的婴儿较多发。

一、病因

体内维生素 D 缺乏是本病的主要原因，引起维生素 D 缺乏的原因见第二章第三节。

二、临床表现

临床表现主要为惊厥、喉痉挛和手足搐搦，并有程度不等的活动期佝偻病的表现。

三、辅助检查

血清钙低于 1.8 mmol/L（7.5 mg/dL）或离子钙低于 1.0 mmol/L（4 mg/dL）；尿钙定性检查多呈阴性；血清碱性磷酸酶增高；血磷低或正常，部分也可高于正常（佝偻病血磷普遍偏低）。

四、诊断

婴儿出现无热惊厥、抽搐后神志清楚，无神经系统阳性体征者，或较大幼儿及儿童出现手足搐搦者应首先考虑本病。如有维生素 D 缺乏史，或存在佝偻病症状及体征者均有助于诊断。血清钙低于 1.8 mmol/L（7.5 mg/dL）或离子钙低于 1.0 mmol/L（4 mg/dL）则可确诊。静脉注射钙剂有效可作为诊断性试验治疗。须与具有惊厥、手足搐搦以及喉痉挛这三大类似症状的疾病进行鉴别，如低镁血症、婴儿痉挛症、原发性甲状旁腺功能减退、低血糖、急性喉炎、中枢神经系统感染等。

五、治疗参考

首先应控制惊厥、解除喉痉挛；其次是补充钙质，使血钙迅速上升；最后给予维生素 D，使钙、磷代谢恢复正常。

（一）急救处理

惊厥期患者应立即吸氧，喉痉挛者应将舌头拉出口外，做人工呼吸或加压给氧，必要时行气管插管术。可用地西泮、苯巴比妥，或 10%水合氯醛保留灌肠用于镇静、止痉，具体剂量推荐如下。

1.地西泮 《诸福棠实用儿科学（第 8 版）》推荐：肌内注射或静脉注射，给药剂量为每次 0.3~0.4 mg/kg，单剂最大剂量不超过 10 mg，必要时 10 分钟后重复 1 次。《儿科学（第 9 版）》推荐：肌内注射或缓慢静脉注射，给药剂量为每次 0.1~0.3 mg/kg。

2.苯巴比妥钠 《诸福棠实用儿科学（第 8 版）》推荐：立即肌内注射或静脉注射，初始量 1 次 15~20 mg/kg，以后每次 2.5~5 mg/kg，每日 1~2 次。

3.10%水合氯醛保留灌肠 每次 40~50 mg/kg，总量不超过 10 mL。

（二）钙剂治疗

为迅速提升血钙，应尽快给予 10%葡萄糖酸钙注射液 5~10 mL 加 10%葡萄糖注射液

10~20 mL 静脉滴注，或缓慢静脉注射（10 分钟以上），最好同时进行心电监测；重症者每日可重复 2~3 次，直到惊厥停止后改为口服钙剂。口服钙剂可选 10%氯化钙注射液，每次 5~10 mL，一日 3 次，服用时用糖水稀释 3~5 倍，以免刺激胃黏膜。但氯化钙不宜久服，以防高氯血症，一般 3~5 天后改为葡萄糖酸钙、乳酸钙、碳酸钙等，服钙时以钙元素的量计算。

（三）维生素 D 治疗

症状控制后，同时给予维生素 D 治疗，用法同维生素 D 缺乏性佝偻病。

维生素D缺乏性手足搐搦症
治疗思维导图

六、药学监护

（一）疗效评估

经过及时处理，患儿一般会恢复正常，预后良好。通过监测患者临床症状的改善及总血钙和离子钙水平进行疗效评估。

（二）不良反应

1. 地西泮　可致嗜睡、轻微头痛、乏力等，偶见低血压、呼吸抑制、视物模糊、皮疹、精神错乱、白细胞减少；长期应用可产生耐受性与依赖性。

2. 苯巴比妥　用药后可出现头晕、困倦等后遗效应，久用可产生耐受性及依赖性，多次联用应警惕蓄积中毒；少数患者可出现皮疹、药热、剥脱性皮炎等。

3. 维生素 D　长期或过量服用可出现中毒，表现为骨关节疼痛、肿胀、皮肤瘙痒、发热、头痛、呕吐等。

（三）注意事项

1. 钙剂　静脉注射钙剂时速度不能过快，因可致暂时性血钙太高而引起心传导阻滞，发生意外危险；另外钙剂亦勿皮下注射或肌内注射，以防硬肿及腐烂、坏死等反应。

2. 苯巴比妥　苯巴比妥是肝药酶诱导剂，不但可加速自身代谢，还可加速其他药物的代谢，如短效巴比妥类、双香豆素、皮质激素类、性激素、口服避孕药、维生素 K、西咪替丁、多西环素、β 受体拮抗药、苯妥英钠、强心苷、氯霉素等，与上述药物合用，可减少这些药物的作用强度，缩短作用时间。此外，在停用苯巴比妥时应及时调整上述用药，以防中毒。

3. 氯化钙　若婴幼儿同时发生腹泻或各种热病（如上呼吸道传染病），或大年龄患儿伴有肾脏疾患，在应用氯化钙时易致酸中毒，须谨慎。

4. 维生素 D　使用注意事项见第二章第三节相关内容。

（四）用药教育

服用维生素 D 应按医嘱服用，剂量不宜过大，否则可能会发生维生素 D 中毒，对人体肾脏、心血管等重要器官组织造成严重损害。

七、禁忌证

1. 苯巴比妥　有严重肺功能不全、明显肝功能损害、支气管哮喘、颅脑损伤所致的呼吸抑制、过敏、未控制的糖尿病及有卟啉病等患者禁用。

2. 地西泮　已知对地西泮过敏的患者；6 个月以下的婴儿；重症肌无力、严重呼吸功能不全、严重肝功能不全和睡眠呼吸暂停综合征患者禁用；可用于正在接受适当治疗的开角型青光眼患者，但急性闭角型青光眼者禁用。

3. 维生素 D　禁用于维生素 D 增多症、高钙血症、高磷血症伴肾性佝偻病患者。

（孙莉）

第三章

新生儿疾病及其药物治疗

第一节　新生儿窒息与复苏

新生儿窒息（asphyxia）是指由于产前、产时或产后的各种因素不能让新生儿正常地建立呼吸，导致新生儿低氧血症、高碳酸血症及全身多脏器损伤，引起新生儿死亡或伤残。

一、病因

目前可能的因素有母体因素；胎盘因素；胎儿因素；脐带因素；分娩因素等。

二、临床表现

包括胎儿宫内窘迫，Apgar 评分评估见表 3-1。

表 3-1　Apgar 评分的辅助评分表

体征	评分标准				
	0 分	1 分	2 分	1 分钟	5 分钟
肤色	青紫或苍白	四肢青紫	全身红润		
心率	无	<100 次/min	>100 次/min		
呼吸	无	微弱，不规则	良好，哭		
肌张力	松软	有些弯曲	动作灵活		
对刺激反应	无反应	皱眉，有些动作	哭声响，反应灵敏		

三、辅助检查

1.血气分析　可测定婴儿脐动脉血气或出生后 1 小时内动脉血气。主要表现为低氧血症、高碳酸血症、代谢性酸中毒。早期 $PaO_2 < 6.5$ kPa（50 mmHg），$PaCO_2 > 8$ kPa（60 mmHg），pH<7.20，BE<-5.0 mmol/L。

2.血清电解质　窒息患儿可发生电解质和血糖紊乱，特别是血钙和血糖。

3.肝肾功能

4.心肌酶和心电图　窒息可导致患儿急性心肌损伤,可检测心肌酶及其同工酶、肌钙蛋白。心电图 P-R 间期延长,QRS 波增宽,波幅降低,T 波升高,ST 段下降。

5.胸部 X 线　X 线图像可表现为边缘不清、大小不等的斑状阴影,灶性肺气肿,类似肺炎改变及胸腔积液等。

6.头颅影像学检查　B 超或 CT/MRI 能发现颅内出血的部位和范围及是否存在缺血缺氧性脑病(HIE)。

四、诊断

2016 年中华医学会围产医学分会新生儿复苏学组组织相关专家讨论,提出关于结合 Apgar 评分及脐动脉血气 pH 诊断新生儿窒息的具体方案。

新生儿出生后做 Apgar 评分,有条件的医院在胎儿出生后应即刻做脐动脉血气分析,Apgar 评分要结合血气分析结果作出窒息的诊断。

(1)轻度窒息:Apgar 评分 1 分钟得分 ≤7 分,或 5 分钟得分 ≤7 分,伴脐动脉血 pH<7.2。

(2)重度窒息:Apgar 评分 1 分钟得分 ≤3 分或 5 分钟得分 ≤5 分,伴脐动脉血 pH<7.0。

未取得脐动脉血气分析结果的,Apgar 评分异常,可称之为低 Apgar 评分。考虑到目前国际、国内的疾病诊断编码的现状,对于低 Apgar 评分的病例,Apgar 评分<3 分列入严重新生儿窒息(severe,ICD-9 code 768.5/ICD-10 code 21.0);Apgar 评分<7 分列入轻或中度新生儿窒息(mild or moderate,ICD-9 code 768.6/ICD-10 code 21.1)。

五、治疗参考

新生儿复苏很少需要用药,肾上腺素主要通过激动 α、β 受体,增强心肌收缩力,加快心率,收缩血管,松弛胃肠道及支气管平滑肌。用于支气管哮喘、过敏性休克及心脏停搏复苏等。

1.剂量　静脉给药 0.1~0.3 mL/kg 的 1:10000 溶液;气管注入 0.5~1 mL/kg 的 1:10000 溶液,必要时 3~5 分钟重复给药 1 次。

2.用药方法　首选脐静脉注入,有条件的医院可经脐静脉导管给药。如脐静脉插管操作过程尚未完成时,可首先气管内注入肾上腺素 1:10000,一次 0.5~1 mL/kg,若需重复给药则应选择静脉途径;无条件开展脐静脉置管的单位,根据指征仍可采用气管内注入。

新生儿窒息与复苏治疗思维导图

六、药学监护

1.疗效评估　观察患儿的临床情况,复苏后立即进行动脉血气分析,估计窒息程度;监测患儿体温、呼吸、心率、血压、尿量等生命体征;检查窒息引起的多器官损伤恢复情况。

2.不良反应监护　不良反应为眩晕、呕吐、面色苍白、寒战、头痛、心率异常增快及心悸；可发生心律不齐，严重者可致心室颤动；大剂量或静脉注射肾上腺素后可致血压剧升；用药局部可有水肿、充血、炎症。

3. 注意事项　对使用肾上腺素治疗的婴幼儿采取以下方法行药学监护。

（1）给予首剂肾上腺素后，若心率仍<60次/min，可以每隔3~5分钟重复给予肾上腺素。目前尚不确定肾上腺素的最佳给药剂量。一些资料显示更大剂量并非更有效，反而可能导致心脑损伤。但也有研究报道称大部分患者需要多次静脉给予肾上腺素，包括自主循环恢复前给予0.05 mg/kg的较大初始剂量。须注意，用量过大或皮下注射时误入血管后，可引起血压突然上升。

（2）静脉给予肾上腺素比气管内给药更有效。然而，在建立静脉通路时也可采用气管内途径给药，但尚未评估这一做法的安全性和有效性。气管内给予肾上腺素的剂量应为0.05~0.1 mg/kg。气管内给药后，血管通路建立完成后可经静脉再给予一剂肾上腺素。

（3）若肾上腺素给药后无效，医生应重新评估之前的复苏步骤，确保已正确实施。

4. 用药教育

（1）关注与使用肾上腺素相关的常见不良反应，包括心跳加快、心悸、出汗、恶心和呕吐、呼吸困难、面色苍白，无力或颤抖、头痛、恐惧、紧张或焦虑等。上述症状或体征通常会迅速消失，尤其是在休息、安静状态或卧位时。

（2）若出现感染症状和体征，如肾上腺素注射部位持续发红、发热、肿胀或压痛，应及时处理。

七、禁忌证

（1）禁用于对肾上腺素或其成分之一有超敏反应者。虽然缺乏加压素用作儿童心搏骤停中初始药物的证据，但对于心搏骤停患者，它可能是肾上腺素的替代选择。对心动过缓伴血流动力学紊乱的儿童可给予阿托品，并在必要时可行经胸起搏或经静脉起搏。

（2）闭角型青光眼患儿应慎用。临床医生应当对心搏骤停的患儿权衡闭角型青光眼恶化的害处与应用肾上腺素带来的益处。对于心动过缓伴心脏受损的患儿，可尝试使用阿托品，并在必要时尝试经胸或经静脉起搏，而不是给予肾上腺素。

（陈思阳）

第二节　新生儿缺氧缺血性脑病

新生儿缺氧缺血性脑病（hypoxic-ischemic encephalopathy，HIE）是指围生期窒息引起新生儿部分或完全缺氧、脑血流减少或暂停而导致胎儿或新生儿脑损伤。

一、病因

缺氧是HIE发病的核心病因，其中围生期窒息是最主要的病因。此外，出生后肺部疾患、心脏病变及大量失血或重度贫血等严重影响机体氧合状态的新生儿疾病也可引起 HIE。

二、临床表现

根据新生儿的意识、肌张力、原始反射改变、有无惊厥、病程及预后等将 HIE 分为轻、中、重三度(表 3-2)。

表 3-2 HIE 临床分度

临床表现		轻度	中度	重度
意识		激惹	嗜睡	昏迷
肌张力		正常	减低	松软
原始反射	拥抱反射	活跃	减弱	消失
	吸吮反射	正常	减弱	消失
惊厥		可有肌阵挛	常有	有,可呈持续状态
中枢性呼吸衰竭		无	有	明显
瞳孔改变		扩大	缩小	不等大,对光反射迟钝
脑电图		正常	低电压,可有癫痫样放电	爆发抑制,等电位
病程及预后		症状在 72 小时内消失,预后好	病程在 14 天内消失,可能有后遗症	数天至数周死亡,症状可持续数周,病死率高,存活者多有后遗症

三、辅助检查

1. 血气分析 新生儿出生时应取脐动脉血行血气分析,pH 减低可反映胎儿宫内缺氧和酸中毒程度;BE 和 $PaCO_2$ 有助于识别酸中毒性质。

2. 脑影像学

(1)B 超:有助于了解脑水肿、基底核和丘脑、脑室内及其周围出血、白质软化等病变,可在 HIE 病程早期(72 小时内)进行,并动态监测。

(2)CT:有助于了解颅内出血的范围和类型,最适检查时间为出生后 4~7 天;但不能进行床边检查,且辐射量较大。

(3)MRI:无放射线损伤,为判断足月儿和早产儿脑损伤的类型、范围、严重程度及评估预后提供了重要的影像学信息。应尽可能早期(生后 48 小时内)进行。弥散加权磁共振成像(DWI)对早期缺血脑组织的诊断更敏感,在出生后第一天即可显示病变性质。

3. 脑电生理 ①脑电图:HIE 表现为脑电活动延迟(落后于实际胎龄)、异常放电,背景活动异常(以低电压和爆发抑制为主)等。应在出生后 1 周内检查,可客观反映脑损害的严重程度、判断预后以及有助于惊厥的诊断。②振幅整合脑电图(aEEG):评估 HIE 程度及预测预后。

四、诊断

目前国内新生儿 HIE 诊断标准如下。

(1)有明确的可导致胎儿宫内窘迫的异常产科病史,以及严重的胎儿宫内窘迫表现[胎心率<100 次/min,持续 5 分钟以上和(或)羊水Ⅲ度污染],或者在分娩过程中有明显窒息史。

(2)胎儿出生时有重度窒息,指 Apgar 评分 1 分钟的得分≤3 分,并延续至 5 分钟时仍≤5 分和出生时脐动脉血气 pH≤7.00。

(3)胎儿出生后不久出现神经系统症状,并持续至 24 小时以上,如意识改变(过度兴奋、嗜睡、昏迷)、肌张力改变(增高或减弱)、原始反射异常(吸吮、拥抱反射减弱或消失),病重时可有惊厥、脑干症状(呼吸节律改变、瞳孔改变、对光反射迟钝或消失)和前囟张力增高。

(4)排除电解质紊乱、颅内出血和产伤等原因引起的抽搐,以及宫内感染、遗传代谢性疾病和其他先天性疾病所引起的脑损伤。同时具备以上 4 条者可确诊,第 4 条暂时不能确定者可作为拟诊病例。目前尚无早产儿 HIE 诊断标准。

五、治疗参考

1. 支持疗法

(1)维持良好的通气功能是支持疗法的中心,保持 $PaO_2>60\sim80$ mmHg、$PaCO_2$ 和 pH 在正常范围;根据血气结果给予不同方式的氧疗。

(2)维持脑和全身良好的血流灌注是支持疗法的关键措施,避免脑灌注过低、过高或波动。低血压可用多巴胺、多巴酚丁胺等血管活性药物使血压维持在正常范围,以保证充足、稳定的脑灌注。

(3)维持血糖在正常范围。

2. 控制惊厥　控制惊厥有助于降低脑细胞代谢。首选苯巴比妥,肝功能不良者改用苯妥英钠,剂量同苯巴比妥。《诸福棠实用儿科(第 8 版)》提出,苯巴比妥是治疗新生儿 HIE 惊厥首选药物,但治疗时间存在争议。并不建议苯巴比妥作为 HIE 惊厥发作的预防用药。

3. 治疗脑水肿　避免输液过量是预防和治疗脑水肿的基础,每日液体总量为 60~80 mL/kg。颅内压增高时,首选利尿药呋塞米,给药剂量为每次 0.5~1 mg/kg,静脉注射;严重者可用 20%甘露醇,给药剂量为每次 0.25~0.5 g/kg,静脉注射,每 6~12 小时 1 次,连用 3~5 天。一般不主张使用糖皮质激素。

4. 亚低温治疗　是指用人工诱导方法将体温下降 2~5℃,以降低能量消耗,减少细胞外谷氨酸、氧化反应而达到保护脑细胞作用。目前国内外唯一证实的,具有安全性、有效性的治疗新生儿 HIE 措施,可降低严重 HIE 的伤残率和病死率。

5. 新生儿期后治疗　患儿病情稳定后尽早行智力和体能的康复训练,有利于促进脑功能恢复,减少后遗症。

新生儿缺氧缺血性脑病
治疗思维导图

六、药学监护

1. 甘露醇　常见不良反应为水、电解质紊乱，个别患儿可出现过敏反应，注射过快，可致一过性头痛、视物模糊、眩晕、心悸、畏寒等。甘露醇外渗可致组织水肿、皮肤坏死，大剂量快速静脉滴注甘露醇可致渗透性肾病，用药时应密切监测患者血压、肾功能、液体出入量、血电解质(尤其是血钠和血钾)及血和尿的渗透压等指标。

2. 呋塞米　具有耳肾毒性，用药期间注意监测患者电解质、尿量、肝肾功能、听力等。

3. 苯巴比妥　最常见不良反应是小儿易兴奋不安，活动多，如出现皮疹高热等应立即停药，严重肝肾功能不全者，禁止静脉注射。

4. 苯妥英钠　小儿可引起齿龈肥厚、出血，面容粗糙，毛发增生。偶见颈部或腋窝淋巴结肿大(IgA 减少)，应停药。

5. 咪达唑仑　有对新生儿给予咪达唑仑后低血压发作和癫痫发作的报告，可出现严重的心肺不良事件，用药期间应检测患儿血压、心电图等，因为该制剂含有苯甲醇，故注射剂禁止用于早产儿。急性闭角型青光眼患者禁止使用苯二氮䓬类药物。

6. 水合氯醛　大剂量使用能抑制心肌收缩力，缩短心肌不应期，并抑制延髓的呼吸及血管运动中枢。对肝、肾有损害作用，肝、肾、心脏功能严重障碍者禁用。间歇性血卟啉病患者禁用。直肠炎和结肠炎的患儿不宜灌肠给药。用药期间应检测患者肝肾功能、尿量、心电图等。

(赵云蕾)

第三节　新生儿颅内出血

新生儿颅内出血(intracranial hemorrhage of the newborn)是新生儿，尤其早产儿常见疾病，也是严重脑损伤的常见形式。其病死率高，严重者常留有神经系统后遗症。

一、病因

主要为早产、缺血缺氧、损伤性原因等。

二、临床表现

常见的症状与体征：神志改变，呼吸改变，颅内压力改变，眼征改变，瞳孔改变，肌张力改变。

三、诊断

头颅 B 超是脑室周围-脑室内出血(PVH-IVH)的特异性诊断手段。蛛网膜下隙、后颅窝和硬膜外等部位出血 B 超不易发现，须行 CT、MRI 检查；MRI 是确诊各种颅内出血、评估预后的最敏感检测手段。少数病例需与其他中枢神经系统疾病鉴别时，可行脑脊液检查。

四、治疗参考

1. 支持疗法　保持患儿安静，尽可能避免搬动、刺激性操作，维持正常、稳定的 PaO_2、$PaCO_2$、pH、渗透压、灌注压和血压，防止病情进一步加重。保持头在中线位置有利于颈静脉血流畅通，预防颈静脉充血导致的颅内出血。

2. 止血　可选择使用维生素 K_1、凝血酶等止血药，酌情使用新鲜冰冻血浆。

3. 控制惊厥　见第三章第三节控制惊厥相关内容。

4. 降低颅内压　有颅内压力增高症状者用呋塞米。

5. 脑积水　乙酰唑胺可减少脑脊液的产生，疗程不超过 2 周。Ⅲ级以上 PVH-IVH 梗阻性脑积水、侧脑室进行性增大者，可于病情稳定后(出生后 2 周左右)行脑室外引流。常用的方法有顶骨帽状腱膜下埋置储液器或脑室—腹腔分流术，以缓解脑室内压力。

新生儿颅内出血治疗思维导图

五、药学监护

甘露醇、呋塞米、苯巴比妥、苯妥英钠、咪达唑仑、水合氯醛药学监护见第三章第三节相关内容。

乙酰唑胺常见嗜睡、多尿、血尿、肝功能不全、皮疹等不良反应，用药期间应检测患者肝肾功能、尿量等。禁用于钠和(或)钾的血清水平降低、明显的肾脏和肝脏疾病或功能障碍、肾上腺功能衰竭和高氯性酸中毒。由于存在发展为肝性脑病的风险，肝硬化患者禁忌使用乙酰唑胺。慢性非充血性闭角型青光眼患者忌长期服用，因乙酰唑胺可能使角发生器质性闭合，而恶化的青光眼被降低的眼压掩盖。

(赵云蕾)

第四节　新生儿呼吸窘迫综合征

新生儿呼吸窘迫综合征(neonatal respiratory distress syndrome，NRDS)主要为肺表面活性物质(pulmonary surfactant，PS)缺乏所致，多见于早产儿和择期剖宫产新生儿，生后不久出现呼吸困难、青紫和呼吸衰竭。

一、病因

PS 缺乏是本病发生的根本原因，另外早产儿、糖尿病母亲婴儿(infant of diabetic mother，IDM)以及择期剖宫产儿也是常见病因。

二、临床表现

NRDS 典型症状表现多见于早产儿，出生后不久(1~2 小时，一般 6 小时内)出现呼吸急促(>60 次/min)、呻吟及吸气性三凹征，严重时表现为呼吸浅表、呼吸节律不整、呼吸暂停、青紫及四肢松弛。呼气呻吟为本病的特点；体格检查可见患儿胸廓扁平；因潮气量小听诊两肺闻及呼吸音减低，肺泡有渗出时可闻及细湿音。

三、辅助检查

(一)实验室检查

动脉血气分析是最常用的方法，pH 和 PaO_2 降低，$PaCO_2$ 增高，HCO_3^- 减少。

(二)X 线检查

X 线检查具有特征性表现，是目前确诊 NRDS 的最佳诊断手段：

(1)患者两肺呈普遍性的透过度降低，可见弥漫性均匀一致的细颗粒网状影，即毛玻璃样改变。

(2)在弥漫性不张肺泡的背景下，可见清晰充气的树枝状支气管影，即支气管充气征。

(3)双肺野均呈白色，肺肝界及肺心界均消失，即白肺。

四、诊断

1. 病史　早产儿、剖宫产新生儿、糖尿病母亲新生儿、围产期缺氧等病史。

2. 临床表现　生后有呼吸困难、急促及暂停、青紫，继而发生严重呼吸衰竭。

3. 肺部 X 线检查　双肺野透过度明显降低，有毛玻璃样改变，未见正常肺纹理，出现支气管充气征，重者两肺呈白肺。

4. 肺成熟度检查　产前取羊水，产后取患儿气道吸取物，检查 PS 主要成分。

五、治疗参考

PS 可明显降低 NRDS 病死率，目前已常规用于预防或治疗 NRDS。PS 一般包括天然、半合成及人工合成 3 种。

1. 固尔苏(猪肺磷脂注射液)　PS 有降低肺表面张力的特性，能维持肺泡稳定、避免肺泡在呼气末萎陷、维持整个通气循环有充分的气体交换。

(1)抢救治疗：固尔苏推荐剂量为一次 100~200 mg/kg(1.25~2.5 mL/kg)。如果婴儿还需要辅助通气和补充氧气，则可以每隔 12 小时再追加 100 mg/kg(最大总剂量为 300~400 mg/kg)。建议一经诊断为 NRDS，尽快开始治疗。

(2)预防：新生儿出生后(15 分钟内)尽早一次给药 100~200 mg/kg。第一次给药后6~12 小时可以再给 100 mg/kg，如果发生了 NRDS 需要机械通气，则须间隔 12 小时给药(最大总剂量：300~400 mg/kg)。

2. 吲哚美辛　为非限制性环氧化酶抑制药，对环氧化酶-1 和环氧化酶-2 均有抑制作用，能使 66%~98.5%的 PDA 关闭。静脉制剂为首选剂型。吲哚美辛剂量：出生不足 48 小时患儿，首次给药剂量为 0.2 mg/kg，然后每隔 12 小时给予 0.1 mg/kg，共 2 次；出生 48 小时且<7 日的患儿，每间隔 12 小时给予 0.2 mg/kg，共 3 次；出生 7 日后，首次给药剂量为 0.2 mg/kg，后 2 剂每次 0.25 mg/kg，共 3 次。《儿科学（第 9 版）》推荐：静脉制剂为首选剂型，常用剂量 0.2 mg/kg，间隔 12~24 小时，连用 3 剂。

3. 布洛芬　属非限制性环氧化酶抑制药，主要通过抑制花生四烯酸经环氧化酶-2 催化生成前列腺素途径，达到促进 PDA 关闭的作用。《诸福棠实用儿科学（第 8 版）》推荐：首次给药剂量为 10 mg/kg，第 2、3 剂为 5 mg/kg，间隔时间 24 小时，口服或静脉滴注。uptodate 推荐：可口服或静脉使用大剂量布洛芬，初始剂量为 15~20 mg/kg，之后隔 12~24 小时追加 7.5~10 mg/kg，共 2 次。若药物不能关闭动脉导管，并严重影响心肺功能时，应行手术结扎。并发持续肺动脉高压时，使用吸入一氧化氮（NO）治疗。

新生儿呼吸窘迫综合征治疗思维导图

六、药学监护

1. 疗效评估　观察患儿的临床情况，包括体温、呼吸、心率、血压、血糖和血气，液体和营养供给，有无发生肺内继发感染。

2. 不良反应监护　吲哚美辛常见不良反应为胃肠道出血穿孔、肾功能损害、低钠血症和脏器血流暂时性减少等，停药可恢复。服用布洛芬少数患者可出现恶心，呕吐、胃烧灼感或轻度消化不良，胃肠道溃疡及出血、转氨酶升高、头痛、头晕、耳鸣、视物模糊、精神紧张、嗜睡、下肢水肿或体重骤增。

3. 注意事项

（1）对使用猪肺磷脂注射液治疗的新生儿采取以下方法进行药学监护：① 一般会观察到动脉氧分压（PaO_2）或氧饱和度立即升高，因此建议密切观察患者血气；②建议连续监测经皮氧分压或氧饱和度以避免高氧血症。

（2）对使用吲哚美辛治疗的新生儿采取以下方法进行药学监护：吲哚美辛用药期间应监测患者血象及肝、肾功能及尿量，遇有视物模糊时应马上作眼科检查。

（3）对使用布洛芬治疗的新生儿采取以下方法进行药学监护：布洛芬用药期间需监测肾功能及尿量、血小板计数、高胆红素血症。

4. 用药教育

（1）固尔苏只能在医院内使用，由对早产儿的护理和复苏训练有素、经验丰富的医生使用。

（2）固尔苏开瓶即用，贮藏在 2~8℃ 的冰箱里。使用前将药瓶升温到 37℃。轻轻上下转动，勿振摇，使药液均匀。

七、禁忌证

环氧化酶抑制药禁用于有以下情况的患儿：

（1）未经治疗的确诊或疑似感染。

（2）有活动性出血，特别是活动性颅内出血或胃肠道出血。

（3）血小板减少和（或）凝血障碍。

（4）新生儿坏死性小肠结肠炎（necrotizing enterocolitis of newborn，NEC）或疑似 NEC。

（5）肾功能显著受损，即尿量<1 mL/（kg·h）或血清肌酐>1 mg/dL（88.4 μmol/L）。

（6）动脉导管依赖性（导管开放才能保证充分的肺循环或体循环血流量）先天性心脏病，如肺动脉闭锁、重症法洛四联症或主动脉缩窄。

（陈思阳）

第五节　新生儿呼吸暂停

呼吸暂停（apnea）是新生儿尤其是早产儿常见的症状，是指呼吸停止时间>20 秒，伴有心率减慢（<100 次/min）或出现青紫、肌张力低下、血氧饱和度降低症状。

一、病因

分为原发性呼吸暂停和继发性呼吸暂停。原发性呼吸暂停为早产儿呼吸中枢发育未成熟所致，不伴其他疾病。继发性呼吸暂停常继发于人体各个系统疾病、感染、创伤、母亲使用镇静药、缺氧、迷走神经反射、代谢和电解质紊乱、体温不稳定等。

二、临床表现

原发性呼吸暂停多发生在胎龄<34 周或出生体重<1750 g 的早产儿。通常发生在出生后 2~7 天，可能会反复发作。患儿继发性呼吸暂停发作时出现青紫、肌张力低下、心率变慢、血压降低等，如没有及时发现并处理，可能会死亡。

三、诊断

呼吸暂停须与周期性呼吸鉴别，后者呼吸暂停 5~10 秒，发作时一般心率、血氧饱和度及全身情况无明显的影响，但早产儿周期性呼吸常发展为呼吸暂停。原发性呼吸暂停只有排除各种病理情况后才能作出诊断。继发性呼吸暂停要细致地询问病史，进行体格检查、辅助检查（如心电图、胸部及腹部 X 线检查、CT、脑电图等），查找原发病，作出病因诊断。心肺监护仪或呼吸心动描记可协助诊断。1 小时内呼吸暂停发作超过 2~3 次，为呼吸暂停反复发作。

四、治疗参考

使用兴奋呼吸中枢药物主要为枸橼酸咖啡因。

枸橼酸咖啡因对呼吸中枢的刺激作用比氨茶碱更强，疗效比氨茶碱好，近年已成为治疗呼吸暂停的主要药物，其起效快，半衰期较长，不良反应较少。对于之前未经过相关治疗的新生儿推荐给药方案：负荷给药剂量为枸橼酸咖啡因 20 mg/kg（体重），使用输液泵或其他定量输液装置，缓慢静脉输注（30 分钟）。间隔 24 小时后，给予 5 mg/kg（体重）的维持剂量，给药方式为每 24 小时进行一次缓慢静脉输注（10 分钟）；或者，通过口服给药途径（例如通过鼻胃管给药），每 24 小时给予维持剂量 5 mg/kg。如早产新生儿对推荐的负荷剂量的临床应答不充分，可在 24 小时后第 2 次给予 10~20 mg/kg 的最大负荷给药剂量。

新生儿呼吸暂停治疗思维导图

五、药学监护

1. 疗效评估　观察患儿的临床情况，记录患儿皮肤状态、肌张力、心率、血氧饱和度、血压等。

2. 不良反应监护　氨茶碱的毒性早期多见的有恶心、呕吐、易激动，血清浓度超过 20 μg/mL，可出现心动过速、心律失常，超过 40 μg/mL，可发生发热、失水、惊厥等症状，严重的甚至引起呼吸、心跳停止致死；咖啡因的不良反应主要为易激惹、烦躁不安和颤抖以及对心脏有不良影响，如心动过速、高血压和每搏输出量增加。这些不良影响与剂量相关，必要时应测定血浆药物浓度并减少剂量。

3. 注意事项　对使用枸橼酸咖啡因治疗的新生儿采取以下方法进行药学监护：①在开始咖啡因注射之前，应排除呼吸暂停的其他原因(如中枢神经系统疾病、原发性肺部疾病、贫血、败血症、代谢紊乱、心血管异常或阻塞性呼吸暂停)或适当治疗。②咖啡因是中枢神经系统的刺激物，如果咖啡因过量，会引起癫痫发作。癫痫发作的婴儿应谨慎使用。③在已发表的研究论文中，咖啡因已被证明可增加心率、左心室输出。因此，对于患有心血管疾病的婴儿，应谨慎使用。

4. 用药教育　枸橼酸咖啡因可导致胃肠道激惹、失眠、激越、紧张、烦躁不安等不良反应。高剂量下也可导致心悸或快速性心律失常。

六、禁忌证

1. 氨茶碱注射液

(1)对本品过敏的患者，活动性消化溃疡和未经控制的惊厥性疾病患者禁用。

(2)大环内酯类、氟喹诺酮类、克林霉素、林可霉素等可降低氨茶碱清除率，须适当减少或监测茶碱浓度。

(3)与肝药酶诱导剂合用时会使氨茶碱血清浓度降低，应调整剂量，监测血药浓度。

2. 枸橼酸咖啡因注射液

(1)对本品任何成分过敏者禁用。

(2)本品严禁与其他药物在同一条静脉给药通道内混合使用或同时使用。

(陈思阳)

第六节　新生儿肺动脉高压

新生儿持续肺动脉高压(persistent pulmonary hypertension of the newborn, PPHN)是指胎儿出生后肺血管阻力持续性增高，肺动脉压超过体循环动脉压，使由胎儿型循环过渡至正常成人型循环发生障碍，而引起的心房和(或)动脉导管水平血液的右向左分流，临床上出现严重低氧血症等症状。

一、病因

缺氧是 PPHN 最常见的病因，还包括感染肺炎或败血症，肺实质及肺血管发育不良，母亲孕期使用非类固醇类抗炎药物，母亲孕期甲亢和新生儿甲亢以及遗传因素所致的内源性一氧化氮(NO)的调节功能异常等。

二、临床表现

患儿多为足月儿、过期产儿；常有宫内缺氧、围产期窒息、羊水被胎粪污染、胎粪吸入等病史。PPHN 患儿常表现为明显青紫，吸氧后一般不能缓解；通过心脏听诊可在左或右下胸骨缘闻及三尖瓣反流所致的收缩期杂音，但体循环正常。因肺动脉压力增高而出现第二心音增强。

三、辅助检查

动脉血气分析显示严重低氧血症，$PaCO_2$ 相对正常。约半数患儿胸部 X 线片示心脏增大，单纯特发性 PPHN 肺野常清晰，血管影少，其他原因导致的 PPHN 则表现为相应的肺部 X 线片特征，如胎粪吸入综合征等。心电图检查可见右心室占优势，也可出现心肌缺血表现。

四、诊断

1. 临床诊断　通过询问病史和体检，同时结合动脉导管开口前(右上肢)与动脉导管开口后(下肢)动脉血氧分压差(10~20 mmHg)，或常用经皮血氧饱和度差 5% 或以上(下肢测定值低于右上肢)，提示 PPHN 存在动脉导管水平的右向左分流；当患儿仅有心房卵圆孔水平右向左分流时，不出现上述动脉氧分压(SPO_2)或动脉血氧饱和度(SaO_2)差，此时也不能排除 PPHN。

2. 超声心动图检查　在 PPHN 诊断中，评估肺动脉压力十分重要；超声多普勒方法几乎成为确诊肺动脉高压、监测不同干预方法治疗效果的"金标准"。推荐新生儿有持续低氧血症时，请有经验的儿科超声医生评估肺动脉压力。

3. 其他　脑钠肽或氨基末端脑钠肽前体(NT-proBNP)由心室分泌，在心室充盈压力增高时分泌增加；PPHN 急性期血浆脑钠肽水平显著增高，而非 PPHN 的呼吸系统疾病或正常新生儿脑钠肽一般不增高，但属于非特异性检测；脑钠肽一般 <100 ng/L，但肺高压时可以上升至数倍，甚至 >1000 ng/L，且其与氧合指数(oxygenation index, $OI = FiO_2 \times$ 平均气道压 $\times 100/PaO_2$)有较好的相关性，可作为 PPHN 的鉴别诊断、判断是否需要 iNO 治疗以及疗效评价的快速监测指标。

五、治疗参考

治疗目的是尽快降低肺血管阻力，降低肺动脉压力，维持体循环血压，纠正左右分流，改善氧合。常用药物有以下几种。

1. 西地那非　是 5 型磷酸二酯酶抑制药(PDE5)，磷酸二酯酶(PDE)能降解环磷酸鸟苷(cGMP)，西地那非则抑制 PDE 对 cGMP 的降解作用，从而增加 cGMP 水平，促进肺血管舒张、抑制血管平滑肌生长，可显著减少停止吸入 NO 治疗引起的反跳性血管痉挛。

2017 年《新生儿肺动脉高压诊治专家共识》指出：西地那非常用口服给药剂量为 0.5~1.0 mg/次，每 6 小时 1 次，可显著降低肺动脉压（pulmonary arterial pressure，PAP）；但对呼吸和氧合改善不明显，对长期疗效尚不确定；支气管肺发育不良（bronchopulmonary dysplasia，BPD）肺高压者常需要长期用药，而长期使用（>2 年）西地那非有增加病死率的风险。

2019 年版《超说明书用药》指出：新生儿西地那非给药剂量为 2~3 mg/kg，口服，6 小时 1 次，直至肺动脉压明显降低且经皮血氧饱和度>90%，治疗 3~5 天；0.3~1 mg/kg 鼻饲，6 小时 1 次，至血氧饱和度达 86%~93%，动脉氧分压达 6.67~10.65 kPa；0.3~1 mg/kg 口服，6 小时 1 次，至血氧饱和度>90%，治疗 2~4 天；0.6~2.0 mg/kg 鼻饲，6 小时 1 次，至停用机械通气。

《诸福棠实用儿科学（第 8 版）》指出，在没有 iNO 的单位或者对 iNO 和其他常规治疗无效时使用西地那非，剂量为 1~2 mg/kg，每 6~12 小时 1 次，口服。

2. 米力农　米力农是心血管肌肉中 3 型 PDE 的选择性抑制药，具有正性肌力和扩张血管效应，目前尚未发表关于该药治疗 PPHN 的临床试验报告。米力农在 PPHN 治疗中的效果和安全性尚不清楚。我们不推荐对 PPHN 婴儿常规使用米力农。

新生儿持续肺动脉高压
治疗思维导图

六、药学监护

1. 疗效评估　观察患儿的临床情况，记录患儿皮肤颜色、经皮血氧饱和度、呼吸状态，治疗后可复查 X 线胸片和心脏超声。

2. 不良反应监护　西地那非不良反应主要有头痛、面部潮红、消化不良、低血压以及视觉异常。

3. 注意事项　使用西地那非治疗的新生儿用药期间须监测患儿血压，避免体循环低血压。

4. 用药教育

（1）枸橼酸西地那非有潜在的扩张血管效应，可增强硝酸酯类药的降压作用。使用硝酸甘油、硝酸山梨酯、硝普钠或其他有机硝酸盐药物的患者须谨慎。

（2）西地那非与细胞色素 P450（cytochrome P450，CYP450）抑制药克拉霉素、伊曲康唑、酮康唑等药物及柚子汁等同时使用，可增加血浆浓度和药-时曲线下面积，合并用药需要酌减剂量。

七、禁忌证

枸橼酸西地那非的禁忌证：

（1）服用一氧化氮供体的患者。

（2）服用鸟苷酸环化酶激动药（如利奥西呱）的患者。

（3）对本品中任一成分过敏者。

（陈思阳）

第七节　新生儿动脉导管未闭

新生儿动脉导管未闭（patent ductus artetiosus，PDA）是新生儿动脉导管在出生后仍保持持续开放状态的一种先天性心脏病。在早产儿中发病率高达 60%。本节主要介绍早产儿动脉导管未闭。

一、病因

早产是发生 PDA 的主要原因，早产儿的动脉导管血管平滑肌发育不成熟无法有效收缩，且早产儿血管平滑肌对扩张血管物质较敏感，另外，在早产儿存在早期肾上腺皮质功能相对不全、血小板减低、血小板功能障碍等多因素的作用下，导致 PDA。

二、临床表现

导管水平的左向右分流，使肺循环和左心容量负荷增加，而体循环血流灌注不足。这种动脉导管"盗血"的作用取决于分流量的大小，以及心肺和其他器官对分流的反应。早产儿胎龄和出生体重越小，发生有血流动力学意义的 PDA（hemodynamic significant PDA，hsPDA）风险越大。hsPDA 会导致肺循环过负荷及充血性心力衰竭，增加发生肺水肿、肺顺应性降低、肺出血和支气管肺发育不良（BPD）的风险等；而体循环容量不足，引起肾血流减少，肾衰竭；肠道血供减少，胃肠道穿孔，肠壁坏死性小肠结肠炎（NEC）；脑血供减少或波动，脑室内出血（IVH）、脑室周围白质软化（PVL）。

三、辅助检查

1. 超声　超声检查常作为 PDA 诊断的"金标准"，可直接观察导管的开放情况，了解导管的大小（管径）、分流模式，可间接测定分流容量。

2. 心电图　分流量大者出现左心室舒张期负荷过重图形，即左胸前导联见高的 R 波和深的 Q 波，T 波高耸直立，ST 段可有抬高。若合并肺动脉高压则出现左、右心室合并肥大。

3. 胸部 X 线　分流量大者心脏增大，以左心室增大为主，也可有左心房增大，主动脉结扩大，肺门血管阴影增大、搏动强烈，有"肺门舞蹈"，肺野充血。

4. 心导管检查和造影　单纯性动脉导管未闭一般不需要做心导管检查。怀疑合并其他心血管畸形者如主动脉缩窄或主动脉弓离断等，而超声心动图未能明确诊断者，才需考虑做心导管检查。

5. 生化标志　心室的体积和压力增高可导致血浆内脑钠肽（BNP）和氨基末端脑钠肽前体（NTpBNP）升高，其升高的程度与心室扩张和压力超负荷成正比，可敏感性地反映左心室功能的变化。但 BNP 和 NTpBNP 在 PDA 时的变化范围较大，特异性尚不够，因此限制了其临床的应用。

四、诊断

早产儿 PDA 的诊断基于其特征性的临床表现，并通过超声心动图确认。hsPDA 的常用超声指标包括：左心房和主动脉根部的比值（LA/AO）>1.4；动脉导管直径>1.5 mm。胎龄小于 31 周的早产儿，出生后早期（7~31 小时）导管直径>1.5 mm 可预测是否会发生症状性的 PDA。尽管有上述测定指标，目前对 hsPDA 的定义尚缺乏共识；如对 LA/AO 的截断值有 1.15~1.70 的不同标准；动脉导管直径的截断值有 1.5~2.0 mm 等不同标准。

五、治疗

早产儿预防性 PDA 治疗的不良反应超过其降低 PDA 发生率的益处，目前主要对于 hsPDA 进行治疗。一般对体重<1000 g 应用呼吸机的早产儿有明显 PDA 时，不管是否存在明显的左向右分流的症状和体征，都应该治疗；对于体重>1000 g 的早产儿，仅在有 hsPDA 并发呼吸心血管系统体征时才治疗。早产儿 PDA 治疗方法如下。

1. 保守治疗　对于 hsPDA，适当限制液体入量可减轻肺水肿，日龄>3 天的新生儿每天液体进量<130 mL/kg；调整呼吸机参数，使用短吸气时间和相对高的 PEEP；纠正贫血增加肺血管阻力，减少左向右的分流；尽量避免出生后 1 周或 2 周内使用呋塞米（刺激肾脏合成 PGE_2，使动脉导管保存开放），如需利尿，可使用噻嗪类利尿药。

2. 药物治疗　临床治疗 PDA 常用药物有吲哚美辛和布洛芬，二者属于非甾体抗炎药，其治疗 PDA 的药理机制为抑制环氧化酶（COX）活性，降低血前列腺素（PG）的水平，从而促进动脉导管关闭。吲哚美辛的作用靶点缺乏特异性，不良反应较多。布洛芬促进早产儿动脉导管关闭的效果与吲哚美辛相似，但可能导致 NEC、一过性肾灌注不足的危险性更小。上述两种药物，国际上较多采用静脉制剂，而国内目前多用口服制剂，常参考静脉应用的剂量使用。

（1）吲哚美辛：该药治疗早产儿 PDA 的疗效是肯定的。国外一般静脉给药，国内尚无静脉制剂，但采用口服吲哚美辛治疗 PDA 也取得了较好的临床效果。《诸福棠实用儿科学（第 8 版）》推荐：对于出生 48 小时的患儿 PDA 治疗，首次给药剂量为 0.2 mg/kg，第 2 剂为 0.1 mg/kg，第 3 剂为 0.1 mg/kg；2~7 天者，分别为 0.2 mg/kg、0.2 mg/kg 和 0.2 mg/kg；大于 7 天者，分别为 0.2 mg/kg、0.25 mg/kg 和 0.25 mg/kg；上述间隔时间均为 12~24 小时。如果这一疗程 48 小时后，导管仍开放或重新开放，需要进行第二疗程治疗，如果仍失败，则需要手术治疗。但有研究显示对于标准给药方案无反应的少数患儿，延长治疗时间，每 12 小时给予 1 mg/kg 的高剂量，也取得了一定疗效。

（2）布洛芬：布洛芬静脉制剂或口服制剂用于 PDA 的治疗，取得了较好的疗效。布洛芬对肠系膜、肾和脑血管的收缩程度较吲哚美辛弱。《诸福棠实用儿科学（第 8 版）》推荐：给药剂量第一天为 10 mg/kg，每天给药 1 次，第 2 天、第 3 天为 5 mg/kg，每天给药 1 次。口服剂量与静脉剂量相同。《新生儿学（第 1 版）》提到，口服大剂量布洛芬比静脉使用常规剂量的吲哚美辛或布洛芬效果更好，初始给药剂量为 15~20 mg/kg，间隔 12~24 小时给药 7.5~10 mg/kg，共 2 次。

（3）对乙酰氨基酚：对乙酰氨基酚混悬液也属于环氧化酶抑制药，该药用于其他环氧化酶抑制药治疗失败或有禁忌证的早产儿。《新生儿学（第 1 版）》推荐：给药剂量为

15 mg/kg，口服，每6小时给药1次，持续用药3天。

3.手术治疗　新生儿在出生4周后，由于动脉导管组织的成熟，其收缩已不太依赖前列腺素，药物治疗的成功率明显下降。当药物治疗有禁忌证或无效时，可采用手术结扎 PDA。手术结扎 PDA 比较安全，并发症较少见。偶见有喉神经损伤、乳糜胸、气胸、术后短时的左心功能障碍及脊柱侧弯等并发症。

新生儿动脉导管未闭
治疗思维导图

六、药学监护

1.疗效评估　观察患儿的临床情况，监测其心率、呼吸、血压、血氧等指标，用药疗程结束后复查超声心动图评估动脉导管情况。

2.不良反应　吲哚美辛不良反应较多，用时应权衡利弊。主要不良反应包括出血倾向、胃肠和肾血流量减少、代谢紊乱和凝血障碍，肺动脉高压、颅内出血、液体潴留及感染恶化也有发生。布洛芬不良反应基本同吲哚美辛，但不良反应的危险性较低。

3.注意事项　用药期间应注意以下几点：①每日监测患儿尿量、血电解质，复查肾功能；②复查血常规，注意血小板数目；③不禁食，需谨慎加奶，关注消化道情况；④监测血清胆红素水平；⑤监测血糖，不与糖皮质激素合用。

七、禁忌证

（1）未经治疗的确诊或疑似感染。

（2）活动性出血特别是活动性颅内出血或胃肠道出血。

（3）血小板计数≤$60×10^9$/L。

（4）NEC 或疑似 NEC。

（5）严重的肾功能受损。

（6）达到需要换血标准的严重高胆红素血症（布洛芬和吲哚美辛可能会干扰白蛋白与胆红素的结合）。

（7）需要依赖动脉导管开放维持肺循环或体循环血流量的先天性心脏病（如肺动脉闭锁严重的法洛四联症或严重的主动脉缩窄）。

（李静）

第八节　新生儿出血症

新生儿出血症（hemorrhagic disease of the newborn，HDN）是指由于维生素 K（vitamin K，VitK）缺乏而导致体内 VitK 依赖的凝血因子 Ⅱ、Ⅶ、Ⅸ、Ⅹ 活性异常降低引起的出血性疾病。及时补充 VitK 是防治 HDN 的根本措施，故又命名为维生素 K 缺乏性出血症（VK deficiency bleeding，VKDB）。

一、病因

包括 VitK 储存量低、VitK 摄入少、VitK 合成不足、VitK 吸收障碍等。

二、临床表现

目前，国际上多采用 Lane 分类法，按发病时间与临床表现分为三型：早发型、经典型以及晚发型。

三、辅助检查

（1）凝血酶原时间（prothrombin time，PT）明显延长是诊断的重要指标（为对照的 2 倍以上意义更大）。

（2）活化部分凝血活酶时间（activated partial thromboplastin time，APTT）延长。

（3）凝血酶时间（thrombin time，TT）、出血时间、血小板计数和纤维蛋白原等正常。

（4）测定 VitK 依赖凝血因子 Ⅱ、Ⅶ、Ⅸ、Ⅹ 的活性下降，提示 VitK 缺乏。

四、诊断

诊断标准：全国 VitK 缺乏研究协作组对 HDN 提出如下诊断标准（表 3-3）。凡具备 3 项主要指标或 2 项主要指标加 3 项次要指标者可诊断为 HDN。

表 3-3　HDN 诊断的主要指标和次要指标

主要指标	次要指标
1. 突发型出血：包括颅内出血、消化道出血、肺出血、皮下出血和注射部位出血不止等。 2. 实验室检查：血小板、出血时间、凝血时间正常，而 PT 延长或 APTT 延长，或 PIVKA-Ⅱ 阳性，或血清 VitK 浓度低下或测不到。缺乏实验室资料者，需排除产伤、缺氧、感染、肺透明膜病、DIC 和血小板减少等其他原因导致的出血。 3. 给予 VitK 后出血停止，临床症状得以改善	1. 3 个月以内的婴儿 2. 纯母乳喂养 3. 母亲妊娠期有用抗惊厥、抗凝血、抗结核及化疗药物史 4. 患儿有肝胆疾病史 5. 患儿有长期服用抗菌药物史 6. 患儿有慢性腹泻史

五、预防和治疗

凝血因子 Ⅱ、Ⅶ、Ⅸ、Ⅹ 的前体蛋白无活性，经过 γ-羧化酶羧化后发挥生物活性。维生素 K 是 γ-羧化酶的辅酶，新生儿维生素 K 缺乏影响凝血因子 Ⅱ、Ⅶ、Ⅸ、Ⅹ 的活化使这些因子停留于无凝血活性的前体阶段，从而引起新生儿出血。故活产新生儿出生后立即应用 VitK 是预防 HDN 的根本措施。临床上主要应用脂溶性 $VitK_1$ 防治 HDN。

1. $VitK_1$ 的应用

（1）孕妇产前 $VitK_1$ 的应用：孕妇产前是否常规补充 $VitK_1$ 预防 HDN，到目前为止尚无一致意见。研究显示早发型 HDN 多见于妊娠期使用过干扰 $VitK_1$ 代谢药物的孕妇所分娩的新生儿，故有学者建议对其早期给予药物预防。《实用新生儿学（第 5 版）》推荐：在妊娠最后 3 个月内肌内注射 VitK$_1$，每次 10 mg，共 3~5 次，临产前 1~4 小时再肌内注射或静脉滴注 VitK$_1$ 1 次，或于孕 32~36 周起开始口服 VitK$_1$ 10~20 mg，每日 1 次，直至分娩。

（2）新生儿 VitK$_1$ 的应用：在过去的几十年里，各国应用 VitK$_1$ 预防 HDN 也在不断改进，目前尚无统一方案。世界各国及地区使用 VitK$_1$ 预防 HDN 方案见表 3-4。

表 3-4　世界各国及地区使用 VitK$_1$ 预防 HDN 方案

国家及地区	推荐来源	预防方案
中国	《实用新生儿学（第 5 版）》（2019 年）	常用方案有 2 个：①新生儿出生后肌内注射 VitK$_1$ 1 mg 或口服 VitK$_1$ 2 mg 1 次，然后每隔 10 天以同样的剂量口服 1 次，至 3 个月，共 10 次；②新生儿出生后肌内注射 VitK$_1$ 1 mg 或口服 VitK$_1$ 2 mg 1 次，然后分别于 1 周和 4 周时再口服 5 mg，共 3 次。 对于慢性腹泻、肝胆疾病、脂肪吸收不良或长期应用抗菌药物的患儿，应每月肌内注射 VitK$_1$ 1 mg
美国	美国儿科学会（American Academy of Pediatrics，AAP）（2022 年）	AAP 推荐所有体重>1500 g 的新生儿应在出生 6 小时内肌内注射 VitK$_1$ 1 mg，体重为 1500 g 的早产儿应按量 0.3~0.5 mg/kg，单次肌内注射
欧洲	欧洲儿科胃肠病学、肝病学和营养协会（European Society for Paediatric Gastroenterology，Hepatology，and Nutrition，ESPGHAN）（2016 年）	ESPGHAN 推荐以下 3 种针对 VKDB 的预防方式：①新生儿出生时肌内注射 VitK$_1$ 1 mg；②新生儿出生时、出生后 4~6 天、出生后 4~6 周分别给予 VitK$_1$ 2 mg 口服，共 3 次；③出生时给予 VitK$_1$ 2 mg 口服，出生后 3 个月给予 VitK$_1$ 1 mg 口服，每月 1 次

《中国医师/药师临床用药指南（第 2 版）》推荐：预防 HDN 时，体重>1000 g 的早产新生儿 VitK$_1$ 给药剂量为 0.5 mg，体重≤1000 g 早产新生儿 VitK$_1$ 给药剂量为 0.3 mg/kg。《实用儿科药物手册（第 1 版）》推荐：预防 HDN 时，体重≤1500 g 的早产新生儿 VitK$_1$ 给药剂量为 0.5~2 mg，体重>1500 g 的早产新生儿 VitK$_1$ 给药剂量为 1~2 mg。

（3）乳母 VitK$_1$ 应用：人母乳中 VitK$_1$ 含量仅为牛奶的 1/4，故大部分经典型和迟发型 HDN 发生于纯母乳喂养的婴儿。目前《实用新生儿学（第 5 版）》推荐：乳母口服 VitK$_1$ 5 mg/d。《儿科学（第 9 版）》推荐：纯母乳喂养者，母亲应口服 VitK$_1$，每次 20 mg，每周 2 次。

（4）HDN 患儿 VitK$_1$ 应用：对已发生 HDN 患儿，应立即肌内注射 VitK$_1$ 1~2 mg，一般数小时后出血减轻，24 小时内出血完全停止。出血严重者或紧急情况下，可用 VitK$_1$ 1~5 mg 静脉推注。静脉推注 VitK$_1$ 有一定的危险性，偶可出现过敏性休克、心搏骤停等不良反应，故应缓慢给药（每分钟不超过 1 mg）。

2. 血液制品应用　患儿出血严重，出现失血性休克表现时，应立即输注新鲜冰冻血浆或红细胞悬液 10~20 mL/kg，以提高血浆中有活性的凝血因子水平，纠正低血压和贫血。必要时同时应用凝血酶原复合物达到迅速止血。

3.对症治疗 如有消化道出血，应暂时禁食，并从胃肠道外补充营养；脐部渗血可局部应用止血药物；穿刺部位渗血可行压迫止血；如颅内出血致颅内压增高时，可酌情使用脱水剂。

新生儿出血症治疗思维导图

六、药学监护

1.疗效评估 观察患儿皮肤、脐残端、消化道等部位出血或渗血情况，监测 PT、APTT 等实验室检查指标。

2.不良反应 $VitK_1$ 注射液可能引起严重的药品不良反应，如过敏性休克，甚至死亡。给药期间应对患儿密切观察，一旦出现过敏症状，应立即停药并进行对症治疗。

3.注意事项 应用 $VitK_1$ 时应注意：①肌内注射部位可能疼痛、肿胀；②可能出现高胆红素血症，黄疸和溶血性贫血，注意监测；③$VitK_1$ 注射液静脉注射给药时，应缓慢注射药物。④$VitK_1$ 遇光快速分解，在储存及使用过程中应避光。

七、禁忌证

$VitK_1$ 禁用于严重肝脏疾患或肝功能不良者。

（李静）

第九节　新生儿黄疸

新生儿黄疸(neonatal jaundice)也称为新生儿高胆红素血症(neonatal hyperbilirubinemia)，是因胆红素在体内积聚引起的皮肤或其他器官黄染。

一、病因

新生儿黄疸分为生理性黄疸和病理性黄疸，新生儿黄疸的病因较多，并常有多种病因同时存在。包括胆红素生成过多，胆红素的代谢障碍，胆红素排泄障碍以及肝肠循环增加。

二、临床表现

临床表现为皮肤、黏膜和巩膜黄染。症状重时患儿全身皮肤明显黄染，伴有嗜睡、拒奶，甚至肢体抽搐。生理性黄疸在胎儿出生后 2~3 天出现，可自行消退，足月儿通常不超过 2 周，早产儿通常不超过 4 周，新生儿状况良好。病理性黄疸可在新生儿出生后 24 小时内出现，黄疸较重，持续时间长，或者黄疸退而复现。

三、辅助检查

胆红素检测是新生儿黄疸诊断的重要指标。目前临床上常用的检测胆红素的方法有静脉血(或动脉血)自动生化分析仪测定、微量血胆红素仪测定和经皮胆红素测定。

四、治疗

1. 一般治疗 生理性黄疸一般不需要治疗，病理性黄疸根据发病不同采取相应的治疗措施。缺氧、酸中毒、感染可促使胆红素脑病的发生。应积极治疗，保持水电解质平衡，供给足够能量，改善循环功能。

2. 光疗 光疗是治疗新生儿黄疸的主要方法，未结合胆红素在光照下转变为水溶性的异构体胆红素和光红素，从胆汁和尿液中排泄。波长 420~470 nm 的蓝光照射效果最好，绿光、日光灯和太阳光也有一定效果。对以未结合胆红素增高为主的黄疸，应先给予积极光疗，同时进行各项检查。确定诊断，评价病情，严重者做好换血疗法的准备。

3. 药物治疗

（1）静脉注射用人免疫球蛋白（IVIG）：确诊新生儿溶血病者可采用对血型不合溶血病可 IVIG。血型不合引起的新生儿同族免疫溶血性黄疸主要是由于网状内皮系统吞噬细胞破坏致敏红细胞所致。IVIG 可通过阻断网状内皮系统 Fc 受体发挥作用，阻断溶血过程，减少胆红素的形成。《新生儿高胆红素血症诊断和治疗专家共识（2014 版）》推荐：给药剂量为每次 0.5~1 g/kg，于 2~4 小时内静脉持续滴注。必要时可 12 小时后重复使用一剂。《实用新生儿学（第 5 版）》推荐：采用一次大剂量疗法，剂量为 1 g/kg，于 6~8 小时内持续静脉滴注。一次大剂量注射法疗效优于每天 400 mg/kg 连续注射 3 天的疗法。《儿科学（第 9 版）》推荐：0.5~1 g/kg，于 2~4 小时内静脉滴注。早期应用于 ABO 或 Rh 血型不合溶血，临床效果较好时，必要时可重复应用。

（2）白蛋白：游离的未结合胆红素升高可能发生胆红素脑病，1 g 白蛋白可与 16 mg 胆红素联结，因此，用白蛋白增加与未结合胆红素的联结，预防胆红素脑病的发生，但不能减轻黄疸。白蛋白主要适用于早期新生儿，尤其早产儿或重度黄疸儿。

《新生儿高胆红素血症诊断和治疗专家共识（2014 版）》推荐：当血清胆红素水平接近换血值，且白蛋白水平<25 g/L 的新生儿，可补充白蛋白。若白蛋白水平正常，则没有必要额外补充白蛋白。剂量为 1 g/kg 加 5% 葡萄糖注射液 10~20 mL 静脉滴注，心力衰竭者禁用。

（3）肝酶诱导剂：由于新生儿尿苷二磷酸葡萄糖醛酸转移酶（UDP-glucuronosyltransferase，UDPGT）活性仅为成人的 1%~2%，未结合胆红素在肝内不能有效地与葡萄糖醛酸结合，排泄缓慢。一些药物能够诱导 UDPGT 活性，常用的是苯巴比妥，可提高肝脏 UDPGT 的活性，增加胆红素的结合。但目前并未作为治疗新生儿黄疸的常规用药，主要是因为肝酶诱导剂需用药 2~3 天才开始生效，而且在用药后的数天内，相比较镇静等不良反应而言，其治疗效果并不明显。在 Crigler-Najjar 综合征 II 型患者中，UDPGT 活性降低了 95%，苯巴比妥能增加残余酶活性，有效地阻止严重的高未结合胆红素血症。

《实用新生儿学（第 5 版）》推荐：苯巴比妥给药剂量为 5~10 mg/（kg·d），口服，分 2~3 次服用，连服 4~5 天，或肌内注射 10 mg/kg，每天 1 次，使用天数根据黄疸情况决定。

（4）阻断肝肠循环：某些情况（如使用抗菌药物、肠外营养）可影响肠道菌群的建立，减少肠道内结合胆红素的排出，使用益生菌制剂可改变肠道内环境，减轻黄疸的症状，尤其是对母乳性黄疸可作为一种辅助治疗方法，但疗效尚有争论。

4. 换血疗法 如病情继续发展，尤其是确诊为 Rh 溶血病者，则须进行换血疗法，防止发生胆红素脑病。换血疗法是治疗新生儿严重高胆红素血症的有效方法。

五、药学监护

1.疗效评估　包括两方面：①观察患儿临床情况，皮肤黏膜和巩膜黄染减轻程度，大小便颜色，精神状态，吃奶情况；观察接受光疗患儿光疗后是否存在皮疹、青铜症等。②监测胆红素，每日对新生儿的前额及胸部皮肤进行经皮胆红素测定，必要时监测外周血胆红素水平，以评估治疗疗效。

新生儿黄疸治疗思维导图

2.不良反应

（1）IVIG 不良反应主要有：①类过敏反应，如面红、寒战、发热、头痛、恶心、心动过速、低血糖、呼吸困难，可能与输注速度过快有关，应减慢输注速度或暂停输注，待反应消失后再以更慢的速度输注。②过敏反应罕见，如出现应暂停输注，并予以相应处理，待反应消失后再以更慢的速度输注。

（2）苯巴比妥用药剂量过大时，患儿可出现萎靡、嗜睡、吸奶减少、肌张力降低症状，甚至呼吸抑制、心动过缓、血压下降、昏迷。

3.注意事项

（1）IVIG 输注期间和输注后应密切观察患者有无不良反应发生；监护患者心率、血压、呼吸、体温、血糖等指标。

（2）苯巴比妥用药过程中应密切观察患者神经系统抑制症状，监护患者呼吸、心率、血压，注意药物相互作用，本药为肝酶诱导剂，可缩短肝脏代谢药物的半衰期。

六、禁忌证

1.IVIG　禁用于过敏体质、IgA 缺乏症。

2.苯巴比妥　对巴比妥类药物过敏的患者、有明显或潜在卟啉病史的患者、有明显肝功能损害或有明显呼吸困难或梗阻的呼吸系统疾病的患者。

（李静）

第十节　新生儿感染性疾病

由于新生儿免疫功能发育未成熟，感染性疾病发生率高，严重感染是引起新生儿死亡和遗留神经系统后遗症的重要原因，因此早期诊治具有重要意义。

一、新生儿败血症

脓毒症（sepsis）是指各种病原体（包括细菌、病毒、原虫等）感染所引起的全身炎症反应综合征。其中，血液（或者脑脊液等无菌腔隙）能培养出致病菌（包括细菌和真菌）引起的全身炎症反应综合征称败血症（septicemia）。根据发病时间，新生儿败血症又被分为早发败血症(early-onset sepsis，EOS)及晚发败血症(late-onset sepsis，LOS)。通常，EOS 发病时间≤3 日龄，LOS 发病时间>3 日龄。

(一)危险因素

1. EOS　与母体病原菌垂直传播关系较大，包括：早产和(或)低出生体重儿，胎膜早破(PROM)≥18 小时和羊膜腔内感染。

2. LOS　多见于早产和(或)低出生体重儿，常与有创诊疗措施、不合理应用抗菌药物和不恰当的新生儿处理方式有关。

(二)病原菌

细菌谱因地区不同而有差异，在西方发达国家或地区，EOS 常见的病原菌为 B 族链球菌(group B streptococci，GBS)及大肠埃希菌，而在国内则以肠杆菌属为主(如大肠埃希菌)，但近年来 GBS 有逐渐增多的趋势，李斯特菌虽然检出率不高，但其致死率及并发症发生率极高；对于 LOS，国外以凝固酶阴性葡萄球菌(coagulase negative staphylococcus，CONS)主要是表皮葡萄球菌最为多见，多见于早产儿，尤其长期动脉或静脉置管者。国内的 LOS 除 CONS 外，金黄色葡萄球菌主要见于皮肤化脓性感染；气管插管机械通气患儿以革兰氏阴性(gram negative，G-)菌如铜绿假单胞菌、肺炎克雷伯菌、沙雷菌等多见。

(三)临床表现

新生儿败血症临床表现多样，详见表 3-5。

表 3-5　新生儿败血症的常见临床表现

系统位置	临床表现
全身	发热，体温不稳，反应差，喂养差，水肿，Apgar 评分低
消化系统	黄疸，腹胀，呕吐或胃潴留，腹泻及肝脾肿大
呼吸系统	呼吸困难以及呼吸暂停，发绀等；其中早发败血症以呼吸暂停或呼吸窘迫为首要表现
循环系统	面色苍白，四肢冷，心动过速、过缓，皮肤呈大理石样花纹，低血压或毛细血管充盈时间>3 秒
泌尿系统	少尿及肾功能衰竭
血液系统	出血，紫癜

(四)实验室检查

1. 病原学检查

(1)血培养：是诊断败血症的金标准，尽量在应用抗菌药物前严格消毒条件下采血做血培养。

(2)尿培养：须采用清洁导尿或耻骨上膀胱穿刺抽取的尿液标本，仅用于 LOS 的病原学诊断。

（3）核酸检测：随着分子生物学的发展，越来越多的分子生物学方法用于检测病原体核酸，如检测细菌 16 S rRNA 基因的 PCR 试剂盒用于临床。

2.血液非特异性检查

（1）白细胞计数：采血时间一般应等到 6 小时龄以后（EOS）或起病 6 小时以后（LOS），6 小时龄至 3 日龄白细胞计数≥30×10^9/L，超过 3 日龄白细胞计数≥20×10^9/L，或任何日龄白细胞计数<5×10^9/L，均提示异常。

（2）不成熟中性粒细胞（包括早、中、晚幼粒细胞和杆状核细胞）/总中性粒细胞（immature/total neutrophil，I/T）：出生至 3 日龄 I/T≥0.16 为异常，超过 7 日龄 I/T≥0.12 为异常。

（3）血小板计数：在诊断败血症中特异度及灵敏度均不高，且反应较慢，不能用于抗菌药物效果及时评判，但血小板减低与预后不良有关。

（4）C-反应蛋白（C-reactive protein，CRP）：在感染后 6~8 小时升高，24 小时达到顶峰。目前推荐采用 CRP>8 mg/L 作为判断界值。

（5）降钙素原：通常在感染后 4~6 小时开始升高，12 小时达到峰值，比 CRP 能更快地诊断或排除感染。3 日龄内降钙素原有生理性升高，参考范围应该考虑生后日龄。

（6）血液非特异性检查的筛查组合：不同非特异性检查批次中，只要≥2 项阳性就有一定的诊断价值。需要注意的是，这样组合非特异性指标，其对新生儿败血症的阳性预测值仍然不高。

3.脑脊液检查　有报道称 23%的新生儿败血症患儿可能合并脑膜炎，腰椎穿刺检查在诊断中极为重要。新生儿脑膜炎中血培养阴性率高达 38%，所以血培养阴性不能作为排除新生儿脑膜炎和败血症的指标。腰椎穿刺指征（存在下列 3 项任意 1 项）：①血培养阳性；②有临床表现且非特异性感染指标至少 2 项为阳性；③抗感染治疗效果不佳。

（五）诊断

1.新生儿 EOS

（1）疑似诊断：日龄<3 天新生儿有下列任何一项。①异常临床表现；②母亲有绒毛膜羊膜炎；③早产 PROM≥18 小时。如无异常临床表现，血培养阴性，间隔 24 小时的连续 2 次血液非特异性检查有 1 项阳性，则可排除败血症。

（2）临床诊断：有临床异常表现，同时满足下列条件中任何一项。①血液非特异性检查≥2 项阳性；②脑脊液检查为化脓性脑膜炎改变；③血中检出致病菌 DNA。

（3）确定诊断：有临床表现，血培养或脑脊液（或其他无菌腔液）培养阳性。

2.新生儿 LOS　新生儿日龄≥3 天，其余诊断条件分别同新生儿 EOS。

（六）治疗

无论是 EOS 还是 LOS，一旦怀疑发生感染即开始使用抗菌药物，然后根据血培养及药敏结果以及其他非特异性检查结果，决定是否继续用，或者换用或者停用抗菌药物。

1.抗感染治疗

（1）经验治疗。

1）EOS：在血培养和其他非特异性检查结果出来前，经验选用广谱抗菌药物组合，尽早针对革兰氏阳性(Gram-positive，G+)菌、G-菌，用氨苄西林(或青霉素)+第三代头孢菌素作为一线抗菌药物组合。

2)LOS：在得到血培养结果前，考虑到 CONS 以及金黄色葡萄球菌较多，经验性选用苯唑西林联用第三代头孢菌素。如葡萄球菌甲氧西林耐药率高的医疗单位可选择万古霉素联用第三代头孢菌素。

(2)目标治疗。

1)GBS：首选青霉素或氨苄西林，如合并脑膜炎可考虑联用血脑通透性好的第三代头孢菌素，如头孢噻肟。

2)李斯特菌：一般选氨苄西林，或必要时联用氨基糖苷类药物(应用时应查血药浓度、体重 1500 g 以下患儿查耳聋基因并在家长知情同意条件下用药)。另外美罗培南、万古霉素对李斯特菌也具有抗菌活性。

3)G-肠杆菌：首选第三代头孢菌素，如头孢噻肟、头孢他啶；如为产超广谱 β 内酰胺酶(ESBL)菌株应选择碳青霉稀类或 β 内酰胺类复方制剂(合并脑膜炎推荐美罗培南)。

4)葡萄球菌：甲氧西林敏感菌可选用苯唑西林、第一代头孢菌素(头孢唑啉)，甲氧西林耐药可选用万古霉素或利奈唑胺。

5)真菌：90% 以上的新生儿真菌败血症由假丝酵母菌引起，首选氟康唑(克柔假丝酵母菌除外)，如患儿有前期氟康唑暴露史和(或)疗效不佳可选择两性霉素 B、棘白菌素类药物。

(3)治疗药物浓度剂量。

1)青霉素：英国国家处方集(British National Formulary，BNFC)(2022—2023 版)推荐，日龄<7 天的新生儿，给药剂量为 25 mg/kg，每 12 小时给药 1 次，必要时增加至 25 mg/kg，每 8 小时给药 1 次；日龄 7~28 天的新生儿，给药剂量为 25 mg/kg，每 8 小时给药 1 次，必要时增加至 50 mg/kg，每 8 小时 1 次。

美国儿科学会(The American Academy of Pediatrics，AAP)红皮书(32 版)推荐：日龄≤7 天的新生儿，青霉素给药剂量为 5 万 U/kg，每 12 小时给药 1 次，日龄>7 天的新生儿，给药剂量为 5 万 U/kg，每 8 小时给药 1 次。

2)氨苄西林：BNFC (2022—2023 版)推荐，日龄<7 天的新生儿，给药剂量为 30 mg/kg，每 12 小时给药 1 次，必要时增加至 60 mg/kg，每 12 小时给药 1 次；日龄 7~20 天的新生儿，给药剂量为 30 mg/kg，每 8 小时给药 1 次，必要时增加至 60 mg/kg，每 8 小时给药 1 次；日龄 21~28 天的新生儿，给药剂量为 30 mg/kg，每 6 小时给药 1 次，必要时增加至 60 mg/kg，每 6 小时给药 1 次。

AAP 红皮书(32 版)推荐：胎龄≤34 周、日龄≤7 天的新生儿，给药剂量为 50 mg/kg，每 12 小时给药 1 次，日龄≥7 天的患儿，给药剂量为 75 mg/kg，每 12 小时给药 1 次；胎龄>34 周的新生儿，给药剂量为 50 mg/kg，每 8 小时给药 1 次。

3)头孢噻肟：BNFC (2022—2023 版)推荐，日龄<7 天的新生儿，给药剂量为 25 mg/kg，每 12 小时给药 1 次，日龄 7~20 天的新生儿，给药剂量为 25 mg/kg，每 8 小时给药 1 次，日龄 21~28 天的新生儿，给药剂量为 25 mg/kg，每 6~8 小时给药 1 次。

AAP 红皮书(32 版)推荐：胎龄<32 周，日龄<7 天的新生儿，给药剂量为 50 mg/kg，每 12 小时给药 1 次，日龄≥7 天的新生儿，给药剂量为 50 mg/kg，每 8 小时给药 1 次；胎

龄≥32 周，日龄≤7 天的新生儿，给药剂量为 50 mg/kg，每 12 小时给药 1 次，7 日龄以上的新生儿，给药剂量为 50 mg/kg，每 8 小时给药 1 次。

4）美罗培南：BNFC（2022—2023 版)推荐，日龄<7 天的新生儿，给药剂量为 20 mg/kg，每 12 小时给药 1 次，日龄 7~28 天的新生儿，给药剂量为 20 mg/kg，每 8 小时给药 1 次。

5）万古霉素：BNFC（2022—2023 版)推荐，纠正胎龄<29 周的新生儿，给药剂量为 15 mg/kg，每 24 小时给药 1 次，纠正胎龄 29~35 周的新生儿，给药剂量为 15 mg/kg，每 12 小时给药 1 次，纠正胎龄>35 周的新生儿，给药剂量为 15 mg/kg，每 8 小时给药 1 次。

6）利奈唑胺：《实用新生儿学(第 5 版)》推荐，新生儿给药剂量为 10 mg/(kg·次)，每 8 小时给药 1 次，但日龄<7 天的早产儿，每 12 小时给药 1 次。

7）阿米卡星：BNFC（2022—2023 版)推荐，延长给药间隔方案，通过缓慢静脉推注或静脉滴注给药，日龄<28 天的新生儿给药剂量为 15 mg/kg，每 24 小时给药 1 次，或每日多次给药方案，通过肌内注射、缓慢静脉推注或静脉滴注给药，新生儿首次给药负荷剂量为 10 mg/kg，维持剂量为 7.5 mg/kg，每 12 小时给药 1 次。

AAP 红皮书(32 版)推荐：胎龄<30 周，日龄≤14 天的新生儿，给药剂量为 15 mg/kg，每 48 小时给药 1 次，日龄>14 天的患儿，给药剂量为 15 mg/kg，每 24 小时给药 1 次；胎龄 30~34 周，日龄≤10 天的患儿，给药剂量为 15 mg/kg，每 36 小时给药 1 次，日龄>10 天的患儿，给药剂量为 15 mg/kg，每 24 小时给药 1 次；胎龄≥35 周，日龄≤7 天的患儿，给药剂量为 15 mg/kg，每 24 小时给药 1 次，日龄>7 天的患儿，给药剂量为 18 mg/kg，每 24 小时给药 1 次。

8）氟康唑：药品说明书推荐，日龄 0~14 天的足月新生儿给药剂量为 6~12 mg/kg，每 72 小时给药 1 次；日龄 15~27 天的足月新生儿每 48 小时给药 1 次。

《实用新生儿学(第 5 版)》推荐：给药剂量为 6~12 mg/kg，孕周≤29 周、日龄 0~14 天的新生儿每 72 小时给药 1 次，日龄>14 天的新生儿每 48 小时给药 1 次；孕周 30~36 周、日龄 0~14 天的新生儿每 48 小时给药 1 次，日龄>14 天的新生儿每 24 小时给药 1 次；孕周 37~44 周、日龄 0~7 天的新生儿每 48 小时给药 1 次，日龄>7 天的新生儿每 24 小时给药 1 次。预防给药剂量，以及体重<1000 g 的早产儿、中心静脉置管期间的每次给药剂量为 3 mg/kg，每周给药 2 次。

9）两性霉素 B：两性霉素 B 粉针药品说明书推荐，给药剂量为 0.02~0.1 mg/kg，以后根据患者耐受情况增加剂量，当增至一次 0.6~0.7 mg/kg 时即可暂停增加剂量。两性霉素 B 脂质体给药剂量为 0.02~0.1 mg/kg，以后根据患者耐受情况增加剂量，当增至一次 1~3 mg/kg 时即可暂停增加剂量。

《中华人民共和国药典临床用药须知(2015 版)》推荐，两性霉素 B 粉针：开始时给药剂量为 0.1~0.25 mg/kg，以后逐渐增至 1 mg/kg，一日 1 次。两性霉素 B 脂质体：一日 3~5 mg/kg，缓慢静脉滴注。

《实用新生儿学(第 5 版)》推荐：两性霉素 B 粉针试用剂量为 0.1 mg/kg，用蒸馏水稀释 0.25 mg/mL，静脉滴注 3~4 小时；起始剂量为 0.25~0.5 mg/kg，用 10%葡萄糖注射液稀释 0.1 mg/10 mL，静脉滴注 2~6 小时，每 24 小时给药 1 次；维持剂量为每日增加 0.125~0.25 mg/kg 至最大剂量 0.5~1 mg/kg，每 24~28 小时给药 1 次，静脉滴注 2~6 小时。两性霉素 B 脂质体每日给药剂量为 5~7 mg/kg，输注时间至少 2 小时。

（4）疗程：抗菌药物疗程为 10~14 天，血培养在用药 2~3 天后可转阴。如并发脑膜炎，GBS 引发的脑膜炎，通常疗程需要 14~21 天，G-菌引发的脑膜炎则需要 21 天或者脑脊液正常后再用 14 天，少数有并发症（室管膜炎、脑炎、硬膜下积液等）者需要更长时间。

（5）其他：置管者导管相关感染如血培养出 G-菌、金黄色葡萄糖球菌或者真菌，则应拔出导管，如为 CONS 则可应用抗菌药物后复查。

2.支持治疗　纠正电解质及酸碱失衡，对于感染性休克患儿，则应在用抗菌药物的同时，积极抗休克治疗。

3.清除感染灶　局部有脐炎、皮肤感染灶或其他部位化脓性病灶时，应及时予以相应处理。

新生儿败血症治疗思维导图

（七）药学监护

1.疗效评估　每日监护患儿体温、心率、血压、呼吸等指标，观察患儿用药后临床症状和体征改善的情况，抗感染治疗 2~3 天后检测患儿白细胞、中性粒细胞、CRP、红细胞沉降率、降钙素原、肝肾功能、凝血酶原时间、电解质水平、酸碱平衡等指标。

2.不良反应

（1）青霉素：偶见脉管炎，罕见皮疹、嗜酸性粒细胞增多。尚未见新生儿过敏性休克报道。有个别文献报道治疗新生儿先天性梅毒出现赫斯麦反应，表现寒战、发热、呼吸急促、心动过速、血压下降等症状，及时处理预后良好。大剂量快速静脉注射青霉素钾有可能引起心律失常、心搏骤停。

（2）氨苄西林：偶见皮肤斑丘疹、荨麻疹，引起嗜酸性粒细胞增多，罕见中性粒细胞减少、血小板降低，大剂量快速静脉注射可能引起中枢神经系统兴奋症状或惊厥。

（3）苯唑西林：偶见血栓性静脉炎、药疹、药物热，罕见血尿、蛋白尿、管型尿；偶见嗜酸性粒细胞增多，罕见中性粒细胞减少，偶见转氨酶升高。

（4）头孢噻肟：不良反应与青霉素类药物相似，亦主要表现为过敏反应及胃肠道反应。

（5）美罗培南：不良反应少见，主要为皮疹、恶心、呕吐等，可出现血清转氨酶、碱性磷酸酶、嗜酸性粒细胞升高等实验室指标异常；中枢神经系统不良反应发生率低于亚胺培南。

（6）万古霉素：①输注过快时发生寒战、发热、皮肤发红、皮疹和低血压（红人综合征）。②偶见注射部位静脉炎。③耳毒性，剂量过大或疗程过长时可能出现。④肾毒性，尿中出现血液、蛋白、管型，血尿素氮升高、肌酐升高。⑤中性粒细胞减少，疗程过长时可能出现。

（7）利奈唑胺：不良反应有腹泻、呕吐、头痛、皮疹，另有骨髓抑制（包括贫血、白细胞减少、全血细胞减少和血小板减少等）、周围神经病和视神经病变，有时进展至视觉丧失、乳酸中毒等。

（8）阿米卡星：①耳毒性，剂量过大或疗程过长，可能损害耳蜗及前庭。②肾毒性，一过性可逆性肾小管损伤，出现血尿、蛋白尿、管型尿，血尿素氮、肌酐升高，有低钠、低钙、低镁症状。③神经肌肉接头阻断作用。

（9）氟康唑：不良反应有恶心、呕吐、腹痛、腹泻、皮疹、血清转氨酶升高等。

（10）两性霉素 B：毒性较大。①血栓性脉管炎，注射局部缺血、坏死。②常见寒战、

发热、颜面潮红。③恶心、呕吐。④低钾血症、低镁血症。⑤低血压。⑥肝、肾毒性。⑦偶见贫血、中性粒细胞减少、血小板减少。

3. 注意事项

(1) 青霉素：避免使用青霉素钾，以免引起高钾血症；局部刺激性大，尽可能少用肌内注射；用药期间应关注静脉注射部位有无外渗或脉管炎；定期监测血常规、尿常规、转氨酶。

(2) 氨苄西林：用药期间定期监测血常规，注意消化道症状，警惕继发耐药性细菌二重感染。

(3) 苯唑西林：局部刺激性大，尽可能少用肌内注射；因本药可与胆红素竞争与白蛋白的结合，高胆红素血症患儿应慎用；用药期间应关注静脉注射部位有无外渗或脉管炎；定期监测血常规、尿常规、转氨酶。

(4) 头孢噻肟：用药期间定期监测血常规，注意消化道症状，警惕继发耐药性细菌二重感染。观察静脉注射部位有无外渗或脉管炎。

(5) 美罗培南：①与碳青霉烯类、β 内酰胺类有交叉过敏反应，用药期间注意观察。②严重肾功能障碍者需根据肌酐清除率调整剂量，严重肝功能障碍者使用可能会加重肝损害。③进食不良或全身状况不良者可引起 VitK 缺乏症状。④可出现 ALT、AST 升高，连续给药 1 周或有肝病者须监测肝功能。⑤极少引起中枢神经系统不良反应，可用于中枢神经系统感染，但中枢神经系统不良反应可能性增加。

(6) 万古霉素：①新生儿、早产儿应慎用。须根据肾功能调整剂量，并监测血药浓度。肝功能不全患儿使用本药不必调整剂量，但须监测血药浓度。②静脉滴注时应避免药液外渗。为减少红人综合征、血栓性静脉炎的发生，滴注时间应维持在 1 小时以上。③万古霉素血药谷浓度应控制在 10~20 mg/L，过低达不到效果，且容易发生耐药，过高易出现耳肾毒性。④一旦药物浓度过高引起肾损害，应及时对症和支持治疗。⑤给药期间定期监测患者尿常规与肾功能，必要时监测听力。

(7) 利奈唑胺：①注意药物的相互作用，如禁止与含右美沙芬的小儿伪麻美酚联用，禁止与抗组胺药联用，同时尽量不与利福平联用。②推荐最长应用时间不超过 28 天。③应每周进行全血细胞计数的检查，尤其是用药超过 2 周者。④注意监测视力、肝肾功能等。

(8) 阿米卡星：①建议用药前完善药物性耳聋基因检测。②用药 48 小时以上进行血药浓度监护，据以调整剂量。治疗血药峰浓度为 20~30 μg/mL（静脉注射后 30 分钟或肌内注射后 1 小时采血样），血药谷浓度为 2~5 μg/mL（于下一次用药前半小时内采血样）。③勿与其他耳毒性药物、肾毒性药物、利尿药、神经肌肉阻滞药、镁剂等合用。④肾衰竭时禁用。⑤疗程中最好能用耳声发射仪和脑干听觉诱发电位仪监测听觉情况。⑥定期监测尿常规、血电解质、尿素氮、肌酐。

(9) 氟康唑：①注意观察胃肠道反应；②每周监测肝功能 1 次；③注意药物相互作用，本药可增加苯巴比妥的血药浓度，利福平可使本药半衰期缩短，同用时应注意调整剂量。

(10) 两性霉素 B：①每 30 分钟观察注射部位 1 次；②须持续进行心脏、血压监护；③每周监测血常规、血小板 1 次；④每周监测血电解质 2 次；⑤每周监测肝功能 1 次；⑥每周监测尿量、尿常规、尿素氮、肌酐 1~2 次，如尿素氮＞400 mg/L，应停药；⑦肝、肾功能不全患儿慎用；⑧本药个体反应差异大，宜根据患儿反应情况调整剂量、用法、疗程。

（八）禁忌证

1. 美罗培南　①对碳青霉烯类有过敏史者禁用；②同时使用丙戊酸钠患者禁用。
2. 万古霉素　对其过敏者、严重肝肾损害不全者禁用。

二、感染性肺炎

新生儿感染性肺炎（infectious pneumonia）指病原侵入呼吸系统，从而诱发肺部感染性炎症，可发生在宫内、分娩过程中或出生后。因长时间机械通气者容易发生肺部感染，称为呼吸机相关性肺炎（ventilator associated pnmneumonia，VAP）。

（一）病因

包括宫内感染、分娩过程中感染、出生后感染（接触传播、血行传播以及院内感染），以及 VAP。

（二）临床表现

常表现为呼吸困难、三凹征、口吐泡沫、发绀等，咳嗽较少。两肺呼吸音减弱，湿啰音常不明显，一般无发热。早产儿肺炎常表现为呼吸暂停、不哭、不吃、体温不升。产前或分娩过程中发生的 B 族链球菌肺炎，全身症状比较明显，呼吸困难严重，肺部 X 线片表现呈白肺，极似 NRDS，常被误诊为 NRDS。

使用机械通气者常发生呼吸机相关肺炎，属院内感染，病原菌耐药率高，痰多，病程迁延反复，治疗比较困难。呼吸道合胞病毒肺炎病情进展较快，两肺广泛渗出，呼吸困难比较严重。

（三）辅助检查

1. 肺部 X 线　X 线片表现以支气管肺炎为主，呈点状或斑片状渗出影，大小不等，以两下肺、心隔角、左心后区多见。部分病例表现为间质性肺炎，肺纹理增多增粗，伴肺气肿。
2. 肺部超声　肺炎的超声影像包括局部胸膜线异常、病灶处可见肺实变灶、支气管充气征和肺泡–间质综合征表现。
3. 血气分析　常发生呼吸性和代谢性酸中毒。
4. 病原学　及时取咽拭子或呼吸道分泌物做病原学检查。

（四）诊断

主要根据产前感染、气管插管等病史，呼吸困难、呼吸暂停等临床表现，肺部斑片状渗出等影像学表现做出诊断。

（五）治疗

1. 加强护理和监护　对新生儿肺炎需要密切监护，动态观察其呼吸变化、监测 SpO_2 和心肺功能。

2.抗病原体治疗　①细菌性肺炎：应早用给予广谱抗菌药物进行经验性治疗，确定病原菌后，应根据药敏试验更换敏感且窄谱的抗菌药物。产前或分娩过程中感染的肺炎，选择针对 G-菌的抗菌药物，GBS 感染者宜选用青霉素。出生后感染的肺炎，社区感染性肺炎病原对抗菌药物敏感性较好，一般选用第三代头孢菌素。院内感染性肺炎病原耐药率较高，应选用针对性抗菌药物。②病毒感染性肺炎可选用抗病毒药物。

3.氧疗和呼吸支持　保持呼吸道通畅，必要时给予雾化吸入，根据病情选择适宜的氧疗。加强吸痰。

感染性肺炎治疗思维导图

三、新生儿化脓性脑膜炎

新生儿化脓性脑膜炎（neonatal purulent meningitis）是各种化脓细菌感染所致的脑膜炎症，常继发于新生儿败血症。其临床表现特异性差，早期诊断困难，常并发脑室膜炎。

（一）危险因素

新生儿化脓性脑膜炎的危险因素有：低出生体重和早产、未足月胎膜早破（PROM）、延长的
胎膜破裂（>18 小时）、孕母 GBS 定植或感染、孕母患绒毛膜羊膜炎及家庭低社会经济状况等。脑膜炎预后不好的危险因素有：低出生体重、早产以及 G-菌感染的脑膜炎。

（二）病原菌

化脓性脑膜炎的病原菌与败血症相似。新生儿出生后 7 天内发生的化脓性脑膜炎称为早发型化脓性脑膜炎，致病菌通常是 GBS、大肠埃希菌和李斯特菌，由母婴垂直传播引起。出生 7 天以后获得的感染称为晚发型化脓性脑膜炎，致病菌通常是从院内感染和社区感染而来，如为社区获得性感染，此时定植于新生儿母亲体内的细菌仍可能是感染源；如为院内感染，常见为 CONS、金黄色葡萄球菌、肺炎克雷伯菌、大肠埃希菌等。

（三）临床表现

1.一般表现　患儿反应低下、哭声微弱、精神萎靡、面色欠佳，吮乳减少，部分患儿体温异常、厌食或呕吐、呼吸窘迫等，这些表现常与败血症相重叠。

2.神经系统症状　可表现为嗜睡、激惹、肌张力低下、震颤或惊厥。患儿可出现颅内压增高表现，如前囟隆起、吐奶或尖叫等，部分患儿可有颈项强直表现。

（四）并发症

1.脑室管膜炎　是新生儿化脓性脑膜炎常见的并发症，在 G-菌脑膜炎患儿中，发生率可达 20%。脑室管膜炎常见颅内压增高，神经影像学检查和侧脑室穿刺可协助诊断。

2.硬膜下积液　新生儿化脓性脑膜炎硬膜下积液发生率约为 11%，临床可表现为囟门隆起、头围异常增大等，大部分硬膜下积液可自行消退。

3.脑积水　发生率约为 24%。临床表现为颅内压增高症状及头围异常增大。头颅影像学检查可协助诊断。

4. 脑脓肿　发生率约为 13%，某些细菌，如枸橼酸杆菌、黏质沙雷菌及奇异变形杆菌等引起的脑膜炎患者发生脑脓肿的风险增加。头颅影像学检查可协助诊断。

5. 脑卒中　新生儿化脓性脑膜炎可导致脑血管炎症，继发脑血栓形成，临床可表现为局灶性惊厥发作和偏瘫，头颅 MRI 可协助诊断。

（五）辅助检查

1. 实验室检查　脑脊液检查是确诊新生儿化脓性脑膜炎的重要依据，在使用抗菌药物之前进行。化脓性脑膜炎患儿脑脊液外观浑浊，白细胞计数 ≥20 个/mm^3，分类以中性粒细胞为主；血白蛋白增高，足月儿血白蛋白>1.7 g/L；脑脊液葡萄糖浓度<2.2 mmol/L，脑脊液细菌涂片为阳性或从脑脊液中可分离出细菌病原体。其余实验室检查同新生儿败血症。

2. 神经影像学检查　对判断有无脑沟积脓、脑室管膜炎、硬脑膜下积液、脑脓肿、脑囊肿、脑积水等有帮助，也可随访疗效。B 超不能确定诊断时，应做 CT。MRI 对多房性及多发性小脓肿诊断价值较大。

（六）诊断

临床上任何出现脓毒症或脑膜炎表现和（或）血培养阳性的新生儿应高度怀疑新生儿化脓性脑膜炎，应进一步进行脑脊液检查明确诊断。

（七）治疗

1. 治疗原则　临床考虑化脓性脑膜炎患儿应尽早经验性使用抗菌药物治疗；选用易透过血脑屏障的抗菌药物；选用抗菌药及联合治疗；抗菌药物宜选合适的剂量，静脉给药。

2. 抗感染治疗

（1）经验性治疗：对于疑似化脓性脑膜炎的新生儿，初始抗菌药物选择取决于患儿日龄、可能的病原体以及该区域常见的病原菌。对于早发型化脓性脑膜炎，常见的致病菌为大肠埃希菌、其他 G-肠杆菌及 GBS，单核细胞性李斯特菌也是导致早发型感染的重要细菌，选择氨苄西林联合第三代头孢菌素可覆盖大多数致病菌。晚发型化脓性脑膜炎，应结合本区域院内感染或社区获得性常见病原菌经验性选择抗菌药物治疗。

（2）目标治疗：

1）G-肠杆菌：首选第三代头孢菌素，如头孢噻肟。对于多重耐药菌，选用美罗培南治疗，疗程 3~4 周。

2）GBS：选择大剂量青霉素联合头孢噻肟或头孢曲松治疗。

3）李斯特菌：头孢菌素对李斯特菌天然耐药，通常选择氨苄西林联合美罗培南治疗，疗程 2~4 周。

4）葡萄球菌：甲氧西林敏感菌选苯唑西林，耐药菌首选万古霉素，如果万古霉素疗效不佳，可考虑联合利福平或改用利奈唑胺。

5）铜绿假单胞菌：首选头孢他啶，耐药菌选择美罗培南。

6）真菌：选用氟康唑，必要时联合两性霉素 B。

3. 并发症治疗　有并发症时，抗菌药物疗程应相应延长。脑室膜炎由于脑脊液循环由上至下单向流动，鞘内注射药物不易到达脑室，故现在多不再用鞘内给药，放保留导管于侧脑室注入抗菌药物效果也不肯定；合并脑积水或脑脓肿时，须联合外科治疗。

4. 对症支持治疗　可多次输注新鲜血浆或全血，以及静脉注射 IVIG 等，尤其对极低出生体重儿或铜绿假单胞菌脑膜炎的患儿；有休克、脱水等症状时可考虑补液，出现颅内压增高或抗利尿激素分泌增加，这种情况下应严格限制输液量（一般可用 70% 的维持量）；对于非低血糖、低血钙、低血钠所致惊厥，可用苯巴比妥钠；糖皮质激素：应考虑应用的潜在不良反应，包括细胞免疫功能减弱导致对其他病原体的易感性增加，使抗菌药物进入脑脊液减少等。国外的研究学者不推荐使用糖皮质激素作为辅助治疗。

新生儿化脓性脑膜炎
治疗思维导图

（八）药学监护

1. 疗效评估　每日监护患儿体温、心率、血压、呼吸等，观察患儿用药后临床症状和体征改善的情况。抗感染治疗 2~3 天后检测患儿白细胞、中性粒细胞，C 反应蛋白、红细胞沉降率以及降钙素原等炎症指标；治疗 7 天复查脑脊液常规及生化；复查肝肾功能、凝血酶原时间、电解质水平、酸碱平衡等指标。

2. 不良反应

（1）利福平：口服有恶心、呕吐等胃肠道反应，静脉注射部位外渗可引起局部刺激和炎症，血清转氨酶升高，罕见贫血、血小板减少、中性粒细胞减少。

（2）头孢曲松：皮疹，嗜酸性粒细胞增多、中性粒细胞减少、血小板减少，一过性血清转氨酶升高，血尿素氮、肌酐升高。

3. 注意事项。

（1）利福平：用药期间应定期监测患者肝功能、血常规；肝功能损害患儿应慎用；静脉用药注意观察注射部位有无外渗；本药为肝药酶强诱导剂，注意与合并用药的相互作用。

（2）头孢曲松：不能与含酒精的药物配伍，观察静脉注射部位有无外渗，定期监测患者血常规，必要时可补充 $VitK_1$。

（九）禁忌

1. 头孢曲松　禁用于矫正胎龄 <41 周（孕周+实际年龄）的早产儿；如果新生儿（≤28天）需要（或预期需要）使用含钙的静脉输液，包括含钙的静脉滴注营养液治疗，如肠外营养，则禁止使用本药；不得用于新生儿高胆红素血症的治疗。体外研究表明头孢曲松能取代胆红素与血清白蛋白结合，导致这些患者有可能发生胆红素脑病的风险。

2. 利福平　禁用于肝功能严重不全、胆道阻塞的患儿。

四、巨细胞病毒感染

新生儿巨细胞病毒（cytomegalovirus，CMV）感染是人巨细胞病毒（human cytomegalovirus，HCMV）引起的一种全身性感染综合征，是胎儿及新生儿最为常见的病毒性感染疾病之一。新生儿 CMV 感染按感染时间分类，可分为先天性 CMV 感染和出生后获得性 CMV 感染。

(一)临床表现

1. 先天性 CMV 感染　胎儿期因母婴垂直传播导致的新生儿感染为先天性 CMV 感染。包括症状性和无症状感染。约 90% 的先天性 CMV 感染是无症状感染。症状性感染的足月儿临床表现缺乏特异性。

2. 出生后获得性 CMV 感染　足月儿或体重较大的早产儿出生后 CMV 感染通常为亚临床感染，多为自限性。部分极低体重儿出生后 CMV 感染可出现严重脓毒症样表现，可导致死亡。

(二)辅助检查

1. 病毒分离　CMV 感染最可靠的直接证据是从尿液、唾液、脑脊液、乳汁及活检组织中分离病毒阳性即可确诊。传统细胞培养适合体液检测，如尿和唾液标本，但由于耗时长不适于快速诊断。

2. 病毒 DNA 定性和定量聚合酶链反应(PCR)　临床更倾向使用 PCR 定量检测诊断和监测免疫功能低下的 CMV 感染患者。目前尚未确定新生儿活动性 CMV 感染相关的病毒载量临界值，通常超过 1000 拷贝数/mL 提示病毒负荷量水平相对较高。血浆或全血 PCR 阴性并不能排除 CMV 感染，特别是 CMV 感染造成的消化道疾病、肺炎或视网膜炎。PCR 检测尿液 CMV 高度可靠，灵敏度 100%，特异度 99%，必要时可重复检测以提高阳性率。

3. 病毒抗原　主要是针对早期抗原、晚期抗原进行 CMV 检测。CMV-pp65 抗原血症是最常用于判断 CMV 症状性感染的重要指标。

4. 血清特异抗体　①血清 CMV-IgG 抗体检测从阴性转为阳性表明原发性感染，单纯阳性不能排除母亲抗体的影响。②血清 CMV-IgM 抗体检测阳性可确定为 CMV 近期活动性感染，如同时抗 CMV-IgG 阴性，则表明为原发性感染。脐血检测出这两种抗体对诊断先天性 CMV 感染有价值。③双份血清抗体滴度增高超过 4 倍，表明活动性感染。④新生儿产生 IgM 能力较弱，可出现假阴性。严重免疫缺陷者，亦可出现假阴性。

(三)诊断

无论是否有症状，只要从患儿血、尿、唾液、脑脊液等体液或组织中分离出病毒，或者检测出病毒核酸或抗原，均可诊断为 CMV 感染。患儿出生 3 周内尿液、体液、血液或组织 CMV 病原检测阳性可诊断为先天性 CMV 感染。新生儿生后 3 周内尿液、体液、血液或组织中 CMV 病原检测阴性，出生 3 周后 CMV 病原检测阳性为出生后获得性 CMV 感染，活动性感染者血液样本 CMV DNA 检测结果阳性。如果生后 3 周内病原学检测结果缺失，3 周后尿液、体液、血液或组织样本中 CMV DNA 阳性，先天或后天感染均有可能。

(四)治疗

1. 药物治疗指征　新生儿 CMV 感染接受抗病毒药物治疗前需要进行严格的治疗指征评估：①重度先天性 CMV 症状性感染应积极治疗，非重度感染者须监测病毒负荷剂量和脏器损伤进展情况，损伤进行性加重考虑药物治疗。②任何感染级别的原发免疫缺陷病患儿，无论先天性还是出生获得性 CMV 感染均应积极抗病毒治疗。③建议重度出生后获得性 CMV 感染的极低出生体重儿和超低出生体重儿积极治疗，非重度感染患儿须监测病毒负荷剂量和脏器损伤进展情况，损伤进行性加重考虑药物治疗。④先天出生无症状 CMV 感染者无须治疗，但须监测病毒负荷剂量和脏器损伤进展情况，损伤进行性加重考虑药物治疗。⑤宫内感染胎儿出生前不常规进行抗病毒药物治疗。

2. 治疗药物　重度先天性 CMV 感染患儿(脓毒症样表现、肺炎、心肌炎、严重肝炎、坏死性小肠结肠炎、反复严重血小板减少、严重视网膜炎、严重神经受累、免疫缺陷基础疾病)应在出生 1 个月内开始治疗，为避免耐药发生，要足量治疗，严重患儿初始治疗尽量选择静脉制剂，原则上疗程不少于 6 周。

(1)更昔洛韦：属于抗非逆转病毒药，被病毒摄入后，与病毒的胸苷激酶和细胞内酶转三磷酸化合物，抑制病毒 DNA 多聚酶，抑制病毒复制。更昔洛韦为治疗 CMV 感染首选药物，建议深静脉给药，经外周静脉给药时药物浓度不超过 1 g/L，应避免药物外渗。更昔洛韦静脉疗程不超过 6 周。

(2)缬更昔洛韦：缬更昔洛韦是更昔洛韦的左旋缬氨酰酯(前体药物)，是两种非对映异构体(RS、SS)的混合物，在体内可被小肠和肝内的酯酶迅速转化成更昔洛韦。缬更昔洛韦为口服制剂，可用于非危及生命的重症感染、耐受经口喂养、体重增长良好、症状轻不需要呼吸支持的患儿；另可作为静脉更昔洛韦后转口服药物的序贯治疗，有学者推荐静脉使用更昔洛韦治疗 2~3 周，然后改为缬更昔洛韦口服完成 6 周的疗程。神经系统受累的患儿总疗程可持续 6 个月。

巨细胞病毒感染治疗思维导图

(五)药学监护

1. 疗效评估　抗病毒治疗前及治疗中需要评估监测指标，分析病毒载量可评估疗效。治疗开始前 1 周进行全血或血清 CMV DNA 定量 PCR，治疗中间隔 1~2 周进行全血或血清 CMV DNA 定量 PCR 检测。另外需要进行视觉和听觉脑干诱发电位检查、眼科检查和必要的神经影像学检查，如颅脑超声、CT 和(或)MRI，评估损伤程度和损伤进展情况。

2. 不良反应　使用更昔洛韦时常见中性粒细胞减少，偶见贫血、血小板减少等不良反应。

3. 注意事项　治疗中间隔 1~2 周评估 1 次药物不良反应，监测全血细胞计数、白细胞分类、血小板计数、凝血功能、肝肾功能等。药物使用中丙氨酸转移酶>250 U/L、中性粒细胞绝对值<$0.5×10^9$/L、血小板<$50×10^9$/L 时需要停药 1 周，缓解后可继续原剂量用药，如果不能恢复需要停药。

(六)远期随访复查

应重视新生儿 CMV 感染的长期随访，《新生儿巨细胞病毒感染管理专家共识(2021)》建议：①先天性 CMV 感染和极低体重新生儿期感染者，在出生后前 2 年内应接受多次听力复查(42 天、3 个月、6 个月、1 岁、1 岁半、2 岁)。②先天性 CMV 感染和极低体重新生儿期感染者，在 1 岁、2 岁和学龄期前后接受神经发育评估。③先天性 CMV 感染和极低体重新生儿期感染者，在婴幼儿期每年至少接受 1 次眼科检查。

（七）禁忌证

对更昔洛韦、缬更昔洛韦及其制剂所含任一辅料过敏的患儿禁用。

（李静）

第十一节　新生儿坏死性小肠结肠炎

新生儿坏死性小肠结肠炎（necrotizing enterocolitis，NEC）是指由多种因素导致的急性小肠结肠坏死性出血性炎症，是一种严重威胁新生儿生命的疾病，也是新生儿重症监护病房（neonatal intensive care unit，NICU）最常见的胃肠道急症。

一、病因

至今对其病因及发病机制仍未完全明了。目前一般认为是多因素综合作用所致。包括早产缺血再灌注损伤、感染、喂养不当、输血制品相关性 NEC、药物及其他 H_2 受体拮抗药影响。

二、临床表现

NEC 发病日龄与出生体重和胎龄相关，胎龄越小，起病越晚。NEC 的临床表现轻重差异很大，既可表现为全身非特异性败血症症状，也可表现为典型胃肠道症状，如腹胀、呕吐、腹泻或便血三联症。足月儿 NEC 发病稍早，主要表现为腹胀、呕吐、血便，病程进展快，全身症状少，出现肠穿孔、肠壁坏死和典型 X 线征象的比率少，病死率也低于早产儿。早产儿 NEC 早期表现为非特异性，如喂养不耐受、胃潴留、反应差、精神萎靡、呼吸暂停等，呕吐和血便不明显。一旦腹胀明显，常提示病情严重或发生肠穿孔，早产儿 NEC 肠穿孔发生率高达 30%。

三、辅助检查

1. 实验室检查　白细胞增高或降低，核左移，可见血小板减少；降钙素原及 C-反应蛋白升高（早期可能正常）；血糖异常（低血糖或高血糖）、代谢性酸中毒、离子紊乱及凝血功能异常等；血细菌培养阳性更有助于诊断。

2. X 线检查　拍摄立位胸腹部 X 线平片可发现肠壁增厚和水肿、肠管扩张、肠襻持续性固定包块和腹腔积液。

3. B 超检查　具备无创性和床旁操作方便的优点，可动态实时随访复查，特异性和敏感性高，近年来越来越多地应用于 NEC 的诊断中。B 超检查可发现肠壁增厚、肠壁积气、门静脉积气。

四、诊断

根据病史、早期临床症状体征、影像学改变，不难作出诊断。诊断要点如下：①多见于早产儿，尤其超低或极低出生体重儿。②往往在建立肠道营养过程中发生，出现喂养不耐受、腹胀、呕吐和便血症状，病情发展快，严重者出现休克和DIC。③依据腹部影像学检查和实验室检查结果。④新生儿NEC的Bell分级标准及治疗详见表3-6。

表3-6　新生儿NEC的Bell分级标准及治疗

分期	全身症状	胃肠道症状	影像学检查	治疗
ⅠA 疑似NEC	体温不稳定、呼吸暂停、心动过缓和嗜睡	胃潴留，轻度腹胀，便潜血阳性	正常或轻度肠管扩张	绝对禁食，胃肠减压，应用抗菌药物治疗3天
ⅠB 疑似NEC	同ⅠA	肉眼血便	同ⅠA	同ⅠA
ⅡA 确诊NEC （轻度）	同ⅠA	同ⅠA和ⅠB，肠鸣音消失和（或）腹部触痛	肠管扩张、梗阻、肠壁积气征	同ⅠA，绝对禁食，应用抗菌药物7～14天
ⅡB 确诊NEC	同ⅠA，轻度代酸，轻度血小板减少	同ⅡA，肠鸣音消失，腹部触痛明显和（或）腹壁蜂窝织炎或右下腹部包块	同ⅡA，门静脉积气和（或）腹腔积液	同ⅡA，绝对禁食，补充血容量，治疗酸中毒，应用抗菌药物14天
ⅢA NEC进展 （重度，肠壁完整）	同ⅡB，低血压，心动过缓，严重呼吸暂停，混合性酸中毒，DIC，中性粒细胞减少，无尿	同ⅡB，弥漫性腹膜炎、腹膨隆和触痛明显，腹壁红肿	同ⅡB，腹腔积液	同ⅡB，液体复苏，应用血管活性药物，机械通气，腹腔穿刺，若保守治疗无效，则尽快手术
ⅢB NEC进展 （重度，肠穿孔）	同ⅢA，病情突然恶化	同ⅢA，腹胀突然加重	同ⅢA，腹腔积气	同ⅢA，手术

五、治疗

治疗原则：禁食，积极抗感染，纠正水电解质紊乱和酸中毒，维持内环境稳定等综合治疗。

1. 禁食　须绝对禁食及胃肠减压，Ⅰ期NEC须禁食72小时，Ⅱ期须禁食7～10天，Ⅲ期须禁食14天或更长。待临床情况好转，粪便隐血转阴，X线片异常征象消失后可逐渐恢复经口喂养。

2. 控制感染

（1）抗菌药物治疗原则：①尽早开始静脉应用抗菌药物联合治疗，重度脓毒症和脓毒性休克者强调1小时内使用；②初始经验性治疗应覆盖所有可能病原菌，并对感染部位有良好的组织穿透力；③每日进行抗感染方案评价，以保证疗效、防止耐药、减少毒性、节约费用；④经验性联合治疗不超过5天，应尽快按药敏选择单药治疗；⑤抗感染疗程为7~10天，对临床反应差、无法引流的局部感染、免疫力低下者，适当延长疗程。

（2）针对耐药细菌的抗菌药物用药策略：①产超广谱β-内酰胺酶（ESBL）菌可应用碳青霉烯类（亚胺培南西司他丁、美罗培南）、内酰胺酶抑制药（哌拉西林他唑巴坦、头孢哌酮舒巴坦）、氨基糖苷类（阿米卡星）等。②产AmpC β-内酰胺酶菌可应用碳青霉烯类（亚胺培南西司他丁、美罗培南）、第四代头孢（头孢吡肟）、喹诺酮/氨基糖苷类（辅助/联合用药）等。但鉴于药物的毒性及不良反应，国内不推荐氨基糖苷类和喹诺酮类药物常规应用于新生儿。若病程进展至Ⅲ期，推荐加用克林霉素或甲硝唑，以覆盖厌氧菌。

（3）治疗药物剂量。

1）亚胺培南西司他丁。《实用新生儿学（第5版）》推荐：静脉滴注，给药剂量为20 mg/kg。孕周≤29周：日龄0~28天者每24小时给药1次，日龄>28天者每12小时给药1次。孕周30~36周：日龄0~14天者每12小时给药1次，日龄>14天者每8小时给药1次。孕周37~44周：日龄0~7天者每12小时给药1次，日龄>7天者每8小时给药1次。

2）美罗培南。BNFC 2022-2023推荐：日龄<7天的新生儿，给药剂量为20 mg/kg，每12小时给药1次；日龄7~28天的新生儿，给药剂量为20 mg/kg，每8小时给药1次。

3）头孢哌酮舒巴坦。《实用新生儿学（第5版）》推荐静脉滴注，给药剂量为40~80 mg/（kg·d）（按头孢哌酮算），足月儿生后1周内，每12小时给药1次，1周后可每8小时给药1次（表3-7）。

表3-7 哌拉西林他唑巴坦《新生儿临床用药（第2版）》推荐剂量

体重	日龄≤7天		日龄>7天		
<1.2 kg	75 mg/kg	q12h	75 mg/kg	q12h	iv、im
≤2 kg	75 mg/kg	q12h	75 mg/kg	q8h	iv、im
>2 kg	75 mg/kg	q8h	75 mg/kg	q6h	iv、im

4）头孢吡肟。《实用新生儿学（第5版）》推荐：日龄≤28天的新生儿给药剂量为30 mg/（kg·次），每12小时给药1次；日龄>28天，给药剂量50 mg/（kg·次）；脑膜炎患者给药剂量为50 mg/kg，每12小时给药1次。

5）阿米卡星。BNFC2022-2023、AAP红皮书（32版）推荐，给药剂量同第三章第十二节中阿米卡星相关内容。

6）克林霉素。《实用新生儿学（第5版）》推荐：静脉滴注，给药剂量为5~7.5 mg/kg。孕周≤29周，日龄0~28天，每12小时给药1次，日龄>28天，每8小时给药1次；孕周30~36周，日龄0~14天，每8小时给药1次，日龄>14天，每8小时给药1次；孕周37~44周，日龄0~7天，每8小时给药1次，日龄>7天，每6小时给药1次。

7）甲硝唑。《实用新生儿学（第5版）》推荐：静脉滴注，首次给药剂量为15 mg/kg；维持剂量为7.5 mg/kg，在首次给药后间隔相应时间开始。孕周≤29周，日龄0~28天，每48小时给药1次，日龄>28天，每24小时给药1次；孕周30~36周，日龄0~14天，每24小时给药1次，日龄>14天，每12小时给药1次；孕周37~44周，日龄0~7天，每

24 小时给药 1 次，日龄>7 天，每 12 小时给药 1 次。

3. **支持疗法**　维持水电解质平衡，每日供给液体量 120~150 mL/kg，根据胃肠道丢失情况再做增减；由于禁食时间较长，给予胃肠外营养，保证每日 378~462 kJ（90~110 kcal/kg）的能量供给；有凝血功能障碍时可输注新鲜冰冻血浆，严重血小板减少时可输注血小板；出现休克时给予抗休克治疗。

4. **腹部情况监测**　腹部体检和腹部影像学监测，在疾病早期进展时，需要密切随访腹部 X 线检查或超声检查，评估肠道损伤和疾病进展情况。

5. **外科治疗**

（1）外科会诊指征：①腹壁蜂窝织炎；②X 线提示固定扩张的肠管；③腹腔硬性包块；④内科保守治疗效果不佳。

（2）手术指征：①诊断 NEC 的 Bell 分期为ⅢA 中期经保守治疗 48 小时无效，或ⅢB 期，伴少尿、低血压、难以纠正的代谢性酸中毒。②腹部 X 线检查发现肠襻僵直固定、门静脉积气。③高度怀疑肠穿孔，但腹部 X 线检查未发现气腹者，若腹腔引流物为黄褐色浑浊液体，也是外科手术探查指征。④若不能确诊 NEC，但肠扭转不能除外，也是手术探查指征。

（3）外科治疗方法：手术方式选择主要根据术中肠管坏死程度及范围决定。手术治疗方法包括：腹腔引流、剖腹探查术、坏死或穿孔部分肠管切除肠吻合术及肠造口术。

（4）术后并发症：近期并发症包括肠管继续坏死甚至穿孔、肠道吻合口瘘和粘连性肠梗阻等；远期并发症可出现肠道狭窄、短肠综合征和生长发育延迟甚至发育缺陷等。

新生儿坏死性小肠结肠炎
治疗思维导图

六、药学监护

1. **疗效评估**　监护患儿体温、心率、血压、呼吸、血氧情况，观察患儿用药后临床症状和体征改善的情况，治疗 2~3 天后检测患儿白细胞、中性粒细胞，C 反应蛋白、红细胞沉降率以及降钙素原等炎症指标并进行肝肾功能、凝血酶原时间、电解质水平、酸碱平衡指标等相关检查。密切随访腹部 X 线或超声检查，评估腹部情况。

2. **不良反应**

（1）亚胺培南西司他丁：不良反应有注射局部疼痛，血清胆红素升高、转氨酶升高，偶见皮疹、腹泻。

（2）美罗培南：不良反应少见，主要为皮疹、恶心、呕吐等，可出现血清转氨酶、碱性磷酸酶、嗜酸性粒细胞升高等实验室指标异常。其中枢神经系统不良反应发生率低于亚胺培南。

（3）哌拉西林他唑巴坦：偶见皮疹、药物疹，血清转氨酶升高，血尿素氮升高、肌酐升高、嗜酸性粒细胞增多、中性粒细胞减少、血小板减少。

（4）头孢哌酮舒巴坦：不良反应有皮疹，嗜酸性粒细胞增多、中性粒细胞减少、血小板减少、凝血酶原减少，一过性血清转氨酶升高、血尿素氮升高，肌酐升高，偶见 Coombs 试验假阳性。

（5）头孢吡肟：偶见皮疹，罕见腹泻，偶见嗜酸性粒细胞升高、血清转氨酶升高；

Coombs' 试验假阳性。

（6）阿米卡星：主要不良反应如下。①耳毒性：剂量过大或疗程过长，可能损害耳蜗及前庭。②肾毒性：一过性可逆性肾小管损伤，出现血尿、蛋白尿、管型尿，血尿素氮、肌酐升高。③神经肌肉接头阻断作用。

（7）克林霉素：偶见皮疹，有恶心、腹泻、中性粒细胞降低、血小板降低、血清转氨酶升高症状，可引起伪膜性肠炎。

（8）甲硝唑：口服可有轻微胃肠道反应，偶见皮疹、白细胞减少、凝血时间延长。

3. 注意事项

（1）亚胺培南西司他丁：用药时注意观察注射部位有无外渗和红肿，定期监测患者血胆红素、转氨酶。

（2）美罗培南：用药过程中注意观察皮肤、消化道等不良反应，连续给药 1 周或有肝功能损伤者须监测肝功能。另外，NEC 患儿大多需要禁食，应用美罗培南可引起 VitK 缺乏症状，注意观察临床症状及监测凝血功能等指标，必要时补充 $VitK_1$。

（3）哌拉西林他唑巴坦：用药时观察静脉注射部位有无外渗；用药期间定期监测白细胞计数、血小板和肝、肾功能。

（4）头孢哌酮舒巴坦：用药时观察静脉注射部位有无外渗，定期监测白细胞计数及分类、血小板、出血时间；不能与含酒精的药物配伍，否则可致双硫仑样反应（心动过速、颜面潮红、腹泻）；必要时可补充 $VitK_1$。

（5）头孢吡肟：用药时观察静脉注射部位有无外渗；定期监测转氨酶；长时间用药警惕二重感染。

（6）阿米卡星：用药过程中注意进行血药浓度监测，根据血药浓度调整剂量。须监测血药峰浓度（静脉注射后 30 分钟采血样）和谷浓度（于下一次用药前半小时内采血样）。血药峰浓度为 20~30 μg/mL，谷浓度为 2~5 μg/mL。注意勿与其他耳毒性药物、肾毒性药物、神经肌肉阻滞药等合用。肾衰竭时禁用。疗程中最好能用耳声发射仪和脑干听觉诱发电位仪监测听觉情况。定期监测患者尿常规、血电解质、尿素氮、肌酐。

（7）克林霉素：用药期间出现发热、腹痛、血性腹泻等伪膜性肠炎征象，应立即停药、禁食、给予全静脉营养，并口服甲硝唑代替治疗；定期监测患者白细胞计数及分类、肝功能。

（8）甲硝唑：用药期间应定期监测患者白细胞计数及分类、凝血时间。

七、禁忌

1. 美罗培南　禁用于对碳青霉烯类有过敏史者和同时使用丙戊酸钠的患儿。
2. 甲硝唑　禁用于有神经系统疾病史或血液病史的患儿。

（李静）

第十二节　新生儿低血糖症

新生儿低血糖症（hypoglycemia of newborn）是指血糖低于正常新生儿的最低血糖值。目前新生儿低血糖的界限值尚存争议，大多数学者主张不论胎龄和日龄，将全血葡萄糖浓度<2.2 mmol/L(<40 mg/dL)，血浆葡萄糖浓度<2.5 mmol/L(<45 mg/dL)作为诊断新生儿低血糖的界限值。考虑到低血糖可导致不可逆性脑损伤，故血糖浓度低于 2.6 mmol/L (47 mg/dL)为临床需要处理的界限值。

一、病因

包括糖原和脂肪贮存不足，葡萄糖消耗过多、摄入不足，高胰岛素血症，内分泌代谢性疾病。

二、临床表现

新生儿低血糖常无症状，相同血糖水平的新生儿症状差异也很大，且临床表现缺乏特异性，多出现在新生儿出生后数小时至 1 周内，或伴随其他疾病而被掩盖。主要表现包括反应低下、多汗、面色苍白、阵发性发绀、喂养困难、嗜睡、肌张力低下、呼吸急促、呼吸暂停、易激惹、哭声异常、颤抖、震颤、惊厥等。严重低血糖可引起脑损伤，称低血糖脑病。

三、辅助检查

1. 血糖　常规对出生 30 分钟内的所有高危新生儿进行血糖监测，随后每 3 小时复查一次，血糖稳定后延长监测时间。

2. 病因检查　对持续性低血糖的患儿，须进行病因检查。如疑诊高胰岛素血症者，须进行胰岛素监测、胰岛素影像学检测。疑诊遗传代谢性疾病者进行串联质谱、血尿有机酸和氨基酸检查及酶活性测定等。疑诊垂体内分泌疾病者，应及时进行相关激素测定。

四、诊断

1. 病史　母亲有糖尿病或妊娠高血压病史；新生儿围产期窒息、感染、硬肿症、呼吸窘迫综合征、红细胞增多症、ABO 或 Rh 血型不合溶血病等；早产儿、小于胎龄儿或肠内喂养延迟、摄入量不足等。

2. 临床表现　有上述病史，伴不能解释的神经系统异常者应立即测定血糖。

3. 血糖及其他血液学检查　准确测定血糖是诊断本症的主要手段。新生儿出生后 1 小时内测定血糖，对有可能发生低血糖的高危患儿，出生后第 3、6、12、24 小时测定血糖。其他血液学测定包括血胰岛素(血胰岛素/血糖)、皮质醇、生长激素、促肾上腺皮质激素(ACTH)、甲状腺功能、血及尿氨基酸、尿酮体及尿有机酸、遗传代谢病检测等。根据需要测定血型、血红蛋白、血钙、血镁，必要时做脑脊液、胸部 X 线、心电图或超声心动图等检查。

4. 神经影像学检查　症状性低血糖者应行头部 MRI 检查。

五、治疗

1. 早期喂养　对所有新生儿尤其是高危新生儿均需尽早开始母乳或配方奶喂养，不能经口喂养者及时鼻胃管喂养或静脉补液。

2. 血糖监测及处理　《新生儿低血糖临床规范管理专家共识（2021）》针对胎龄 35 周

及以上新生儿低血糖监测和管理推荐：① 新生儿低血糖临床处理阈值为血糖浓度<2.6 mmol/L，若同时存在低血糖症状，应收入 NICU/新生儿科，立即完善血浆葡萄糖检测，静脉推注 10% 葡萄糖注射液 2 mL/kg（1 mL/min）后维持葡萄糖注射液或肠外营养液输注，葡萄糖输注速度（glucose infusion rate，GIR）5~8 mg/（kg·min）。②对于首次测定血糖浓度<2.0 mmol/L 者，应收入 NICU/新生儿科，立即完善血浆葡萄糖检测，静脉推注 10% 葡萄糖注射液 2 mL/kg（1 mL/min）后维持葡萄糖注射液或肠外营养液输注，GIR 为 5~8 mg/（kg·min）。③首次测定血糖浓度 2.0~<2.6 mmol/L 者，行补充喂养，30 分钟后复测血糖，如果血糖浓度<2.2 mmol/L，按②处理；如果首次测定血糖浓度 = 2.2~<2.6 mmol/L，继续补充喂养，若连续 2 次补充喂养后复测血糖，血糖浓度<2.6 mmol/L，则按②处理；如果血糖浓度 2.6~<2.8 mmol/L，喂养频次为每隔 2~3 小时喂养 1 次。

3. 升血糖药物　人体外周血管耐受糖浓度约12%，为了减轻液体负荷则需要提高糖浓度，当 GIR>8~10 mg/（kg·min）仍不能维持正常 BGL，则需要考虑深静脉置管。当 GIR>10~12 mg/（kg·min）才能维持正常血糖时，需要考虑胰高血糖素、糖皮质激素、二氮嗪、奥曲肽等药物治疗。

（1）胰高血糖素：增加糖异生和糖原分解。用于：①有糖原储存的顽固性低血糖新生儿；②难治的糖尿病母亲；③高胰岛素血症新生儿低血糖症。《实用新生儿学（第 5 版）》推荐：肌内、皮下或静脉注射，给药剂量为 0.025~0.2 mg/kg。《新生儿低血糖临床规范管理专家共识（2021）》推荐：静脉注射，单次给药剂量为 0.2 mg/kg，维持剂量为 1~20 μg/（kg·h），最大剂量为 1 mg/d；同时需静脉补充葡萄糖，避免低血糖反弹。

（2）氢化可的松：减少外周葡萄糖利用，增加糖异生；降低胰岛素敏感性。用于：①GIR>10 mg/（kg·min）；②持续性低血糖。《实用新生儿学（第 5 版）》推荐：静脉滴注，给药剂量为 5 mg/（kg·d），一天 2 次。《新生儿低血糖临床规范管理专家共识（2021）》推荐：静脉给药，每次 1~2 mg/kg，间隔 6~8 小时给药 1 次。

4. 治疗原发疾病　对持续低血糖者，积极寻找原病病，针对原发病进行治疗。高胰岛素血症者给予二氮嗪或奥曲肽。

（1）二氮嗪：β 细胞钾通道激活剂，抑制胰岛素释放。用于：①高胰岛素血症导致的持续性低血糖；②停止输注葡萄糖后长期治疗。《实用新生儿学（第 5 版）》推荐：给药剂量为 5~20 mg/（kg·d），分 3 次使用。新生儿低血糖临床规范管理专家共识（2021）》推荐：给药剂量为 5~20 mg/（kg·d），口服，每日 3 次。

新生儿低血糖症治疗思维导图

（2）奥曲肽：结合生长抑素受体，抑制胰岛 β 细胞钙通道，抑制胰岛素释放。用于：疑似/确诊的高胰岛素血症；如新生儿期使用，需咨询儿童内分泌科医生。《实用新生儿学（第 5 版）》推荐：给药剂量为 5~25 μg/（kg·d），持续静脉滴注 6~8 小时或皮下注射。《新生儿低血糖临床规范管理专家共识（2021）》推荐：皮下/静脉注射，给药剂量为 5~25 μg/（kg·d），间隔 6~8 小时给药 1 次。

六、药学监护

1. 疗效评估　监护患儿体温、心率、血压、呼吸。观察患儿用药后临床症状和体征改善的情况。监测血糖变化，在补充喂养后，或静脉推注葡萄糖后，或改变 GIR 后 30 分钟复测血糖。

2. 不良反应

(1)胰高血糖素：不良反应有恶心、呕吐，低钠血症，罕见血小板减少。给药剂量>20 μg/(kg·h)时可能引起胰岛素反常分泌。

(2)氢化可的松：可能引起水钠潴留、高血压、低血钾；增加胃酸和胃蛋白酶分泌，诱发溃疡、出血、穿孔、坏死性小肠结肠炎。

(3)二氮嗪：可引起水钠潴留，静脉炎，嗜酸性粒细胞增多、白细胞减少，低血压。

(4)奥曲肽：不良反应有恶心、呕吐、腹泻、腹痛、过敏反应等。

3. 注意事项

(1)胰高血糖素：高浓度的胰高血糖素易导致反射性胰岛素分泌，引起低血糖，在用药期间注意监测血糖，另需注意患儿喂养情况，复查血常规。

(2)氢化可的松：用药期间注意观察患儿喂养情况，复查电解质，监测血糖。

(3)二氮嗪：因其易引起新生儿水钠潴留，在应用期间常规予以噻嗪类利尿药预防水钠潴留，同时限制液体入量。注意监测患儿血压变化，注意观察注射部位情况，复查电解质、血常规。

(4)奥曲肽：用药期间注意观察患儿喂养情况，复查电解质，监测血糖。

七、禁忌证

1. 胰高血糖素　禁用于对胰高血糖素、乳糖或其制剂任何其他成分有超敏反应者；胰岛细胞瘤；嗜铬细胞瘤。

2. 氢化可的松　对本品及其他甾体激素过敏者禁用。患儿有新近胃肠吻合手术、不能控制的感染等疾病一般不宜使用，特殊情况应权衡利弊使用，但应注意病情恶化可能。

（李静）

第四章

消化系统疾病及其药物治疗

第一节　胃炎

胃炎(gastritis)是指由各种物理性、化学性或生物性有害因子引起的胃黏膜或胃壁炎性病变。根据病程分急性和慢性两种,后者发病率高。

一、病因

1.**急性胃炎**　是由不同病因引起的胃黏膜急性炎症。包括应激性因素以及药物及食物因素。

2.**慢性胃炎**　是有害因子长期反复作用于胃黏膜引起损伤的结果,可能与幽门螺杆菌(helicobacter pylori,Hp)感染、胃肠动力异常引起胆汁反流,长期的不良饮食习惯和服用药物,神经精神因素,全身慢性疾病影响以及环境、遗传、免疫、营养等因素有关。

二、临床表现

1.**急性胃炎**　发病急骤,轻者出现食欲减退、腹痛、恶心、呕吐,重者出现呕血、黑便、脱水、电解质及酸碱平衡紊乱,甚至失血性休克。有感染者可伴发热等全身中毒症状。

2.**慢性胃炎**　反复发作、无规律性的腹痛,疼痛时间常出现于进食中或餐后;疼痛部位常在上腹部、脐周;轻症为间歇性隐痛或钝痛,重症为剧烈绞痛;其他症状有食欲缺乏、恶心、呕吐、腹胀、嗳气、反酸、胃灼热,胃黏膜糜烂出血者伴呕血、黑便。

三、辅助检查

1.**胃镜**　为最有价值、可靠的诊断手段。可直接观察胃黏膜病变及其程度,胃镜下可见黏膜广泛充血、水肿、糜烂、出血,黏膜表面的黏液斑或反流的胆汁。Hp 感染时,还可见到胃黏膜微小结节形成(又称胃窦小结节或淋巴细胞样小结节增生)。同时可取病变部位组织进行 Hp 和病理学检查。

2.**Hp 检测**　分为侵入性检测和非侵入性检测两大类。侵入性检测需要通过胃镜检查取胃黏膜活组织进行检测,包括:①快速尿素酶试验;②组织学检查;③Hp 培养。非侵入性检测主要有:①尿素[^{13}C]呼气试验(^{13}C-UBT);②粪便 Hp 抗原检测;③血清学检测抗

Hp-IgG 抗体。

    3. 实验室检查　包括胃酸、胃蛋白酶原、内因子、胃泌素、前列腺素检查。

    4. 上消化道钡餐造影

    5. 胃超声

    6. 胃电图

    7. 血、粪便常规　胃黏膜出血可有贫血，粪便隐血阳性。

四、诊断

    诊断胃炎需要胃镜检查与黏膜组织活检相结合，并根据病史、体检结果、临床表现，基本可以确诊。必须与外科急腹症以及肝、胆、胰、肠等腹内脏器的器质性疾病、腹型过敏性紫癜相鉴别。慢性反复发作的腹痛应与消化性溃疡、嗜酸性粒细胞胃肠炎、肠道寄生虫病及功能性腹痛等疾病鉴别。

五、治疗

    急性胃炎多数为继发性胃炎，以治疗原发病为主，兼治胃炎。慢性胃炎多为原发性胃炎，以对症药物治疗为主。Hp 感染相关性胃炎首先进行根除 Hp 治疗（见第四章第 2 节消化性溃疡）。

    患儿停用刺激性食物，采用清淡流质或半流质饮食。静脉滴注抑酸药，口服抗酸剂、黏膜保护剂。如药物引起的急性胃炎者停用相关药物，有感染因素者可合理选用抗菌药物。有脱水者纠正水及电解质失衡。有严重出血时应按上消化道出血处理。（见第四章第 3 节消化道出血。）

    1. 胃酸分泌抑制药　H_2 受体拮抗药如西咪替丁，作用于壁细胞上 H_2 受体，竞争性抑制组胺，抑制基础胃酸分泌以及食物、组胺、五肽胃泌素、咖啡因及胰岛素等所刺激的胃酸分泌。质子泵抑制药（proton pumpinhibitors PPIs）如奥美拉唑，通过特异性地抑制胃壁细胞 H^+-K^+-ATP 酶系统而阻断胃酸分泌的最后步骤，抑制基础胃酸分泌和刺激状态下的胃酸分泌。

    （1）H_2 受体拮抗药。

    西咪替丁：药品说明书用于儿童临床经验很少，因此一般不作推荐，仅有很少的经验为 20~40 mg/kg，分次口服或静脉给药。

    雷尼替丁：《诸福棠实用儿科学（第 8 版）》推荐，每日给药剂量为 4~6 mg/kg，分 2 次口服，或睡前一次服。力求使胃内 pH 维持在 4 以上。药量应根据临床症状和胃内 pH 变化进行调整。《新编儿科药物学（第 3 版）》推荐，口服雷尼替丁（150 mg/片），治疗胃溃疡大于 8 岁的儿童，每次服药剂量为 3 mg/kg，每日 2 次，晨起和睡前口服，症状消失后改维持量，每日服药剂量为 3 mg/kg，晚上睡前一次服下。雷尼替丁药品说明书推荐，静脉注射，每次给药剂量为 1~2 mg/kg，每 8~12 小时给药 1 次；静脉滴注，每次给药剂量为 2~4 mg/kg，24 小时连续滴注。

    法莫替丁：药品说明书（2020）推荐，静脉注射，给药剂量为 0.4 mg/kg，每日 2 次。《新编儿科药物学（第 3 版）》推荐，静脉滴注或静脉注射，大于 8 岁者每次给药剂量为 0.4 mg/kg，加入 0.9%氯化钠注射液或 5%葡萄糖注射液适量溶解后，缓慢静脉滴注（不少于 30 分钟)或静脉推注(不少于 3 分钟),每日 2 次,5 天为 1 疗程。口服:大于 8 岁者每次 10 mg,每日 2 次,早饭后,晚饭后或临睡前服用,症状缓解后再改用维持量(用量减半),连用 6~8 周。

(2)PPIs:《诸福棠实用儿科学(第 8 版)》推荐,静脉滴注奥美拉唑用于应激状态时的急性胃黏膜损害、非甾体抗炎药引起的急性胃黏膜损伤、消化性溃疡出血、吻合口溃疡出血,给药剂量为 0.6~0.8 mg/kg,每日 1~2 次。

2. 抗酸药　能中和胃酸,降低胃蛋白酶活性,缓解胃痛症状,如氢氧化铝凝胶等。

3. 胃黏膜保护药

硫糖铝:与黏膜黏蛋白络合形成保护膜,防止胃酸侵入,抑制胃蛋白酶活性,也可刺激局部前列腺素 E 分泌和表皮生长因子积聚,改善黏液质量,促进组织修复,利于炎症的消除。每日给药剂量为 10~25 mg/kg,分 3 次口服,餐前 1 小时服用,疗程 4~8 周。

胶体次枸橼酸铋钾:与溃疡面的蛋白形成复合物膜,保护溃疡表面;促进黏液、前列腺素、碳酸氢盐的分泌,促进溃疡愈合,且具有抗 Hp 作用。每日给药剂量为 6~8 mg/kg,分两次空腹服用。

麦滋林:直接口服,给药剂量为 30~40 mg/kg,每日 3 次,餐后服用。

4. 胃肠动力药

对症治疗:胃肠动力药如多潘立酮通过拮抗胃肠道多巴胺受体,促进乙酰胆碱的释放而加强胃肠蠕动,阻止胆汁和食物反流;西沙必利激动 5-HT 受体,加强胃肠道纵向动力。适用于餐后腹痛、腹胀、恶心、呕吐者。腹痛明显者给抗胆碱能药,以缓解胃肠平滑肌痉挛。

多潘立酮:《诸福棠实用儿科学(第 8 版)》推荐,口服,给药剂量为 0.3 mg/kg,每日 3~4 次,餐前 15~30 分钟服用。

硫酸阿托品:M 胆碱受体拮抗药,可解除胃肠道痉挛。儿童皮下注射每次给药剂量为 0.01 mg/kg。

小儿胃炎治疗思维导图

六、药学监护

(一)疗效评估

1. 胃酸分泌抑制药

(1)PPIs 抑酸效果强于 H_2 受体拮抗药。PPIs 单次口服后,抑酸作用可持续 24 小时。PPIs 静脉滴注比口服抑酸作用更快,持续静脉滴注可维持胃内无酸状态。

(2)H_2 受体拮抗药单次给药后,抑酸作用持续时间为 2 小时以上,法莫替丁的抑酸效果可持续 12 小时以上。

(3)胃酸分泌抑制药会刺激促胃液素分泌,形成高促胃液素血症,后者刺激胃黏膜中的细胞释放组胺,反过来减弱 H_2 受体拮抗药的抑酸作用。一般治疗 3 天内可产生此耐受性,疗效减弱。但 PPIs 的抑酸作用不受此影响。

(4)胃酸分泌抑制药连续使用 7 天,实验室检查(胃酸、胃蛋白酶、胃泌素、血及粪便隐血检查)和临床症状(如腹痛、恶心、呕吐、反酸)等未得到持续改善,需调整用药。

2. 胃肠动力药　多潘立酮口服起效快,可显著改善呕吐、反流症状。用药 3 天,如症状未缓解,需调整用药,药物使用时间不超过 1 周。

3. 胃黏膜保护药　服药 1 小时可起效。可缓解疼痛,但不能用于解痉。

4. 抗 Hp 的疗效评估　见第四章第二节消化性溃疡。

(二)不良反应监护

1. 多潘立酮

(1)本品可增加室性心律失常风险,不推荐心脏传导间期延长特别是 QT 间隙延长的患者,有显著的电解质紊乱(低钾血症、高钾血症、低镁血症)、心动过缓的患者,有潜在的心脏疾病如充血性心力衰竭的患者。

(2)本药为多巴胺拮抗药,可有血清泌乳素水平升高、溢乳、男性患儿乳房女性化、女性月经不调等不良反应,但停药后即可恢复正常。锥体外系症状主要发生在 1 岁以下患儿。

(3)1 岁以下小儿由于其代谢和血脑屏障功能发育尚不完全,多潘立酮通过血脑屏障不能完全排除,易发生中枢不良反应,故须密切监护,慎用。根据体重准确地制定用药剂量,控制在单次最高剂量及每日最高剂量以下,药物过量可导致儿童神经系统异常。

2. 氢氧化铝

(1)长期、大量服用会引起便秘(可与镁盐制剂交替使用)和低磷血症(可在饮食中酌情加磷酸盐)。

(2)在胃内形成可溶性氯化铝被吸收,并随尿液排泄,肾功能不全者可致血中铝离子浓度升高如血清中铝含量超过 150 μg/mL,或出现脑病等神经系统症状,应立即停药。肾功能不全者慎用。

(3)可致血清胆酸浓度增加,诱发肝胆异常。

3. 硫糖铝

(1)可引起便秘,宜加服少量镁乳等轻泻剂。

(2)个别患者可出现口干、恶心、胃痛等症状。胃痛较剧的患者,可加适量的抗胆碱药物,待疼痛减轻后,再单独服用本品。

(3)肝肾功能不全者或透析患者慎用或不用。甲状腺功能亢进或维生素营养不良性佝偻病等血磷酸盐过少的患者,不宜长期服用本品。

4. PPIs

(1)长期使用 PPIs(定义为 6 个月以上)应警惕可能相关的潜在不良影响,包括肾脏疾病、骨折、心肌梗死、小肠细菌过度生长、自发性细菌性腹膜炎、萎缩性胃炎、低镁血症、艰难梭状芽孢杆菌感染、肺炎、维生素 B_2 和铁吸收不良、肿瘤等。

(2)具有酶抑制作用,一些经肝脏细胞色素 P450(CYP450)氧化酶系代谢的药物,如双香豆素、地西泮、苯妥英、硝苯地平等,其半衰期可因合用本品而延长。

5. H_2 受体拮抗药

(1)西咪替丁为肝药酶抑制药,与普萘洛尔、苯妥英钠或其他乙内酰脲类,环孢素、吗氯贝胺、茶碱、美沙酮、卡马西平、香豆素类抗凝药、利多卡因、咖啡因、苯二氮䓬类药物(如地西泮、硝西泮、氟硝西泮、氯氮草、咪达唑仑、三唑仑)、地高辛、奎尼丁等合用,导致后者血药浓度升高,作用加强,易出现毒性反应。

（2）雷尼替丁静脉注射后部分患者有面热感，并有头晕、恶心、出汗等症状，约持续 10 分钟自行消失，偶有心动过缓反应，有时在静脉注射处出现瘙痒、发红，大约 1 小时后消失；本品可降低维生素 B$_{12}$ 的吸收。

6. 铋剂

（1）可引起神经系统不可逆转损害、急性肾衰竭。小儿尤应谨慎，须严格掌握剂量和疗程，本品连续使用不得超过 7 天，最好有血铋监测。若长期大剂量用药，可出现铋中毒，表现为皮肤黑褐色，应马上停药并做处理。

（2）不得与抗酸药、H$_2$ 受体拮抗药、牛奶同服。对肝、肾和中枢神经系统有损伤，故连续使用本剂一般限制在 4~6 周为妥。

（三）注意事项

1. 多潘立酮　①重度肾功能不全患者根据肾功能损害的严重程度，用药频率减至每日 1~2 次，同时可能要降低剂量，并定期检查肾功能。②多潘立酮、奥美拉唑、丙胺太林的片剂辅料中含有乳糖成分，可能不适用于乳糖不耐受、半乳糖血症或葡萄糖/半乳糖吸收不良的患者，多潘立酮混悬液中无乳糖成分。

2. 氢氧化铝　①急腹症或阑尾炎患者服用可使病情加重。②由于不溶性磷酸铝复合物的形成，导致血清磷酸盐浓度降低，磷自骨内移出，故骨折患者不宜服用。③因婴幼儿极易吸收铝，有铝中毒的危险，故早产儿和婴幼儿不宜服用。④因影响地高辛、维生素、华法林、氯丙嗪、异烟肼、苯巴比妥类的药物吸收和排泄，不宜同服，须间隔 2 小时以上服用。

3. 硫糖铝

（1）抗酸药可干扰硫糖铝的药理作用，硫糖铝也可减少西咪替丁的吸收。

（2）硫糖铝可干扰脂溶性维生素的吸收，可适当补充。

4. 碱式碳酸铋

（1）可影响某些微生态制剂（如乳杆菌、乳酶生等）的疗效，不宜同服。

（2）可减少口服地高辛的吸收。

（3）与四环素、土霉素、诺氟沙星、环丙沙星等口服抗菌药合用，可降低抗菌活性，不宜同服。

5. 西咪替丁

（1）与抗酸药（如氢氧化铝、氧化镁）合用时，可能减少西咪替丁的吸收，两者应至少间隔 1 小时服用；与甲氧氯普胺合用时，本药的血药浓度可降低。本药应避免与中枢抗胆碱药同时使用，以防加重中枢神经毒性反应。

（2）避免与有神经肌肉阻断作用的药物如氨基糖苷类药物合用，以免导致呼吸抑制或呼吸停止。

6. 阿托品　儿童脑部对本品敏感，尤其发热时，易引起中枢障碍，应慎用。心脏病、反流性食管炎、腹泻、食管及胃蠕动减弱者慎用。急腹痛诊断未明确时，不可轻易使用。

7. PPIs　①不应与其他抑酸药联合使用。若存在夜间酸突破症状，可在睡前或夜间加用 H$_2$ 受体拮抗药。②儿童中使用情况：奥美拉唑可用；兰索拉唑临床经验有限；泮托拉唑、雷贝拉唑、艾司奥美拉唑、艾普拉唑无临床资料。

（四）用药教育

1. 多潘立酮　抗酸药、抑制胃酸分泌药物、抗胆碱药会减弱本品作用，不宜同服。本品应在饭前服用，抗酸药或抑制胃酸分泌药物应于饭后服用。

2. 氢氧化铝

（1）餐前1小时或胃痛发作时使用，片剂须嚼碎后服。

（2）服药后1小时内应避免服用其他药物，因氢氧化铝可与其他药物结合而降低吸收，影响疗效。本品不与肠溶片同服，可使肠溶片加快溶解。

（3）服药期间，对铝比较敏感的患者注射白喉、破伤风类毒素和百日咳菌苗（白百破三联疫苗）时，注射部位可能会出现瘙痒、湿疹样病变和色素沉着症状。

3. 硫糖铝

（1）使用本品前后半小时内不能使用抗酸药。必须在空腹时将药片嚼碎后吞服，否则疗效差。如出现胃溃疡等慢性病，受多种因素的影响，易复发，在取得疗效后，应继续服用本品数月（每次疗程结束后应停药数日再服用）。治疗期间应注意饮食和保暖。

（2）本品不宜与多酶片、胃蛋白酶、四环素、苯妥英钠、地高辛、华法林、西咪替丁、质子泵抑制药、喹诺酮类、脂溶性维生素（维生素A、D和K）同时服用，故应间隔2小时再服用上述药物。

（3）有的凝胶剂入口后会产生一种独特的涩味，可服用少量清水或其他饮料。

4. 麦滋林　直接吞服，避免用水冲服。

5. PPIs

（1）口服分剂量时，对于不能整粒吞服胶囊或肠溶片剂的低年龄段儿童，可选用具有微囊或多单元微囊系统制剂工艺的肠溶颗粒、肠溶片或肠溶胶囊去壳，准确分取需要剂量的PPIs肠溶微囊颗粒伴水或果汁吞服，分取的微囊颗粒不得被粉碎、咀嚼或溶解后服用。

（2）进食可激活质子泵，应在餐前30~60分钟服用。

（3）使用7天，评估疗效。两个月内不得再次使用。

6. 铋剂　可导致口内带有氨味，并使舌苔及大便呈灰黑色（正常情况），停药后自行消失。

7. 胃黏膜保护药　如使用蒙脱石散、硫糖铝时，注意服药姿势，服药后应静卧1小时，可减慢药物排空速度，延长药物局部作用时间，又能减少十二指肠液的反流，减轻对胃黏膜的腐蚀作用，提高疗效。建议餐前1小时或者睡前服用。

七、禁忌证

1. 磷酸铝凝胶剂　慢性肾功能衰竭患者、高磷血症者禁用。

2. 多潘立酮　禁用于消化道出血、穿孔，肠梗阻患者。禁止与红霉素或其他可能会延长QT间期的CYP4503A4酶强效抑制药（如氟康唑、伏立康唑、克拉霉素、胺碘酮、泰利霉素、伊曲康唑、泊沙康唑、利托那韦、沙奎那韦、特拉匹韦）合用。中重度肝功能不全的患者禁用，中度肝功能不全禁用。

3. 雷尼替丁　8岁以下的儿童禁用静脉给药。

4. 丙谷胺片　胆囊管及胆道完全梗阻的患者禁用。

5.西沙必利　胃肠道机械性梗阻、胃肠道出血者忌用；可加速中枢抑制药、抗凝药、对乙酰氨基酚、H2 受体拮抗药的吸收；忌与抗胆碱能药、酮康唑、伊曲康唑、咪康唑、红霉素、克拉霉素同用。

6.法莫替丁　严重肾功能不全者忌用。

（张英姿）

第二节　消化性溃疡

消化性溃疡（peptic ulcer）主要是指发生在胃和十二指肠的慢性溃疡，即胃溃疡（gastric ulcer，GU）和十二指肠溃疡（duodenal ulcer，DU）。各年龄段儿童均可发病，以学龄儿童多见。婴幼儿多为急性、继发性溃疡，常有明确的原发疾病，GU 和 DU 发病率相近。年长儿多为慢性、原发性溃疡，以 DU 多见，男孩多于女孩，可有明显的家族史。

一、病因

目前认为，溃疡的形成是对胃和十二指肠黏膜有损害作用的侵袭因子与黏膜自身的防御因素之间失去平衡的结果。首先，胃酸和胃蛋白酶是消化性溃疡的主要原因。其次，Hp 感染以及精神创伤、外伤、术后、饮食不当、气候、药物因素等均可引起胃溃疡的发生。侵袭因子常引发十二指肠溃疡，而黏膜防御功能的减弱更多会导致胃溃疡。

二、临床表现

多数患儿以呕血、便血、穿孔为早期症状。新生儿和婴儿期多为继发性溃疡。幼儿期则常见进食后呕吐；疼痛间歇发作，夜间及清晨痛醒，与进食无明显关系。学龄前和学龄儿童以原发性十二指肠溃疡多见，疼痛部位多位于上腹部或脐周，饥饿时或夜间多发，与进食无明显关系。

三、辅助检查

1.血常规　可有血红蛋白下降，白细胞、血小板正常。

2.粪便常规+隐血试验　可有红细胞阳性或隐血阳性。

3.上消化道内镜　是诊断溃疡病准确率最高的方法。

4.胃肠 X 线钡餐造影　适用于对胃镜检查有禁忌者。

5.Hp 检测

四、诊断

儿童消化性溃疡的症状不如成人明显，如出现剑突下有烧灼感或饥饿痛；反复发作的上腹痛，且进食后缓解，夜间及清晨症状明显；与饮食有关的呕吐；反复胃肠不适，且有溃疡病家族史；原因不明的呕血、便血；粪便隐血试验阳性的贫血患儿等，应高度怀疑消化性溃疡的可能，并及时行内镜检查或胃肠 X 线钡餐造影，尽早明确诊断。腹痛、呕血、便血须鉴别诊断。

1. 腹痛　应与肠痉挛、蛔虫症、腹内脏器感染、结石、腹型过敏性紫癜等疾病鉴别。

2. 呕血　与新生儿自然出血症、食管裂孔疝、非消化道溃疡出血、咯血、肝硬化、食管静脉曲张破裂及全身出血性疾病鉴别。

3. 便血　便血颜色与出血部位有关，回盲瓣以上部位的出血多为黑色柏油样便，结肠出血多为暗红色，直肠或肛门部出血多为鲜红色。与肠套叠、梅克尔憩室、息肉、腹型过敏性紫癜及血液病所致出血鉴别。

五、治疗

目的是缓解和消除症状，促进溃疡愈合，防止复发，并预防并发症。

（一）一般治疗

培养良好的生活习惯，饮食定时定量，避免过劳及精神压力，消除有害因素如避免食用刺激性食物和药物。继发性溃疡应积极治疗原发病。

（二）药物治疗

包括抑制胃酸分泌、中和胃酸、增强黏膜防御能力，根治 Hp。

1. 抑制胃酸分泌　是消除侵袭因素的主要途径，缓解溃疡症状、促进溃疡面愈合的最主要措施。

（1）H_2 受体拮抗药：作用于壁细胞上 H_2 受体，竞争性抑制组胺。抑制基础胃酸分泌以及食物、组胺、五肽胃泌素、咖啡因及胰岛素等所刺激的胃酸分泌。不同文献的药物用法参考如下。

西咪替丁：《诸福棠实用儿科学（第 8 版）》推荐，口服，每日 10~15 mg/kg，分 2 次，每 12 小时 1 次，或睡前一次服。《儿科学（第 9 版）》推荐，每日 10~15 mg/kg，分 4 次于饭前 10~30 分钟口服，或每日分 1~2 次静脉滴注。

雷尼替丁：药品说明书推荐，静脉注射，给药剂量为 1~2 mg/kg，每 8~12 小时给药 1 次；静脉滴注，每次给药剂量为 2~4 mg/kg，24 小时连续滴注。《儿科学（第 9 版）》推荐，口服，每日 3~5 mg/kg，每 12 小时 1 次，或每晚一次性口服，或每日分 2~3 次静脉滴注，疗程均为 4~8 周。

盐酸雷尼替丁：《新编儿科药物学（第 3 版）》推荐，治疗十二指肠溃疡、胃溃疡，大于 8 岁儿童每次给药剂量为 3 mg/kg，每日 2 次，晨起和睡前口服，症状消失后改维持量，每日给药剂量为 3 mg/kg，晚上睡前一次服下。疗程一般 6~8 周，对慢性有复发史者，应维持治疗 1 年以上。

法莫替丁：《儿科学（第 9 版）》推荐，给药剂量为 0.9 mg/kg，睡前 1 次口服，或每日 1 次（严重者每 12 小时 1 次）静脉滴注，疗程 2~4 周。

（2）PPIs：通过特异性地抑制胃壁细胞 H^+–K^+–ATP 酶系统而阻断胃酸分泌的最后步骤，抑制基础胃酸分泌和刺激状态下的胃酸分泌。小肠、大肠下消化道出血，排除胃黏膜应激性病变，无须使用质子泵抑制药。常用药物有奥美拉唑、兰索拉唑、埃索美拉唑（又称艾司奥美拉唑)等。

奥美拉唑:《诸福棠实用儿科学(第 8 版)》推荐,给药剂量为 0.6~0.8 mg/(kg·d),每日 1 次,清晨顿服,疗程 2~4 周。《新编儿科药物学(第 3 版)》推荐,大于 8 岁的儿童,每次 0.4 mg/kg,清晨 1 次口服。

2. 抗酸药　中和胃酸,保护溃疡面,缓解症状和促进溃疡愈合的作用。

复方氢氧化铝(胃舒平):本品为抗酸药氢氧化铝、三硅酸镁与解痉药颠茄流浸膏组成的复方,前二者可中和过多的胃酸,后者既能抑制胃液分泌,解除胃平滑肌痉挛,又可使胃排空延缓。《诸福棠实用儿科学(第 8 版)》推荐,口服,小于 5 岁者,每次给药剂量为 0.25 g;大于 5 岁者,每次给药剂量为 0.5~1.5 g,每日 3 次。饭后 1 小时,片剂嚼碎后服用为宜。

氢氧化铝:《诸福棠实用儿科学(第 8 版)》推荐,口服,大于 5 岁者,每次给药剂量为 0.15~0.3 g,每日 3 次。

磷酸铝凝胶剂(每包 20 g):《诸福棠实用儿科学(第 8 版)》推荐,10~20 g/次,每日 2~4 次。《新编儿科药物学(第 3 版)》推荐,口服,每次半包,一天 2 次,可伴牛奶或温水服用。

3. 胃黏膜保护药　主要作用是形成溃疡面保护膜,促进胃黏液、碳酸氢盐的分泌,胃壁细胞前列腺素的合成,加快溃疡愈合。

硫糖铝:能在溃疡表面形成保护膜防止胃酸侵入,抑制胃蛋白酶活性,也可刺激局部前列腺素 E 分泌和表皮生长因子积聚,改善黏液质量,促进组织修复。常用给药剂量为每日 10~25 mg/kg,分 4 次口服,疗程为 4~8 周。

胶体次枸橼酸铋钾:与溃疡面的蛋白形成复合物膜,可保护溃疡表面;促进黏液、前列腺素、碳酸氢盐的分泌,促进溃疡愈合,且具抗 Hp 作用。每日给药剂量为 6~8 mg/kg,分 2 次空腹服用,疗程为 4~6 周。

4. 抗 Hp 治疗　有 Hp 感染的消化性溃疡,需要进行根除 Hp 治疗。不同文献的常用药物参考用法如下。

抗 Hp 的治疗方案根据当地抗菌药物的耐药情况和患儿青霉素过敏情况,分为一线方案、二线方案、补救方案等。不同文献中的治疗方案稍有不同。

(1)《儿科学(第 9 版)》推荐,抗 Hp 一线联合治疗方案为 PPIs+克拉霉素+阿莫西林,疗程 10 天或 14 天,若对青霉素过敏则换用甲硝唑或替硝唑。克拉霉素耐药率较高的地区,含铋剂的三联疗法(阿莫西林+甲硝唑+胶体次枸橼酸铋剂)以及序贯疗法(PPIs+阿莫西林 5 天,PPIs+克拉霉素+甲硝唑 5 天)可作为一线疗法。

(2)二线联合治疗方案:用于一线方案失败者,PPIs+阿莫西林+甲硝唑(或替硝唑)+胶体次枸橼酸铋剂或伴同疗法(PPIs+克拉霉素+阿莫西林+甲硝唑),疗程 10 天或 14 天。《诸福棠实用儿科学(第 8 版)》推荐:胶体次枸橼酸铋每日 6~8 mg/kg,羟氨苄西林每日 30~50 mg/kg,替硝唑每日 10 mg/kg,呋喃唑酮每日 3~5 mg/kg,克拉霉素每日 15~20 mg/kg,以上抗菌药物全日量,分早晚两次服。雷尼替丁儿童剂量:大于 8 岁,每次 3~5 mg/kg,口服 2 次。奥美拉唑儿童剂量:每日 0.6~0.8 mg/kg,日服 2 次。

(三)手术治疗

无并发症的消化性溃疡一般无须手术治疗,有以下情况者,可根据个体情况考虑手术治疗。

(1)溃疡合并穿孔。

(2)难以控制的出血,失血量大,48 小时内失血量超过血容量的 30%。

(3)瘢痕性幽门梗阻,经胃肠减压等保守治疗 72 小时仍无改善。

(4)慢性难治性疼痛。

六、药学监护

(一)疗效评估

消化道溃疡治疗思维导图

1. 根除 Hp 的治疗　根除治疗结束至少 4 周后进行评估,含症状消失的患儿,首选 ^{13}C-UBT。符合下述三项之一者可判断为 Hp 根除。

(1) ^{13}C-UBT 阴性。

(2)粪便 Hp 抗原试验(SAT)阴性。

(3)基于胃窦、胃体两个部位取材的口腔快速尿素酶试验(RUT)均阴性。

2. 抗酸治疗　起效快,可快速缓解胃灼热、胃痛的症状,患儿精神可见好转。抗酸治疗的目的是溃疡完全愈合,症状消失不是停止抗酸治疗的标准。胃溃疡的疗程为 6~8 周,十二指肠溃疡疗程为 4~6 周。抗酸药物停用后可用黏膜保护药维持治疗。

3. 住院患儿出院评估　无活动性出血、粪便隐血阴性,血红蛋白>70 g/L,腹痛、呕吐等临床症状缓解者可出院。

(二)不良反应监护

1. 四环素

(1)消化道反应:除恶心、呕吐、腹痛、腹泻外,常可发生食管溃疡(由于卧床患者所服药片在食管中潴留或由于反流而引起)。

(2)肝损害:可出现恶心、呕吐、黄疸、氨基转移酶升高、呕血和便血等症状,重者可昏迷而死亡。

(3)影响牙齿和骨发育:四环素类可沉积于牙齿和骨中,造成牙齿黄染,影响婴幼儿骨骼正常发育。8 岁以下儿童均禁用。

(4)局部刺激:本类药物的盐酸盐水溶液有较强的刺激性,浓度过高可引起局部剧痛、炎症和坏死,故不可肌内注射。静脉给药可引起静脉炎和血栓,故静脉滴注时宜用稀浓度注射液(<0.1%),缓缓滴注,以减轻局部反应。

2. 甲硝唑　美国食品药品监督管理局(Food and Drug Administration,FDA)黑框警告:甲硝唑已被证明对小鼠和大鼠具有致癌性。应避免不必要地使用该药物。

3. 呋喃唑酮

(1)葡萄糖-6-磷酸脱氢酶(G-6-PD)缺乏者可致溶血性贫血。随着用药时间延长和用药剂量的增加,容易发生不可逆的神经炎。

(2)可发生严重的皮肤反应,如血清病样荨麻疹等。

4. 阿莫西林　本品与青霉素有交叉过敏反应，需警惕威胁生命的过敏性休克反应。

5. 克拉霉素　肾功能严重损害（肌酐清除率<30 mL/min）者须做剂量调整。

（三）注意事项

1. 四环素　避免与抗酸药、钙盐、铁盐等同服。许多金属离子，包括钙、镁、铝、铋、铁等（包括含此类离子的中药）能与四环素类药物络合而阻滞四环素类的吸收。牛奶也有类似作用。

2. 甲硝唑　服药期间应停止饮用酒精饮料，饮用酒精饮料至少 3 天后再使用甲硝唑，否则可能会出现腹部痉挛、恶心、呕吐、头痛和潮红等症状。

3. 克拉霉素　肝药酶抑制药，会升高需要经过细胞色素 P450 酶系代谢的药物的血清浓度（如阿司咪唑、华法林、麦角生物碱、三唑仑、咪达唑仑、环孢素、奥美拉唑、雷尼替丁、苯妥英钠、溴隐亭、阿芬他尼、海索比妥、丙砒胺、洛伐他汀、他克莫司等）。合用地高辛和克拉霉素时应密切监测地高辛的血清浓度。合用降糖药的情况下，会导致低血糖症，可监测血糖水平。

4. 呋喃唑酮

（1）一般不宜用于溃疡病或支气管哮喘患者。

（2）口服本品期间饮酒，可引起双硫仑样反应，表现为皮肤潮红、瘙痒、发热、头痛、恶心、腹痛、心动过速、血压升高、胸闷、烦躁等，故服药期间和停药后 5 天内禁止饮酒。

（四）用药教育

1. 抗酸药　服药的最佳时间根据胃酸分泌的两个高峰确定，一是在餐后，一是在凌晨 2 时左右。

2. 胃酸分泌抑制药　在根除 Hp 治疗中起重要作用，但 PPIs 代谢的 *CYP2C19* 基因多态性会影响根除效果。因此，可选择受 *CYP2C19* 基因多态性影响较小的 PPIs，如艾司美拉唑以提高根除率。

3. 四环素　宜空腹使用，食物影响其吸收。

4. 克拉霉素　可空腹口服，也可与食物或牛奶同服。

七、禁忌证

1. 胶体酒石酸铋胶囊剂　肾功能不全患者禁用。

2. 雷尼替丁　小于 8 岁的儿童禁用静脉给药。

3. 磷酸铝凝胶剂　慢性肾功能衰竭、高磷血症患儿禁用。

4. 氢氧化铝制剂　禁用于阑尾炎或急腹症患儿。

5. 硫糖铝　习惯性便秘者禁用。

6. 克拉霉素　是肝药酶抑制药。禁止合用药物包括阿司咪唑、西沙必利、匹莫齐特、特非那定、口服咪达唑仑、秋水仙碱、他汀类。禁止用于低血钾者，伴有肾功能不全的严重肝功能不全患者。

7. 呋喃唑酮　G-6-PD 缺乏者禁用。14 岁以下患儿禁用。

（张英姿）

第三节　腹泻

腹泻(diarrhea)是一组多病原、多因素引起的以大便次数增多和大便性状改变为特点的消化道综合征。6个月至2岁婴幼儿发病率高,常引发儿童营养不良、生长发育障碍。急性轻症腹泻病常可自愈,重症腹泻以往是造成婴幼儿死亡的重要病因之一。

一、病因

病因分为感染性因素和非感染性因素。

1. **感染性因素**　病毒是婴幼儿腹泻的主要病因。常见病原为轮状病毒、肠道腺病毒、星状病毒、杯状病毒属(如诺如病毒)、柯萨奇病毒、埃可病毒和冠状病毒科的环曲病毒等。细菌(本书不包括法定传染病)主要病原菌有致腹泻大肠埃希菌、空肠弯曲菌、耶尔森菌、沙门菌、嗜水气单胞菌、难辨梭状芽孢杆菌、金黄色葡萄球菌、铜绿假单胞菌、变形杆菌等。另外还包括真菌、寄生虫、肠道外感染、抗菌药物相关性腹泻。

2. **非感染性因素**　包括饮食因素,比如饮食不当、过敏性腹泻、原发性或继发性双糖酶(主要为乳糖酶)缺乏或活性降低。还有气候因素。

二、临床表现

临床主要表现为大便呈稀糊便、水样便、黏液便、脓血便,超过3次/天。

1. **轻症**　常由非感染因素或者肠道外感染引起。患者有轻度胃肠道症状,食欲缺乏,大便次数增多,稀薄或带水,呈黄色或黄绿色、有酸味,常见白色或黄白色奶瓣和泡沫,病程短,数日内痊愈。

2. **重症**　多由肠道内感染因素引起。患者有较重的胃肠道症状,如食欲低下、呕吐;大便每日数次至10余次,常为黄色水样或蛋花样便、黏液便、脓血便;有明显脱水症状、电解质紊乱、可伴全身感染中毒症状如发热或体温不升、精神烦躁或萎靡、意识模糊甚至休克。

三、辅助检查

1. **大便**

(1)常规镜检:可正常,或见白细胞、红细胞、寄生虫卵、真菌、细菌等。

(2)细菌培养:黏液脓血便或大便镜检有较多白细胞者,应行粪便细菌培养;出现急性水样便的免疫功能正常患儿可不行粪便培养。肠道菌群培养分析可异常。

(3)大便肠道病毒:检测可阳性,条件致病菌如难辨梭状芽孢杆菌、肺炎克雷伯菌、金黄色葡萄球菌及产气荚膜杆菌等的致病毒素检测阳性。伪膜性肠炎可疑病例可行结肠镜检查,大便厌氧菌培养、免疫荧光及细胞毒素中和试验等方法检测细胞毒素。

(4)导致小肠消化吸收功能障碍的疾病,如乳糖酶缺乏、葡萄糖-半乳糖吸收不良、失氯性腹泻、原发性胆汁酸吸收不良等,可选择大便酸碱度,还原糖试验,大便钾、钠及氯离子测定,基因检测等检查方法。过敏性腹泻选择食物回避-激发试验和小肠黏膜活检。

2. 血液学　电解质酸碱平衡紊乱，过敏性腹泻者血中食物特异性 IgE 升高；迁延性、慢性腹泻者微量元素、维生素缺乏及脏器功能异常。

3. 胃肠镜　慢性腹泻病因未明者可取胃肠道黏膜活体组织检查。

4. 消化吸收功能试验　迁延性和慢性腹泻者，必要时做乳糖、蔗糖、葡萄糖耐量试验，呼气氢试验等。

5. 血培养　可用于疑似脓毒症或肠源性发热者；有全身感染中毒症状者；原发或继发免疫功能低下者；3 个月以下婴儿；有某些高危因素如溶血性贫血，到过肠源性发热疫区旅游或接触过来自疫区、患不明原因发热性疾病的旅游者。

6. 其他　如血常规、血生化、血气分析、脑脊液、头颅 CT 或 MRI、腹部 B 超和腹部立位片及心电图等检查。意识改变或惊厥患儿可考虑脑脊液、头颅 CT 或 MRI 检查。急腹症患儿可考虑腹部 B 超和腹部立位片检查。

四、诊断

1. 根据病程分类急性腹泻　病程小于 2 周，大便性状改变，大便次数比平时增多；迁延性腹泻病：病程为 2 周至 2 个月；慢性腹泻病，病程超过 2 个月。

2. 可根据大便常规有无白细胞进一步鉴别诊断

（1）大便无或偶见少量白细胞：①水样便为非侵袭性细菌、病毒性肠炎、喂养不当引起的腹泻。②需与引起小肠吸收消化功能障碍的各种疾病鉴别，如双糖酶缺乏、食物过敏性腹泻、失氯性腹泻、原发性胆酸吸收不良等，可根据各病特点进行粪便酸度检测、还原糖检测、查找食物过敏原、食物回避激发试验等加以鉴别。

（2）大便有较多的白细胞：①黏液脓血便多为侵袭性细菌感染、寄生虫性肠炎、真菌性肠炎引起。可进行大便细菌培养、细菌血清型和毒性检测；②需与细菌性痢疾、坏死性肠炎、食物蛋白过敏相关性直肠结肠炎、炎症性肠病鉴别。

3. 抗菌药物相关性肠炎　使用抗菌药物期间或停用抗菌药物后短期内，如出现腹泻可通过乙状结肠镜检查，见到假膜及粪中细胞毒素测定呈阳性，可诊断为伪膜性肠炎。

此外，还应根据大便性状和镜检所见、病原学检查，结合流行病学估计病因，明确致病源，同时完善血气分析和血生化检查，评估脱水程度，以及有无酸碱失衡和电解质紊乱。

五、治疗

治疗原则：调整饮食，预防和纠正脱水，合理用药，营养支持，预防并发症。急性腹泻者多注意维持水、电解质平衡；迁延性及慢性腹泻者则应注意肠道菌群失调及饮食疗法。

（一）急性腹泻的治疗

1. 饮食疗法　继续原来的饮食，由少到多，由稀到稠，避免营养不良和并发酸中毒。病毒性肠炎可能有继发性双糖酶（主要是乳糖酶）缺乏，可改喂淀粉类食品或去乳糖配方奶粉，以减轻腹泻，缩短病程。

2. 液体疗法　纠正脱水、电解质紊乱及酸碱失衡。评估脱水程度，决定补液方式。可选用口服补液、静脉补液和鼻饲管补液。

3. 纠正电解质紊乱和酸碱失衡

（1）补钙：如在治疗中出现手足抽搐症状，立即静脉补钙，急查血钙、血镁等电解质及血糖。不同文献的药物用法参考如下。

《儿科学（第9版）》推荐：10%葡萄糖酸钙注射液，每次给药剂量为 1~2 mL/kg，最大给药剂量不超过 10 mL，等量 5%~10% 葡萄糖注射液稀释后缓慢静脉推注。

《儿童急性感染性腹泻病诊疗规范（2020版）》推荐：10%葡萄糖酸钙注射液，给药剂量为 0.5 mL/kg，最大给药剂量不超过 10 mL，静脉缓慢推注 10~20 分钟，必要时重复给药。

《诸福棠实用儿科学（第8版）》建议：维生素 D 缺乏症患儿在输液同时即口服钙片或钙粉，每次 0.5 g，每日 3 次，若出现手足搐搦症，立即给予 10% 葡萄糖酸钙注射液 10 mL，稀释后缓慢静脉滴注。

（2）补镁：在补钙后手足抽搐不见好转反而加重时要考虑低镁血症，可测定血镁。

25%硫酸镁：《儿科学（第9版）》推荐，给药剂量为 0.1~0.2 mL/kg，深部肌内注射，每日 2~3 次，症状消失后停用。严重低镁血症或深部肌内注射困难者，《儿童急性感染性腹泻病诊疗规范（2020版）》推荐，可静脉补充硫酸镁 50~100 mg/（kg·次），单次最大剂量不超过 2 g，25%硫酸镁用 5% 葡萄糖注射液稀释为 2.5% 的硫酸镁溶液缓慢静脉滴注，每次输注时间不少于 2 小时，可按需重复给药。静脉滴注过程中，密切监测心率，血压等生命特征。

（3）补钾：重度脱水患儿一般需采用氯化钾。不同文献的药物用法参考如下。

氯化钾：①《诸福棠实用儿科学（第8版）》推荐，每日给药剂量为 200~300 mg/kg，分 3~4 次口服，或配制成 0.15%~0.3% 的注射液由静脉缓慢均匀输注。②《儿童急性感染性腹泻病诊疗规范（2020版）》推荐，鼓励低钾血症患儿进食含钾丰富食物。轻者可分次口服 10%氯化钾 100~200 mg/（kg·d）；重者或不能经口服补钾者，需静脉补充，输液时间>6~8 小时。

4. 抗菌药物治疗

（1）水样便腹泻患儿：常为病毒及非侵袭性细菌引起，一般不用抗菌药物。伴有明显中毒症状，小婴儿、严重患儿和免疫功能低下儿童应选用抗菌药物治疗。

（2）黏液脓血便患者：多为侵袭性细菌感染，给予抗菌药物治疗。原则上首选口服给药，下列情况推荐静脉给药：无法口服用药（呕吐、昏迷等）；免疫功能低下者出现发热；脓毒症、已证实或疑似菌血症；新生儿和小于 3 个月婴儿伴发热。

引起感染性腹泻的常见的病原体有沙门菌、空肠弯曲菌、耶尔森菌、大肠埃希菌、轮状病毒、腺病毒、诺瓦克病毒、寄生虫等。治疗药物一般选用抗革兰氏阴性菌的药物、大环内酯类、磺胺类等抗菌药物；抗菌药物相关性腹泻：如金黄色葡萄球菌肠炎、假膜性肠炎、真菌性肠炎应立即停用原来使用的抗菌药物，根据症状可选用苯唑西林钠、万古霉素、利福昔明、甲硝唑或抗真菌药物治疗；病毒引起的腹泻一般为自限性，液体疗法和饮食疗法即可，不需要抗菌药物治疗；寄生虫引起的腹泻可采用甲硝唑或大蒜素治疗。《儿童急性感染性腹泻病诊疗规范》推荐儿童急性感染性腹泻的抗感染治疗常用治疗药物见表 4-6。

表 4-6　儿童急性感染性腹泻的抗感染治疗药物

病原菌	抗菌药物	用法用量
轮状病毒、腺病毒、诺瓦克病毒		一般无须抗病毒治疗，抗菌药物无效，可采用补液和支持治疗
致泻性大肠埃希菌	头孢噻肟	50~100 mg/(kg·d)，分 2~4 次静脉滴注
	头孢曲松	20~80 mg/(kg·d)，单次或分 2 次静脉滴注
	头孢他啶	30~100 mg/(kg·d)，分 2~3 次静脉滴注
	头孢哌酮	50~200 mg/(kg·d)，分 2~3 次静脉滴注
	磷霉素	口服：50~100 mg/(kg·d)，分 3~4 次 静脉滴注：100~300 mg/(kg·d)，分 2~4 次
耶尔森菌	复方磺胺甲噁唑	重症：(20~30/4~6) mg/(kg·d)，口服，每日 2 次
	庆大霉素	同上
空肠弯曲菌	红霉素	40~50 mg/(kg·d)，分 3~4 次，总疗程 5~7 天，重症感染者疗程延至 3~4 周
	阿奇霉素	3 日疗法：10 mg/(kg·d)，口服或静脉注射(月龄>6 个月，体重<45 kg 患儿)，每日 1 次，每周 3 天为 1 疗程； 5 日疗法：首日 10 mg/(kg·d)，后 4 日减半使用。 多数 1 个疗程即可，严重者需 2~3 个疗程
艰难梭菌	甲硝唑	30 mg/(kg·d)，分 3 次口服，不能口服者可予静脉滴注
	万古霉素	10~40 mg/(kg·d)，分 4 次口服
白色念珠菌	制霉菌素	5 万~10 万 U/(kg·d)，分 3 次口服，
	氟康唑	3~6 mg/(kg·d)，严重感染者 12 mg/(kg·d)，每日 1 次，口服或静脉滴注
蓝氏贾第鞭毛虫	甲硝唑	15~25 mg/(kg·d)，分 3 次口服，疗程10 天
	替硝唑	50 mg/(kg·d)，顿服，单次剂量不超过 2 g，隔 3~5 天可重复一次
溶组织性阿米巴	甲硝唑	35~50 mg/(kg·d)，分 3 次口服，疗程10 天

5. **肠黏膜保护药**　能吸附病原体和毒素，维持肠细胞的吸收和分泌功能，与肠道黏液糖蛋白相互作用，可增强其屏障功能，阻止病原微生物的攻击。

《儿童急性感染性腹泻病诊疗规范(2020 版)》推荐蒙脱石散的用法和给药剂量：小于 1 岁患儿，1 g/次；1~2 岁患儿，1~2 g/次；2 岁以上患儿，2~3 g/次；餐前口服，每日分 3 次口服。

6. **微生态制剂**　益生菌通过补充肠道正常菌群，恢复微生态平衡，抑制病原菌定植和侵袭，控制腹泻。益生菌有可能缩短腹泻病程及住院时间，可酌情选用。

7. **抗分泌治疗**　消旋卡多曲是脑啡肽酶抑制药，作用于外周脑啡肽酶，保护内源性脑啡肽免受降解，延长其活性，从而减少肠道水、电解质的过度分泌，用于治疗分泌性腹泻。

8. **补锌治疗**　腹泻病可出现继发性锌缺乏症，而缺锌又会引起肠绒毛萎缩，双糖酶活性下降，两者互为因果，形成恶性循环。补锌治疗可缩短6月龄至5岁患儿的腹泻持续时间。

《儿科学（第9版）》《儿科急性感染性腹泻病诊疗规范（2020版）》推荐：小于6个月患儿，每天补充元素锌10 mg，6个月以上患儿，每天补充元素锌20 mg，疗程10～14天，元素锌相当于硫酸锌100 mg，葡萄糖酸锌140 mg。

（二）迁延性和慢性腹泻治疗

迁延性和慢性腹泻常伴有营养不良和其他并发症，须采取综合治疗措施。明确病因，预防和治疗脱水，纠正电解质紊乱及酸碱平衡。不滥用抗菌药物，积极采用营养支持疗法是重点。

1. **调整饮食**　继续原来的饮食，逐步增加饮食量，以补充疾病消耗，加快康复。

2. **双糖不耐受**　多见于乳糖不耐受患儿，可采用不含乳糖代乳品或去乳糖配方奶粉等。简易的方法是采用豆浆喂养，100 mL豆浆加葡萄糖5～10 g，代替牛奶或母乳喂养；益生菌可辅助治疗婴幼儿乳糖不耐受，可明显缩短疗程和住院时间，可选用双歧杆菌乳杆菌三联活菌片、枯草杆菌二联活菌颗粒、酪酸梭菌二联活菌散（注意辅料不得有乳糖成分），用法如前。

3. **过敏性腹泻**　应回避致敏食物如牛奶，可以采用游离氨基酸或深度水解蛋白配方饮食。

4. **要素饮食**　由氨基酸、葡萄糖、中链甘油三酯、多种维生素和微量元素组合而成。这类饮食容易在小肠上部吸收，适合肠黏膜损伤患儿。应用时要素的浓度和量视患儿临床状态而定。

5. **静脉营养**　不能耐受口服营养物质的患儿可采用静脉营养。

《儿科学（第9版）》推荐：脂肪乳剂每日2～3 g/kg，复方氨基酸每日2～2.5 g/kg，葡萄糖每日12～15 g/kg，电解质及多种微量元素适量，液体每日120～150 mL/kg，能量每日50～90 cal/kg，24小时内均匀输入，好转后改为口服。

《诸福棠实用儿科学（第8版）》推荐：10%脂肪乳每日2～3 g/kg，复方结晶氨基酸每日2～2.5 g/kg，葡萄糖每日12～15 g/kg，电解质及多种维生素适量，液体每日120～150 mg/kg，能量每日209～376 J/kg（50～90 cal/kg）。

6. **药物治疗**　抗菌药物仅用于分离出特异病原体的感染，参考急性腹泻抗菌药物用药。补充微量元素和维生素，有助于肠黏膜的修复。应用肠黏膜保护剂（如蒙脱石散），微生态调节剂，推荐使用布拉酵母菌散、双歧杆菌三联活菌散、双歧杆菌三联活菌肠溶胶囊、双歧杆菌四联活菌片、枯草杆菌二联活菌颗粒、酪酸梭菌活菌散。《诸福棠实用儿科学（第8版）》建议：蒙脱石散的口服剂量，1岁以下患儿，每次1/3袋，每日3次，餐前30分钟口服；1～2岁患

小儿腹泻治疗思维导图

儿,每次 1/2 袋,每日 3 次,2~3 岁,每次 1/2 袋,每日 4 次,3 岁以上患儿,每次 1 袋,每日 3 次。

六、药学监护

(一)疗效评估

(1)轻、中度脱水采用口服补液治疗时,要进行随访检查血压、体重、血电解质(主要为 Na^+ 和 K^+)、失水体征、粪便量。每 4 小时评估脱水程度和精神状态,如有以下情况:①频繁、大量腹泻(>10~20 mL/kg·h);②频繁、严重呕吐;③口服补液服用量不足,脱水未纠正;④严重腹胀。说明口服补液可能失败,可采用静脉补液;重度脱水患儿在静脉补液过程中,每 1~2 小时评估一次患儿的脱水情况,如无改善,可加快补液速度。静脉补液过程中密切观察病情变化,评估脱水程度,腹泻减轻、呕吐停止,可尽早改为口服补液。

(2)迁延性和慢性腹泻的严重患儿进行要素饮食后,持续腹泻未缓解,营养状态恶化者,需要进行静脉营养。注意:长期静脉营养会导致肠黏膜萎缩,消化酶分泌减少,可采用部分经口喂养,部分静脉给药,一旦好转,改经口喂养。

(3)益生菌和蒙脱石散常用剂量治疗 2 日后,腹泻症状若没有改善,应调整用药。

(4)轻症儿童居家治疗时,如病情未好转以及出现下列任何症状:①腹泻加剧;②不能正常饮食;③频繁呕吐、无法口服给药;④高热(<3 月龄患儿体温 38℃ 以上,>3 月龄患儿体温 39℃ 以上);⑤脱水体征明显,明显口渴、眼凹、烦躁易激惹、精神萎靡;⑥便血;⑦<6 月龄、有慢性病史、有合并其他疾病症状。家长须及时送患儿到医院治疗。

(5)输液过程中,如患儿发生抽搐且使用钙剂无改善,考虑低镁可能,测定其血镁以便补充。静脉滴注补镁过程中,需密切监测患儿心率、血压等生命体征。

(二)不良反应监护

1. 蒙脱石散　偶见全身过敏反应、顽固性便秘等,停药后可恢复,便秘者可减量后继续服用。

2. 补钾　重度脱水导致大量钾丢失,补液后血钾被稀释。酸中毒纠正后,钾离子入细胞内使血钾降低,游离钙也减少,故应补钾、补钙。补钾注意:①将氯化钾稀释到 0.15%~0.3%;②含钾液应缓慢静脉滴注,禁止直接静脉推注,体内缺钾至少需要 2~4 天才能补足;③见尿后补钾,少尿、无尿者慎用。在补钾时应多次监测血清钾水平,有条件者给予心电监护。

3. 头孢曲松　不得与含钙的静脉滴注营养液合用,因为有产生头孢曲松-钙沉淀物的风险,与钙剂合用须间隔 48 小时。头孢曲松不得用于治疗患有高胆红素血症的新生儿。不可用于可能发展为胆红素脑病的新生儿(尤其是早产儿)。有黄疸的新生儿或有黄疸严重倾向的新生儿应慎用或避免使用本品。

4. 喹诺酮类药物　婴幼儿及 18 岁以下青少年的安全性尚未确定。但本品用于数种幼龄动物时,可致关节病变。所以不宜用于 18 岁以下患儿。

5. 复方磺胺甲恶唑　常见过敏反应,表现为药疹、渗出性多形红斑、剥脱性皮炎和大疱表皮松解萎缩性皮炎,光敏反应、药物热、关节及肌肉疼痛、发热。还可发生暴发性肝衰竭和肾脏损害和中性粒细胞减少或缺乏症、血小板减少症及再生障碍性贫血。缺乏葡萄糖-6-磷酸脱氢酶(G-6-PD)的患儿,应用磺胺药后易发生高胆红素血症和新生儿核黄疸。

6. 庆大霉素　长期或大剂量服用本品的慢性肠道感染的患者应注意出现肾毒性或耳毒性的可能,宜定期进行尿常规、肾功能、听力检查或听电图测定。

7. β-内酰胺类抗菌药物　先询问患者既往对青霉素、其他β-内酰胺类药物(例如头孢菌素、或碳青霉烯)和其他过敏原的超敏反应情况,监测不良反应;可能会有出血表现,如果有出血的表现,应当停用抗菌药物治疗。

8. 万古霉素　应监测血药浓度,慎重给药。万古霉素与有耳毒性和肾毒性的药物合用或先后连续应用,可增加耳毒性与肾毒性的可能性。与多黏菌素类药物合用或先后连续应用,可增加肾毒性和神经肌肉阻滞作用。快速推注或短时内静脉滴注本药可促使组胺释放出使患者现红人综合征(面部、颈躯干红斑性充血、瘙痒等)、低血压等不良反应,所以每次静脉滴注时间应在 60 分钟以上。药液渗漏于血管外可引起组织坏死,故应确保药液不要渗漏于血管外。

9. 利福昔明　儿童服用本药不能超过 7 日。建议 6 岁以下儿童不要服用本药片剂或胶囊。长期大剂量使用本药或肠黏膜受损时,会有极少量被吸收,导致尿液呈粉红色。

10. 氟康唑与红霉素联合用药　可能会增加心脏毒性(QT 间期延长、尖端扭转型室性心动过速)的风险,因此可能增加心源性猝死的风险。应避免这两种药物联合使用。肝功能异常的患者,应密切监测患者有无发生更严重肝损害。应告知患者严重肝反应的提示症状(严重乏力、食欲减退、持续恶心、呕吐和黄疸)。患者应马上停止氟康唑治疗并向医生咨询。

(三) 注意事项

1. 口服补液盐　一般不用于早产儿。应少量多次服用。

2. 蒙脱石散　需要合用其他药物时,应间隔 1 小时。

3. 微生态制剂　应与抗菌药物、制酸药、铋剂、鞣酸等药物错时分开服用,以免影响益生菌疗效,两类药物的服用时间应间隔 2 小时以上,可以在使用抗菌药物之后 2 小时使用微生态制剂。

4. 皮肤护理　腹泻儿童注意臀部皮肤的护理,如有红臀,可使用护臀膏或鞣酸软膏。

5. 益生菌　根据中华预防医学会微生态学分会儿科组《益生菌儿科临床应用循证指南(2017)》所述,嗜酸乳杆菌、布拉氏酵母菌、酪酸梭菌和芽孢杆菌制剂对抗菌药物不敏感,故与抗菌药物同服时不影响其疗效。但在相关药品说明书提到,嗜酸乳杆菌、酪酸梭菌(常立宁)、芽孢杆菌不能与抗菌药物合用。布拉氏酵母菌说明书提及不可与全身性或抗真菌药物同用。

(四) 用药教育

1. 口服补液盐　①配制含有碳酸氢钠的口服补液盐,只能使用蒸馏水或温(凉)开水(不可以用开水或高温水)冲配,以免碳酸氢钠受热分解。以枸橼酸钠代替碳酸氢钠的口服补液盐配方,可以沸水配制。②必须把 5.125 g 的一整袋量溶于 250 mL 温水中。③不能直接服用袋内粉末,也不能用牛奶或果汁等其他液体代替水来溶解。

2. 益生菌　可将本品倒入少量温水或甜味饮料中,混合均匀后服下。也可以与食物混合或者倒入婴儿奶瓶中服用。本品可在任何时候服用，但为取得速效，最好不在进食时服用。活菌类益生菌不得与冰冻的或含酒精的饮料及食物同服，也不可用热水送服，或超过40℃的水泡服。

七、禁忌证

1. 止泻药

1）地芬诺酯片：①可增强巴比妥类、阿片类及其他中枢抑制药的作用，故不宜与这类药合用。②与阿托品合用，可减少依赖性的产生，但也不可长期应用。③一般仅用于非细菌性严重腹泻，不宜用于腹泻早期腹胀者。发热和血便时禁用。④新生儿及幼儿可引起呼吸抑制，2 岁以下幼儿禁用。严重溃疡性结肠炎患者有发生中毒性巨结肠可能，应禁用。

2）吸附性止泻药：蒙脱石散因能影响小儿营养吸收，禁止长期服用。对于有发热、血便、中毒症状的感染性腹泻患者禁止用止泻药。抗菌药物相关性腹泻也避免使用。

3）洛哌丁醇：禁用于肠梗阻或便秘患者、发生胃肠胀气或严重脱水的患儿及不足 2 岁的小儿，不宜用于不足 5 岁的儿童。

2. 益生菌的辅料　乳糖不耐受的儿童选用益生菌时，须明确该益生菌制剂中的辅料中没有乳糖成分方可使用，如布拉氏酵母菌、枯草杆菌二联活菌颗粒（妈咪爱）辅料中含乳糖成分，乳糖不耐受者禁用。

3. 盐酸小檗碱　可引起溶血性贫血导致黄疸，故 G-6-PD 缺乏的儿童禁用。

4. 利福昔明　禁用于对本药或利福霉素类药过敏者、肠梗阻者、严重的肠道溃疡性病变者。

5. 磺胺类　禁用于 2 个月以下婴儿，因可能引起高铁血红蛋白血症及肝肾损害。

6. 万古霉素　禁用于对本品及糖肽类抗菌药物、氨基糖苷类抗菌药物有既往过敏史者。

7. 雷尼替丁　小于 8 岁的儿童禁用静脉给药。

8. 口服补液盐　禁用于对本品中任何成分过敏者，肾功能不全者，无尿、少尿症患者，葡萄糖吸收障碍、肠梗阻、肠麻痹和肠穿孔、酸碱平衡紊乱，伴有代谢性碱中毒者。严重失水、休克、严重腹泻粪便量超过每小时 30 mL/kg、严重呕吐等原因不能口服者不得采用口服补液，须静脉补液。

9. 布拉氏酵母菌　同时有潜在真菌感染者、中央静脉导管输液者，以及免疫抑制或因为危重疾病或免疫系统受损而住院的患者禁用。

（张英姿）

第四节　婴儿胆汁淤积症

婴儿胆汁淤积症是指 1 岁以内患儿由各种原因导致胆汁生成、分泌、排泄异常，引起以黄疸、粪便颜色变浅、肝脏肿大、结合胆红素及胆汁酸增高为主要临床表现，继而出现腹泻，体重不增，发育落后等表现的临床综合征。

一、病因

引起婴儿胆汁淤积症的病因甚多，主要有宫内和围生期感染、先天性遗传代谢病、肝内胆管发育异常、药物作用、胃肠外营养相关性胆汁淤积等。

二、临床表现

黄疸为首发及显著特点，粪便颜色呈白陶土色。有肝大或者质地异常、营养不良、精神异常、出血，以及不同病因的不同临床表现。

三、辅助检查

1. 血常规　细菌感染时白细胞增多，中性粒细胞增多并核左移，巨细胞病毒（CMV）感染时，可有单个核细胞增多、血小板减少、贫血、溶血等表现。

2. 肝功能　结合胆红素和非结合胆红素增高；丙氨酸氨基转移酶高；血清胆汁酸、γ-谷氨酰转肽酶、碱性磷酸酶等反映胆管性胆汁淤积的指标增高，γ-谷氨酰转肽酶有时不增高或降低；反映肝细胞合成功能的指标如凝血因子和纤维蛋白原、血清白蛋白等可能降低；甲胎蛋白持续增高。

3. 病原学　病毒感染检查如肝炎病毒、CMV、EB 病毒（EBV）、单纯疱疹病毒（HSV）、风疹病毒、人类免疫缺陷病毒（HIV）等检查；弓形虫、梅毒螺旋体感染检查；血培养、中段尿细菌培养。

4. 代谢病筛查　串联质谱方法检测血清及尿可发现氨基酸及脂肪酸等代谢障碍性疾病。

5. 基因检测　致病基因位点的检测，有利于胆汁酸及胆红素代谢异常疾病的精准诊断和个性化治疗。

6. 影像学　肝、胆、脾 B 超，肝脏 CT 或肝胆磁共振胆管成像（MRCP）检查，可显示相应的结构异常。

7. 肝胆核素　扫描可发现胆道闭锁。

8. 胆汁引流　可查胆汁常规、细菌培养，行胆汁中胆红素、胆汁酸检查。

9. 肝活组织病理　可经皮肝穿刺或腹腔镜检查获取活体组织标本，以查看肝小叶及毛细胆管情况，并进行免疫组织化学、电镜、病毒培养、酶等病理学诊断。

四、诊断

目前国际上均采用 2004 年北美儿科胃肠病、肝病及营养学会推荐的诊断标准：

（1）血清总胆红素<85 μmol/L（5 mg/dL），直接胆红素>17.1 μmol/L（1.0 mg/dL）。

（2）血清总胆红素>85 μmol/L（5 mg/dL），直接胆红素占总胆红素比例>20%。

满足以上 2 条中任意 1 条即可诊断为婴儿胆汁淤积症。如果同时合并有病理性肝脏体征（质地变硬或伴有肝大）、血丙氨酸氨基转移酶和（或）血天冬氨酸氨基转移酶增高等肝功能异常称之为婴儿胆汁淤积性肝炎。

五、治疗

(一)病因治疗

早期识别病因,对有特异性治疗手段的胆汁淤积症尽早进行病因治疗(参考婴儿胆汁淤积症诊断与治疗专家共识(2022 版)(表 4-7)。

表 4-7 婴儿胆汁淤积症的病因治疗

病因	治疗
先天性胆道闭锁	30~45 日龄内进行葛西手术
肠外营养相关性胆汁淤积	停静脉营养,或改用鱼油制剂
希特林蛋白缺陷病	婴儿期给予无乳糖并强化中链甘油三酯配方,后续给予高脂、高蛋白、低碳水化合物的饮食
先天性胆汁酸合成缺陷	补充初级胆汁酸(胆酸或鹅去氧胆酸)
先天性甲状腺功能低下或全垂体功能低下	激素替代治疗
半乳糖血症	避免摄入乳糖和半乳糖
遗传性果糖不耐症	避免摄入果糖、蔗糖和山梨醇
酪氨酸血症 1 型	以低苯丙氨酸低酪氨酸饮食,尼替西龙
脓毒症和泌尿系感染	积极抗感染治疗

感染是婴儿胆汁淤积症的常见病因之一。细菌、病毒和原虫感染均可能导致胆汁淤积。常见的感染性病因包括巨细胞病毒、弓形虫、风疹病毒、单纯疱疹病毒和梅毒螺旋体感染等。不太常见的病因包括埃可病毒、腺病毒和细小病毒 B19 感染。巨细胞病毒感染应结合宿主特点和症状特点进行综合评判。泌尿系感染或脓毒症引起的婴儿胆汁淤积症,应尽早识别并及时治疗。

(二)营养治疗

除希特林缺陷病、半乳糖血症、酪氨酸血症 1 型等需要使用特殊配方外,均应鼓励母乳喂养,推荐能量摄入目标为相同体重正常婴儿的 130%~150%。在母乳喂养的同时额外添加富含中链甘油三酯(mediumchain triglycerides,MCT)的配方奶,能够使胆汁淤积症患儿获益,改善其营养状态。胆汁淤积可造成脂溶性维生素吸收不良,对胆汁淤积症婴儿需要补充脂溶性维生素 A、D、E、K,并同时监测相关指标(表 4-8)。

表 4-8 婴儿胆汁淤积症常用脂溶性维生素补充剂

维生素类型	剂量用法(口服)	不良反应
A	5000~25000 U/d	肝毒性,高钙血症
D_3	120~200 U/(kg·d)	高钙血症,肾钙质沉着症
E	15~25 U/(kg·d)	加剧维生素 K 缺乏的凝血功能障碍
K_1	2.5~5.0 mg,2~3 次/d	个别患儿有轻度一过性恶心或上腹不适

(三)利胆退黄

1. 熊去氧胆酸　为亲水性、有细胞保护作用、无细胞毒性的胆汁酸，广泛应用于各种婴儿胆汁淤积症，但确诊为胆道完全梗阻患儿禁用。常规治疗剂量为 10~20 mg/(kg·d)[部分可至 30 mg/(kg·d)]，分 2~3 次服用。《儿科学(第 9 版)》推荐：给药剂量为 10~30 mg/(kg·d)，分 2~3 次口服。

2. 胆酸/鹅去氧胆酸　为初级胆汁酸，适用于胆汁酸合成缺陷患儿，根据肝功能情况和(或)尿胆汁酸谱分析 结果个性化调整剂量。

3. 考来烯胺　是一种阴离子交换树脂，在肠道内与胆汁酸结合形成不溶性化合物阻止其重吸收，达到利胆退黄、缓解瘙痒的效果。常规治疗剂量为 0.25~0.50 g/(kg·d)，最大剂量为 8 g/d，推荐至少餐前 1 小时或餐后 4~6 小时服用。由于使用过程中会出现恶心、呕吐、便秘、腹泻、酸中毒，加重脂溶性维生素吸收等不良反应，给药时应注意时间间隔及脂溶性维生素的补充。《儿科学(第 9 版)》推荐：给药剂量为 0.25~0.50 g/(kg·d)，在早餐前后顿服或分次口服。

4. 苯巴比妥　口服，具有改善与提高酶活力及促进胆汁排泄的作用。

5. S-腺苷蛋氨酸　一种含硫的氨基酸类似物，是蛋氨酸代谢的主要产物。促进胆汁酸的转运，增加胆盐的摄取和排泄；增加谷胱甘肽的合成，具有解毒和肝细胞保护作用。

6. 其他　如氯马昔巴特是一种回肠胆汁酸转运蛋白抑制剂，可阻断胆汁酸的肠肝循环。2021 年 FDA 批准氯马昔巴特口服溶液(美国 Mirum 制药公司)用于治疗 1 岁及以上的阿拉杰里综合征患儿的胆汁淤积性瘙痒，可显著降低患者胆汁酸水平，改善瘙痒，减少皮肤黄瘤，改善患儿的生长。利福平是肝肠解毒关键酶和输出泵多药耐药相关蛋白 2 的强效诱导剂，可用于利胆退黄及缓解瘙痒的二线治疗，由于其固有的肝毒性，须从小剂量开始，并严密监测肝功能。

(四)护肝、改善肝细胞功能

ATP、辅酶 A 有保护肝细胞、促进肝细胞新陈代谢的作用，也可辅以 B 族维生素及维生素 C。

(五)手术治疗

如疑为胆道闭锁，则应尽早行剖腹探查或腹腔镜胆道造影，必要时行 Kasai 手术；家族性进行性肝内胆汁淤积 1 型或 2 型可根据基因突变情况，选择进行胆汁分流术。肝硬化失代偿，则待条件允许时行肝移植术。

婴儿肝炎综合征治疗思维导图

六、药学监护

(一)疗效评估

1. 胆酸治疗时　根据患儿临床症状和尿胆汁酸检测结果评估疗效，调整剂量。

2. 维生素 K 治疗时　根据血中浓度及凝血酶原时间测定结果调整剂量和补充方式。

(二)不良反应监护

1. 更昔洛韦　仅能静脉滴注。粒细胞减少症(17%)和血小板减少症(10%)是最常报道的不良事件。用药期间须监测患者血常规、肝功能。

2. 熊去氧胆酸　可引起腹泻、恶心、呕吐和发烧症状。在治疗前3个月内,需要密切监测肝功能指标:AST、ALT及γ-GT。每4周1次,3个月后,每3个月1次。

3. 考来烯胺　长期服用本品应注意出血倾向,同时应补充脂溶性维生素(肠外给药佳)。

4. 还原型谷胱甘肽　可引起过敏性休克,应密切监测患者病情,如果出现哮喘、胸闷、气促、呼吸困难、心悸、大汗、血压下降等症状和体征,应马上停药并及时治疗。有哮喘发作史的患者慎用。

5. 复方甘草酸苷　可引起过敏性休克,密切监测,做好抢救准备。

6. 人血白蛋白　过敏反应或者变态反应有皮疹、瘙痒、荨麻疹、呼吸困难、心动过速或过缓、低血压。轻微反应通常会在滴注速度减慢或停止后迅速消失。在发生严重反应时,必须马上终止输液,并且立即开始适当的治疗。

7. 凝血酶原复合物　用前新鲜配制,幼儿易发生血栓性并发症,应慎用。近期接受外科手术或肝脏疾病者应权衡利弊,斟酌使用。

(三)注意事项

1. 左甲状腺素片

(1)苯巴比妥可增加左甲状腺素的肝脏清除率,注意评估疗效。

(2)患儿在开始或停止用大豆产品补充营养时,大豆产品(如豆浆)可能会降低本品在肠道中的吸收量。因此可能需要调整本品剂量。

2. 复方甘草酸苷

(1)与其他含甘草制剂并用时,可增加体内甘草酸苷含量,容易出现假性醛固酮增多症,应予注意。

(2)与髓袢利尿药(依他尼酸、呋塞米等)及噻嗪类及降压利尿药(三氯甲噻嗪、氯噻酮等)合用可能出现低血钾症,须充分注意观察血清钾值。

(四)用药教育

1. 益生菌　见第四章第四节小儿腹泻相关内容。

2. 静脉注射用人免疫球蛋白

(1)患儿在输注本品至少3个月后才能接种某些减毒活疫苗,如脊髓灰质炎、麻疹、风疹、腮腺炎以及水痘病毒疫苗等。同样,在非紧急状态下,已经接种了这类疫苗的患者应在接种后3~4周才能输注本品,否则应在最后一次输注本品后3个月重新接种。

(2)免疫球蛋白为血液制品,存在一定的风险,需获得患儿家长知情同意。

3. 熊去氧胆酸　建议与食物同服。患者在治疗过程中不要使用含铝的抗酸剂,因为它们可能抑制药物的吸收。

七、禁忌证

1. 布拉氏酵母菌　有潜在真菌感染者、果糖不耐受者和半乳糖吸收障碍者禁用。

2. 维生素 K_1　肝功能不良者禁用。

3. 厄他培南　不得使用含有葡萄糖（α-D-葡萄糖）的稀释液。

4. 头孢曲松　虽然在胆汁中浓度高，但会取代胆红素与血清蛋白结合，引起胆红素脑病的发生，所以禁止用于治疗有或可能有高胆红素血症、胆红素脑病、黄疸的新生儿。

5. 左甲状腺素片　本品含有乳糖。半乳糖不耐受症、Lapp 乳糖酶缺乏症或葡萄糖–半乳糖吸收障碍的患者禁止服用本品。

6. 考来烯胺　胆道完全闭塞的患者禁用。

7. 熊去氧胆酸片　禁用于急性胆囊炎和胆管炎、胆道阻塞患者。

8. 辅酶 A　心肌梗死患者禁用。

9. 人血白蛋白　禁用于有白蛋白过敏史者。严重贫血和患有心力衰竭的患者禁止使用 5% 人血白蛋白溶液。

10. 静脉注射人免疫球蛋白　禁用于有抗 IgA 抗体的选择性 IgA 缺乏者。

八、超说明书用药

双歧三联活菌：益生菌有助于胆汁淤积时肠道上皮细胞间紧密连接的加固，促进胃肠蠕动，预防肠道细菌过度生长及内毒素血症发生；参与胆汁代谢，降低肠道中 β-葡萄糖醛酸苷酶活性及酸化肠道。促进肠道蠕动，从而减少胆红素肝肠循环，加快胆红素转化和排泄；纠正胆汁淤积时肠道菌群的失调。

（张英姿）

第五章

呼吸系统疾病及其药物治疗

第一节　急性上呼吸道感染

急性上呼吸道感染(acute upper respiratory infection，AURI)是由各种病原引起的上呼吸道的急性感染，简称"上感"，是小儿最常见的急性呼吸道感染性疾病。根据感染部位不同可诊断为急性鼻炎、急性咽炎、急性扁桃体炎等。

一、病因

(1)引起AURI的病因90%以上为病毒，病毒感染后可继发细菌感染。非典型病原体在呼吸道感染中所占比例也呈逐渐升高趋势。

(2)婴幼儿时期易患本病。当儿童有营养障碍性疾病、免疫缺陷病或被动吸烟、环境不良等因素影响，易反复感染或病程迁延。

二、临床表现

一般类型AURI症状分为局部症状和全身症状。局部症状为鼻塞、流涕、喷嚏、干咳、咽部不适和咽痛等，全身症状包括发热、烦躁不安、头痛、全身不适、乏力等。部分患儿有消化道症状。婴幼儿起病急，以全身症状为主，常有消化道症状，局部症状较轻，起病1~2天内可因发热引起惊厥。肠道病毒感染者可见皮疹。

三、辅助检查

1.血常规　包括外周血白细胞、中性粒细胞、淋巴细胞及C-反应蛋白(CRP)、降钙素原(PCT)等炎性指标检查。

2.病原学　病毒分离和血清学检查可明确病原。

四、诊断

根据流行情况、体格检查及血象等检查情况，与流行性感冒、过敏性鼻炎相鉴别。

五、治疗参考

（一）一般治疗

患者应充分休息，居室应通风，发热期宜进食流食或软食，多饮水。哺乳期的婴儿应予少量多次喂奶，以免导致呕吐、腹泻等消化不良症状。鼻咽分泌物过多时，患者可取俯卧位。防止交叉感染及并发症。

（二）对因治疗

对病毒感染多采用中药治疗，细菌性感染则用抗菌药物。

1. 抗病毒药物　AURI以病毒感染多见，单纯的病毒性上呼吸道感染属于自限性疾病。为流感病毒感染时，可口服奥司他韦。

（1）奥司他韦：磷酸奥司他韦是其活性代谢产物（奥司他韦羟酸盐）的药物前体，奥司他韦羟酸盐是选择性的流感病毒神经氨酸酶抑制药，可有效抑制甲型、乙型流感病毒的神经氨酸酶活性，从而减少流感病毒的播散，为甲型或乙型流感病毒有效的口服抗病毒药物。并可减少并发症（如支气管炎、肺炎、鼻窦炎等）的发病率。《儿科学第9版》《诸福棠实用儿科学（第8版）》推荐：奥司他韦给药剂量为2 mg/kg，2次/日，疗程共5天。

根据《中华人民共和国国家卫健委流行性感冒诊疗方案（2020版）》推荐：1岁以下儿童奥司他韦的给药剂量为，0~8月龄患儿，每次3.0 mg/kg，9~11月龄患儿，每次3.5 mg/kg，每日2次。疗程为5天，重症患者疗程可延长。13岁以下儿童的给药剂量根据体重而定，体重≤15 kg者，每次给药剂量为30 mg，每日2次；体重为15~23 kg者，每次给药剂量为45 mg，每日2次；体重为23~40 kg者，每次给药剂量为60 mg，每日2次；体重>40 kg者，每次给药剂量为75 mg，每日2次。疗程共5天。

（2）中药制剂：普通感冒目前尚无特异性抗病毒药物，部分中药制剂有一定的抗病毒疗效。

2. 抗菌药物　当病情重、合并细菌感染或有并发症时，可加用抗菌药物，常用青霉素类、头孢菌素类、大环内酯类，疗程为3~5天。如2~3天后无效，应考虑其他病原体感染。

（三）对症治疗

1. 退热　高热患者可给予对乙酰氨基酚或布洛芬（表5-1），根据病情可4~6小时重复给药1次，但避免用量过大以免体温骤降、多汗，甚至虚脱。亦可采用物理降温，如冷敷或温水浴。对轻症咳嗽小儿，尤其是小婴儿，不宜用大量镇咳的药品。

表5-1　对乙酰氨基酚与布洛芬的特点及推荐用法

变量	对乙酰氨基酚	布洛芬
体温下降时间	1~2小时	1~2小时
起效时间	<1小时	<1小时
达峰时间	3~4小时	3~4小时

续表5-1

变量	对乙酰氨基酚	布洛芬
作用持续时间	4~6 小时	6~8 小时
适用年龄	2 月龄以上	6 月龄以上
给药途径	口服、栓剂	口服、栓剂
每次最大剂量	600 mg 或 15 mg/（kg·次）（以两者中较低剂量为准）	400 mg 或 10 mg/（kg·次）（以两者中较低剂量为准）
每日最大剂量	2.0 g 或 2 岁以下 60 mg/（kg·d），2~12 岁 75 mg/（kg·d）（以两者中较低剂量为准）	2.4 g 或 40 mg/（kg·d）（以两者中较低剂量为准）

2. 镇静、止痉　发生热性惊厥者，可给予镇静、止痉等处理。根据《热性惊厥诊断治疗与管理专家共识 2017 实用版》推荐：若惊厥发作持续>5 分钟，则需要使用药物止惊。首选静脉缓慢推注地西泮，如推注过程中惊厥发作终止即停止推注，若 5 分钟后发作仍未控制或控制后复发，可重复推注一剂；如仍不能控制，则按惊厥持续状态处理。该药起效快，一般注射后 1~3 分钟发挥作用，但推注速度过快可能出现抑制呼吸、心跳减慢和血压降低的不良反应。如尚未建立静脉通路，可予咪达唑仑肌内注射或水合氯醛溶液灌肠，也可发挥止惊效果。对于惊厥持续状态的患儿，需要静脉用药积极止惊，并密切监护发作后表现，积极退热，寻找并处理发热和惊厥的原因。

3. 缓解鼻咽部症状　鼻塞者可酌情给予减充血剂，婴儿忌用油剂滴鼻，恐吸入下呼吸道而致类脂性肺炎。年长儿患咽喉炎或扁桃体炎时，可用淡盐水或复方硼酸溶液漱口。

六、药学监护

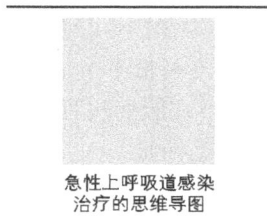

急性上呼吸道感染
治疗的思维导图

（一）疗效评估

密切观察患儿临床表现是否好转，辅助检查血常规外周血白细胞、中性粒细胞、淋巴细胞、CRP、PCT 等炎性指标是否正常。

（二）不良反应监护

治疗 AURI 使用抗病毒药物及解热镇静类药物时须密切关注患者的不良反应，用药过程中出现不良反应时须及时停药。

1. 奥司他韦　主要不良反应有呕吐、恶心、失眠、头痛、腹痛等，严重不良反应包括全身变态反应及皮肤 Stevens-Johnson 综合征、肝功能异常、心律失常、精神障碍及胃肠道出血等。

2. 布洛芬

（1）宜饭后服用，可见消化不良反应，较多见胃灼烧感、胃痛、恶心、呕吐等症状，一般无须停药。

（2）偶见消化性溃疡和消化道出血。

（3）少见肝功能异常，主要表现为氨基转移酶升高。

（4）少数患者用药后会出现下肢水肿。

（5）大剂量用药可见血液系统不良反应。

3. 对乙酰氨基酚

（1）罕见过敏性皮炎（皮疹、皮肤瘙痒等）、粒细胞缺乏、血小板减少、高铁血红蛋白血症、贫血、肝肾功能损害和胃肠道出血。

（2）少数因阿司匹林过敏发生哮喘的患者，服用本品后会发生轻度支气管痉挛反应；建议应用不超过 3 天。

4. 水合氯醛　对胃黏膜有刺激，易引起恶心、呕吐。偶见过敏性皮疹、荨麻疹。使用过量可见持续的精神错乱、吞咽困难、嗜睡、体温低、顽固性恶心、呕吐胃痛、癫痫发作、呼吸短促或困难、心率减慢、严重乏力，肝肾损害。

5. 苯巴比妥

（1）常见嗜睡、眩晕、头痛、乏力等症状。

（2）偶见皮疹、剥脱性皮炎、药物热等过敏反应，如出现过敏反应应立即停药。

（3）大剂量使用时可出现眼球震颤、共济失调和严重的呼吸抑制。

6. 地西泮

（1）常见不良反应有嗜睡、轻微头痛、乏力等。

（2）大量应用时偶见共济失调、手震颤、尿潴留。

（三）注意事项

对 AURI 患儿使用抗病毒药物及解热镇静类药物治疗时采取以下监护方案。

1. 奥司他韦

（1）在服药过程中，患者如出现过敏反应或怀疑出现过敏样反应，应立即停用药物，并进行适当治疗。

（2）密切观察患者的异常行为征兆，如出现精神神经性症状，须对每位患者进行继续治疗的风险获益评价。

（3）奥司他韦不能取代流感疫苗。

（4）本品每 75 mg 悬浮液含有 2 g 山梨醇，果糖不耐受患者须注意。

2. 布洛芬

（1）用药期间须监测患者肝、肾功能和血常规。

（2）用药期间如出现胃肠出血、肝肾功能损害、视力障碍、血常规异常以及过敏反应等，应立即停药。

3. 对乙酰氨基酚

（1）3 岁以下小儿最好不用。3 岁以下小儿尤其是新生儿，肝肾未发育成熟，容易受损。

（2）本品不宜大剂量或长期服用，以免造成造血系统及肝肾损害。如需要长期治疗，应定期监测血常规及肝、肾功能。

（3）药物过量中毒可催吐、洗胃并用拮抗药 N-乙酰半胱氨酸。

4. 水合氯醛　长期服用本品可产生依赖，突然停药会引起神经质、幻觉、烦躁、异常兴奋、谵妄、震颤等严重撤药综合征。

5. 苯巴比妥　久用可产生耐药性和成瘾性，多次连用时须警惕蓄积性中毒。

6. 地西泮　长期应用可致耐受性与依赖性，突然停药有戒断症状出现。

（四）用药教育

1. 奥司他韦　可将该药品与食物同服，以减少对胃部刺激。

2. 解热镇痛类药物　此类药物均为对症治疗药，不宜长期服用或大量使用，用于镇痛不得超过 5 天，用于解热不得超过 3 天。不能同时服用其他具有解热镇痛作用的药品。

七、禁忌证

1. 奥司他韦　禁用于对奥司他韦或该产品的任何成分有严重超敏反应的患者。严重超敏反应包括过敏反应和严重的皮肤反应，包括中毒性表皮坏死松解症、Stevens-Johnson 综合征和多形性红斑。

2. 布洛芬　对阿司匹林或其他非甾体抗炎药有过敏史者（如哮喘、鼻炎、血管性水肿或荨麻疹）禁用布洛芬。

3. 对乙酰氨基酚　禁用于严重肝肾功能不全者。

4. 水合氯醛　肝、肾、心脏功能严重障碍者禁用。间歇性血卟啉病患者禁用。

5. 苯巴比妥　禁用于严重肝肾功能不全、呼吸功能抑制、贫血、卟啉病及糖尿病未控制的患者。

6. 地西泮　6 月龄以下的婴幼儿禁用地西泮。重症肌无力、严重呼吸功能不全、严重肝功能不全、睡眠呼吸暂停综合征、急性窄角性青光眼患儿禁用地西泮。

（郭艳）

第二节　急性感染性喉炎

急性感染性喉炎（acute infectious laryngitis）是指喉部黏膜的急性弥漫性炎症。临床特征为犬吠样咳嗽、声嘶、喉鸣和吸气性呼吸困难。多发于冬春季节，且多见于婴幼儿。

一、病因

由病毒或细菌感染引起，亦可并发于麻疹、百日咳和流感等急性传染病。常见的病毒为副流感病毒、流感病毒和腺病毒，常见的细菌为金黄色葡萄球菌、链球菌和肺炎链球菌。

二、临床表现

起病急、症状重，伴有发热、犬吠样咳嗽、声嘶、吸气性喉鸣和三凹征。严重时可出现发绀、烦躁不安、面色苍白、心率加快。咽部充血，间接喉镜检查可见喉部、声带有不同程度的充血、水肿。一般白天症状较轻，夜间入睡后加重，喉梗阻者若不及时抢救，可窒息死亡。

三、诊断和鉴别诊断

根据临床表现不难诊断，但应与白喉、急性会厌炎、喉痉挛、喉或气管异物、喉先天性畸形等所致的喉梗阻鉴别。

四、治疗参考

(一)一般治疗

保持患者呼吸道通畅，缺氧者给予吸氧。

(二)糖皮质激素

有抗炎和抑制变态反应等作用，能及时减轻喉头水肿症状，缓解喉梗阻。病情较轻者可口服泼尼松，Ⅱ度以上喉梗阻患儿应给予静脉滴注地塞米松、氢化可的松或甲泼尼龙。吸入型糖皮质激素，如布地奈德混悬液雾化吸入可促进黏膜水肿的消退。

《诸福棠实用儿科学(第 8 版)》推荐：二度呼吸困难患儿，可口服泼尼松，1~2 mg/kg 每次，每 4~6 小时口服 1 次，呼吸困难缓解即停药。二度呼吸困难较重患儿，可选肌内注射 2~5 mg 地塞米松，再口服泼尼松，深二度或三度严重呼吸困难者，静脉滴注地塞米松(每次 2~5 mg，根据年龄大小增减)或氢化可的松(5~10 mg/kg)，于 4~6 小时滴完。

《儿科学(第 9 版)》推荐：布地奈德混悬液雾化吸入初始剂量为 1~2 mg，此后每 12 小时雾化吸入 1 mg，也可应用 2 mg/次，每 12 小时给药 1 次，最多用药 4 次。

(三)控制感染

包括使用抗病毒药物和抗菌药物，如考虑为细菌感染，应及时给予抗菌药物，一般给予青霉素、大环内酯类或头孢菌素类等。

(四)对症治疗

缺氧者予以吸氧；烦躁不安者要及时镇静；痰多者可选用祛痰药，必要时直接喉镜吸痰；不宜使用氯丙嗪和吗啡。

(五)气管插管

经上述处理仍有严重缺氧征象或有Ⅲ度以上喉梗阻者，用气管插管，呼吸机辅助通气治疗，必要时行气管切开。

急性感染性喉炎治疗思维导图

五、药学监护

(一)疗效评估

观察患儿的临床症状和体征，如果患儿充血、水肿症状减轻，提示治疗有效。

（二）不良反应监护

1. **吸入用糖皮质激素：布地奈德** 耐受性好，大多数不良反应很轻，且为局部性。常见轻度咽喉刺激、发声困难；口咽及咽喉念珠菌感染，需注意观察患儿口腔是否有鹅口疮症状出现，如有应给予对症治疗；过敏反应，如皮疹、接触性皮炎、荨麻疹、血管神经性水肿，如有发生须及时停药。糖皮质激素长期使用可导致肾上腺功能低下和生长速度减慢，长期接受吸入治疗的患儿应定期测量身高。布地奈德每日给药剂量控制在 800 μg 以内，一般认为不会出现糖皮质激素全身性不良反应，亦不会明显影响下丘脑-垂体-肾上腺皮质调节轴的功能。

2. **水合氯醛** 对胃黏膜有刺激，易引起恶心呕吐。药物过量可引起持续的精神错乱、吞咽困难、嗜睡、体温低、顽固性恶心、呕吐腹痛、癫痫发作、呼吸短促或困难、心率减慢、严重乏力、肝肾损害。

3. **苯巴比妥** ①常见嗜睡、眩晕、头晕、乏力等症状；②少数患者可出现过敏反应，如皮疹、剥脱性皮炎和药物热，如有出现应立即停药。

（三）注意事项

（1）当气道有真菌、病毒或结核菌感染时，应慎用糖皮质激素。

（2）吸入用布地奈德混悬液在贮存中会发生一些沉积。如果在振荡后，不能形成完全稳定的悬浮液，则应丢弃。

（四）用药教育

（1）雾化吸入布地奈德之后应以净水漱洗口腔和咽部，以防真菌生长。

（2）为防止药物进入眼睛，可使用面罩吸入，在吸药前不能涂抹油性面霜，吸药后应立即清洗脸部，以减少经皮肤吸收的药量。

六、禁忌证

全身性霉菌感染的患者禁用甲泼尼龙，进口的甲泼尼龙 40 mg 制剂辅料中含有牛源性乳糖成分，禁用于已知或疑似对牛乳过敏的患者。布地奈德禁用于中度及重度支气管扩张者。

（郭艳）

第三节 急性支气管炎

急性支气管炎（acute bronchitis）是指由各种致病原引起的支气管黏膜感染，由于气管常同时受累，故又称为急性气管支气管炎（acute tracheobronchitis）。常并发或继发于呼吸道其他部位的感染，也常为某些传染病（麻疹、百日咳、伤寒、白喉等）的一种临床表现。是儿童时期常见的呼吸道疾病，婴幼儿多见。

一、病因

急性支气管炎的病原体为病毒、细菌，或为混合感染。病毒以鼻病毒、冠状病毒、流感、腺病毒及呼吸道合胞病毒等多见。常见细菌是肺炎链球菌、β溶血性链球菌 A 族、葡萄球菌及嗜血流感杆菌。免疫功能低下、特应性体质、营养障碍、变态反应、佝偻病和支气管结构异常等均为本病的危险因素。

二、临床表现

大多患儿先有上呼吸道感染症状，之后是咳嗽，开始为干咳，后有痰。婴幼儿症状较重，常有发热、呕吐及腹泻等症状。咳嗽一般延续 7~10 天，有时迁延 2~3 周，或反复发作。如不适当治疗可引起肺炎。

三、诊断及鉴别诊断

根据患儿呼吸道症状、体征，结合辅助检查一般可诊断。应与急性上呼吸道感染、急性支气管炎、呼吸道异物相鉴别；慢性或反复支气管炎应注意与咳嗽变异性哮喘、肺内结核、呼吸道先天畸形、支气管扩张、支气管异物等疾病相鉴别。

四、辅助检查

患儿一般白细胞正常或稍低，继发性细菌感染可升高。胸部 X 线检查多为阴性或仅见双肺纹理增粗、紊乱。

五、治疗参考

(一)一般治疗

同上呼吸道感染，患者应经常变换体位，使呼吸道分泌物易于排除。应多饮水，室内保持适当的湿度，使呼吸道分泌物易于咳出。

(二)中医治疗

本病中医称为外感咳嗽，由于致病因素不同，临床分为风寒咳嗽、风热咳嗽和实热喘。治法以疏风散寒、清热宣肺、降热平喘为主。可结合临床辨证施治。

(三)控制感染

由于病原体多为病毒，抗病毒药物(如利巴韦林)对呼吸道合胞病毒(RSV)有体外活性，但临床疗效不明显，故不主张常规使用。一般不采用抗菌药物。使用抗菌药物的指征包括：病情严重者、病程≥7 天者、早产儿、营养缺乏患儿、原有心肺疾病和免疫功能缺陷患儿或已明确有细菌感染者。可选用青霉素、阿莫西林、第一代或第二代头孢菌素，病原诊断明确为肺炎支原体、衣原体者选用大环内酯类抗菌药物。

(四)对症治疗

一般不用镇咳药物，以免影响痰液咳出。

1. 化痰止咳药物

（1）愈创甘油醚：给药剂量为 0.025~0.1 g/次，每日 3 次，口服。

（2）氨溴索：口服，给药剂量为 0.15~0.3 mg/kg，每日 2 次。根据《急性气管-支气管炎基层合理用药指南》（以下简称"指南"）推荐：溴己新，儿童口服 4~8 mg/次，2~3 次/d；肌内注射 2~4 mg/次，1~2 次/d。注射液慢速静脉滴注，>6 岁患儿 15 mg/次，2~3 次/d，≤6 岁患儿 7.5 mg/次，2~3 次/d。

（3）乙酰半胱氨酸：给药剂量为 0.1 g/次，依照年龄大小每日 2~4 次。《指南》推荐：0.1 g/次，2~4 次/d。

（4）羧甲司坦：儿童每日给药剂量为 30 mg/kg，每日 2~3 次。

（5）标准桃金娘油：4~10 岁急性患儿 1 粒/次，3~4 次/d，慢性患儿 1 粒/次，2 次/d。

2. 平喘药物　喘憋严重者可应用支气管舒张药，如雾化吸入沙丁胺醇或硫酸特布他林等 β_2 受体激动药。沙丁胺醇，12 岁以下患儿最小起始剂量为 2.5 mg，最高可达 5.0 mg，每日用药 ≤2 次。氨茶碱：口服，一次 3~5 mg/kg，每 6~8 小时 1 次。也可以吸入糖皮质激素如布地奈德混悬液，喘息严重者可加口服泼尼松 3~5 天。

急性支气管炎治疗思维导图

3. 抗过敏药物　可选用马来酸氯苯那敏或氯雷他定等抗过敏药。

六、药学监护

（一）疗效监护

监测患儿临床症状，辅助检查血常规外周白细胞计数、中性粒细胞、淋巴细胞计数、CRP、PCT 等炎症指标是否正常。

（二）不良反应监护

1. 愈创甘油醚　偶有头晕、恶心、胃肠不适，少数患儿可能有出血现象，停药后可自行停止，无须特殊处理。

2. 氨溴索　不良反应轻微，偶有上腹部不适、胃痛、腹泻、恶心、呕吐、皮疹等症状。有时会出现口腔、呼吸道干燥。胃溃疡、青光眼、肝功能不全等患者慎用。

3. 乙酰半胱氨酸　有特殊的气味，对呼吸道有刺激性，可引起支气管痉挛、恶心、呕吐、胃炎等，一般减量即可缓解，如发生恶心、呕吐可暂停给药。支气管痉挛可用异丙肾上腺素缓解。偶尔出现寒战与发热、咯血、口腔炎、鼻溢血等。

4. 羧甲司坦　不良反应偶有轻度头痛、头晕、恶心、胃部不适、腹泻、胃肠道出血、皮疹等。有消化道溃疡病史者慎用。2 岁以下幼儿用药安全尚未确定，应慎用。

5. 沙丁胺醇　对心脏和中枢神经系统有兴奋作用，可引起失眠、恶心、头痛，另有肌肉和手指震颤。较大剂量使用时有心悸和室性期前收缩等。心血管功能不全、高血压、甲亢及糖尿病患者慎用。使用特布他林的少数患者可出现手指震颤、头痛、头晕、失眠、心悸及胃肠障碍，偶见血糖升高及血乳酸升高。

6. 马来酸氯苯那敏　可有胸闷、咽喉痛、疲劳、虚弱感、心悸或皮肤瘀斑、出血倾向等症状，但皆很少见；偶有嗜睡、口干、痰液黏稠等表现；儿童易发生烦躁、焦虑、入睡困难和神经过敏等不良反应。

7. 氯雷他定　罕见乏力、镇静、头痛和口干等症状；偶可见肝功能异常。

（三）注意事项

1. 氨溴索注射液　不可与 pH>6.3 的其他溶液混合。

2. 乙酰半胱氨酸　不宜与金属、橡皮、氧化剂、氧气接触，喷雾器必须用玻璃制品或塑料制品。本品在空气中易氧化，应临用前配制，用剩的溶液应密封贮于冰箱中，48 小时内用完。

3. 羧甲司坦　不易与强镇咳药合用，以免稀化的痰液堵塞气道。

4. 特布他林雾化液　不可与碱性溶液即 pH>7 的溶液混合。

5. 沙丁胺醇　本品长期使用可产生耐受，不仅疗效降低，还可使哮喘加重。

（四）用药教育

服用乙酰半胱氨酸颗粒剂前可加少量温开水（禁用 80℃ 以上的热水）溶解后混匀服用，也可直接口服。不宜同时应用青霉素、四环素、头孢菌素类抗菌药物，可减弱其抗菌活性，必要使用时须间隔 4 小时以上。

七、禁忌证

1. 愈创甘油醚　有刺激和扩张血管作用，对已有肺出血，急性胃肠炎或肾炎患儿禁用。

2. 乙酰半胱氨酸　支气管哮喘患儿禁用。

3. 特布他林　心功能严重损伤者禁用。

（郭艳）

第四节　肺炎

肺炎（pneumonia）是各种病原体感染或其他因素（如吸入羊水、油类或过敏反应等）所致的肺部炎症。主要临床表现为发热、咳嗽、气促等。肺炎是儿童尤其是婴幼儿期的常见疾病，是我国住院婴幼儿死亡的首位原因，严重威胁婴幼儿健康，被列为"小儿四病"之一，故加强对本病的防治十分重要。本病可依据病理形态、病原体、病程等进行分类。

一、病因

可分为感染性肺炎和非感染病因引起的肺炎。感染性肺炎包括细菌性肺炎、病毒性肺炎、真菌性肺炎、支原体肺炎、衣原体肺炎等，其中肺炎链球菌是婴幼儿期肺炎最常见的细菌病原，呼吸道合胞病毒是引起肺炎的首位病毒病原。非感染病因引起的肺炎，包括吸入性肺炎、过敏性肺炎、嗜酸细胞性肺炎、坠积性肺炎等

二、临床表现

起病急，多继发于上呼吸道感染。主要表现为发热、咳嗽、呼吸增快、呼吸困难、胸壁吸气性凹陷、屏气、胸痛、头痛或腹痛等症状。对于 3 岁以上儿童，胸部湿啰音和管状呼吸音对于肺炎具有较高的诊断价值。腋温>38.5℃伴三凹征，尤其胸壁吸气性凹陷和呼吸增快(除哭闹、发热等所致者)应视为病情严重。

三、辅助检查

(一)外周血检查

细菌感染时，白细胞总数和中性粒细胞通常增多，C-反应蛋白(CRP)有不同程度升高。降钙素原(PCT)可升高，抗菌药物治疗有效时，PCT 可迅速下降；病毒性肺炎时，白细胞总数多正常或偏低，CRP 正常或轻度升高。

(二)病原学检查

1. 细菌学　细菌涂片、细菌培养及药敏试验。其他检查还包括血清学检测肺炎链球菌荚膜多糖抗体水平、荧光多重 PCR 检测细菌特异基因等。

2. 病毒学　病毒抗原、抗体检测；病毒分离；病毒特异性基因检测。

3. 其他病原学　肺炎支原体(MP)、沙眼衣原体(CT)、肺炎衣原体(CP)和鹦鹉热衣原体、嗜肺军团菌(LP)抗体测定和基因检测等。

(三)胸部 X 线检查

早期肺纹理增强，透光度减低。病情进展可见沿支气管分布的大小不等的点状或小斑片状肺实质浸润阴影，以两肺下野、中内带及心隔角较多。可发生局部肺气肿、肺不张。也可表现为节段性和大叶性肺部实变或不张。必要时可行胸部 CT 检查。

四、诊断

一般有发热、咳嗽、呼吸急促的症状，肺部听诊闻及中、细湿啰音和(或)胸部影像学有肺炎的改变均可诊断为支气管肺炎。

确诊后应进一步明确可能病原体，评估肺炎的严重程度。反复发作者，还应尽可能明确导致反复感染的原发疾病或诱因，如原发性或继发性免疫缺陷病、呼吸道局部畸形或结构异常、支气管异物、先天性心脏病、营养不良和环境因素等。此外，还要注意是否有并发症。

五、治疗参考

采用综合治疗方法，治疗原则主要包括改善通气、控制炎症、对症治疗、防止和治疗并发症。

(一)一般治疗及护理

保持室内空气流通，加强营养。经常变换体位，减少肺部淤血，促进炎症吸收。维持水、电解质及酸碱平衡。患者注意隔离，以防交叉感染。

(二)抗感染治疗

明确为细菌感染或病毒感染继发细菌感染者应使用抗菌药物。

1.用药原则

安全有效为首要原则；抗菌药物应用前应采集呼吸道分泌物或血标本进行细菌培养和药敏试验，尽早明确病原菌；未获培养结果前，应根据年龄、发病季节、流行病学、临床和影像学特点、病情严重度、有无基础疾病以及实验室检查等综合分析可能病原，经验性选用抗菌药物；选用的药物应在肺组织中有较高的浓度；轻症患者可首选口服抗菌药物，重症肺炎或不适宜口服者，可考虑胃肠道外抗菌药物治疗；剂量适宜，疗程合适；重症患儿宜静脉联合用药。

2.根据不同病原选择抗菌药物

(1)肺炎链球菌：青霉素敏感者首选青霉素或阿莫西林；青霉素中介株仍可选用青霉素，但需加大剂量，或选用阿莫西林，第一、二代头孢菌素。青霉素耐药者首选头孢曲松、头孢噻肟，备选万古霉素、利奈唑胺；青霉素过敏者选用大环内酯类抗菌药物。

(2)金黄色葡萄球菌：甲氧西林敏感(MSSA)者首选苯唑西林或氯唑西林，备选第一、二代头孢菌素。甲氧西林耐药(MRSA)者首选万古霉素，利奈唑胺或联合。

(3)流感嗜血杆菌：首选阿莫西林/克拉维酸、氨苄西林/舒巴坦。

(4)大肠埃希菌和肺炎克雷伯菌：《临床药物治疗学儿科疾病》推荐，不产超广谱β-内酰胺酶(ESBLs)菌感染者应依据药敏试验结果选药，首选第三代或第四代头孢菌素或哌拉西林等广谱抗菌药物，备选替卡西林/克拉维酸、哌拉西林/他唑巴坦；产ESBLs菌轻中度感染首选替卡西林/克拉维酸、哌拉西林/他唑巴坦，重症感染或其他抗菌药物治疗疗效不佳时选用厄他培南、亚胺培南、美罗华南和帕尼培南。产头孢菌素酶(AmpC酶)感染者可首选头孢吡肟，备选亚胺培南、美罗培南和帕尼培南。

(5)A群链球菌：首选青霉素、阿莫西林、氨苄西林，备选头孢曲松、头孢噻肟。

(6)肺炎支原体、衣原体、百日咳杆菌：首选大环内酯类，8岁以上可选择多西环素。

(7)嗜肺军团菌：首选大环内酯类，可联用利福平。

(8)铜绿假单胞菌：首选替卡西林-克拉维酸钾。

3.代表药物用法用量(表5-2)

表5-2　儿童社区获得性肺炎常用抗微生物药物的剂量和用法

抗菌药物	给药途径、剂量及给药间隔	药学监护
青霉素类	①使用前详细了解患儿既往用药史、过敏史，有无家族变态反应疾病史。以往对青霉素过敏者禁用。使用前必须做皮肤敏感试验，阳性反应者禁用。②肾功能严重损害者慎用。③使用前新鲜配制	
青霉素G (penicillin)	肌内注射或静脉滴注，2.5万~5.0万U/(kg·次)，每6小时1次；大剂量，5.0~10.0万U/(kg·次)，每6小时1次	大剂量或肾功能不全患儿使用，可发生神经毒性反应(青霉素脑病)

续表5-2

抗菌药物	给药途径、剂量及给药间隔	药学监护
阿莫西林 （amoxicillin）	口服：常用剂量 10~15 mg/kg，每 6~8 小时 1 次；大剂量 25~30 mg/kg，每 6~8 小时 1 次；最大剂量 2.0 g/次	口服时胃肠道反应较常见，应用于传染性单核细胞增多症极易发生皮疹等过敏反应，应避免使用
氨苄西林/舒巴坦（2:1） （ampicillin/Sulbactam（2:1））	静脉滴注：25.0/12.5~75.0/37.5 mg/kg，每 6~8 小时 1 次；最大剂量 1.5 g/次	过敏反应同青霉素类
阿莫西林-克拉维酸钾 （amoxicillin-clavulanate potassium）	口服（规格：7:1 口服剂）：20.00/2.85~30.00/4.29 mg/kg，每 8 小时 1 次；最大剂量 1.0/0.143 g/次 静脉滴注（规格：5:1 注射剂）：25/5 mg/kg，每 6~8 小时 1 次；最大剂量 4.5 g/次	注射剂不能与含有葡萄糖、葡聚糖或酸性碳酸盐的溶液混合，建议用 0.9% 氯化钠注射液稀释
哌拉西林/他唑巴坦	静脉滴注：大于 9 月龄，112.5 mg/kg，每 8 小时 1 次；2~9 月龄，90 mg/kg，每 8 小时一次；最大剂量 4.5 g/次	
头孢菌素类	①对头孢菌素过敏者、对青霉素有过敏性休克史者禁用；②对青霉素过敏者、严重肝肾功能不全者、有胃肠道疾患者，尤有溃疡性结肠炎、局限性肠炎或假膜性肠炎患者、高度过敏性体质者慎用	
头孢唑啉 （cefazolin）	肌内注射或静脉滴注：15~25 mg/kg，每 6~8 小时 1 次；最大剂量 1.0 g/次	早产儿及 1 月龄以下新生儿不推荐使用
头孢拉定 （cefradine）	口服：6.25~12.50 mg/kg，每 6 小时 1 次；肌内注射或静脉滴注：1 周岁以上，12.5~25.0 mg/kg，每 6~8 小时，1 次；最大剂量 1.0 g/次	肌内注射局部疼痛明显，应深部注射；对肾功能减退者应减少剂量
头孢羟氨苄 （cefadroxil）	口服：15~25 mg/kg，每 12 小时 1 次；最大剂量 1.0 g/次	不良反应主要是胃肠道反应
头孢克洛 （cefaclor）	口服：10~15 mg/kg，每 8 小时一次；最大剂量 0.5 g/次	宜空腹口服，食物可延迟吸收
头孢丙烯 （cefprozil）	口服：7.5~15.0 mg/kg，每 12 小时 1 次；最大剂量 0.5 g/次	肾功能不全或与利尿药合用时应监测肾功能；<6 个月婴儿不推荐使用
头孢地尼 （cefdinir）	口服：3~6 mg/kg，每 8 小时 1 次；最大 0.2 g/次《国家抗微生物治疗指南（第 3 版）》推荐：8 mg/kg，每 12 小时 1 次口服，或 16 mg/kg，每 24 小时 1 次，最大剂量 0.3 g/天）	饭前 1 小时或饭后 2 小时服用；主要经肾排泄，肝功能受损者不需要调整剂量

续表5-2

抗菌药物	给药途径、剂量及给药间隔	药学监护
头孢呋辛 （cefuroxime）	口服：10~15 mg/kg，最大剂量0.75 g/次，肌内注射或静脉滴注：15~25 mg/kg，每6~8小时1次；最大剂量1.0 g/次	肾功能不全时应调整剂量
头孢噻肟 （cefotaxime）	静脉滴注：50 mg/kg，每8小时1次；最大剂量2.0 g/次	肾功能不全时应调整剂量
头孢曲松 （ceftriaxone）	肌内注射或静脉滴注：40~80 mg/kg，每日一次；最大剂量2.0 g/次	不能与含钙溶液同时使用。≤28天的新生儿如需要或预期需要使用含钙静脉输液营养液治疗，禁用头孢曲松
头孢他啶 （ceftazidime）	15~50 mg/kg，每8小时一次；最大剂量2.0 g/次，肌内注射或静脉滴注	肾功能不全时应调整剂量
头孢哌酮舒巴坦（2:1） （cefoperazone-sulbactam）	静脉滴注：常规剂量15/7.5~30/15 mg/kg，每6~12小时1次；大剂量40/20~80/40 mg/kg，每6~12小时1次；舒巴坦最大剂量不超过80 mg/（kg·d）	用药期间应进行出血时间、凝血酶原时间监测。同时可应用维生素K_1预防出血发生
头孢吡肟 （cefepime）	静脉滴注：30~50 mg/kg，每8~12小时1次；最大剂量1.5 g/次	
大环内酯类		
红霉素 （erythromycin）	口服：10~15 mg/kg，每8小时1。静脉滴注：10~15 mg/kg，每12小时1次；最大剂量0.5 g/次	主要不良反应为胃肠道反应及不同程度肝脏损害
阿奇霉素 （azithromycin）	口服：10 mg/kg，每天1次，连续3天；最大0.5 g/次	口服及静脉滴注均可引起较严重的胃肠道反应和肝毒性；与茶碱类合用，可导致茶碱清除减少，血药浓度增加；静脉滴注速度宜缓，静脉滴注药液浓度以1%~5%为宜
克拉霉素 （clarithromycin）	口服：7.5 mg/kg，每12小时一次；最大剂量0.5 g/次	主要不良反应为胃肠道反应及不同程度肝脏损害
碳青霉烯类		
亚胺培南/西司他丁 （imipenem/cilastatin）	静脉滴注：15~20 mg/kg，每6小时1次；最大0.5 g/次	有抽搐、肌阵挛等神经系统不良反应，癫痫患者慎用；肾功能减退时应调整剂量
美罗培南 （meropenem）	静脉滴注：10~20 mg/kg，每8小时1次；最大0.5 g/次	与丙戊酸钠有药物相互作用，不建议合用

续表5-2

抗菌药物	给药途径、剂量及给药间隔	药学监护
糖肽类		
万古霉素 （vancomycin）	静脉滴注：10 mg/kg，每 6 小时 1 次或 20 mg/kg，每 12 小时 1 次；最大剂量 0.5 g/次	具有一定耳、肾毒性，应掌握适应证，轻症感染不宜选用。给药期间应定期复查肾功能，必要时监测听力。肝功能不全不需调整剂量。必要时需监测血药浓度。稀释液浓度需<5 mg/mL，滴速应缓慢，以减少红人综合征、血栓性静脉炎
替考拉宁 （teicoplanin）	静脉滴注：前 3 剂 10 mg/kg，每 12 小时 1 次，后 10 mg/kg 每日 1 次，最大剂量 0.4 g/次	肾功能不全者应调整剂量
其他抗菌药物		
利福平 （rifampicin）	口服：10～20 mg/kg，每日 1 次；最大剂量 0.3 g/次	肝功能不全应避免使用。定期复查肝功能及血常规。应于餐前 1 小时或餐后 2 小时服用，最好清晨空腹一次服用。服药后其大小便、唾液、汗液等均可显橘红色
氨曲南 （aztreonam）	肌内注射或静脉滴注：30 mg/kg，每 6～8 小时 1 次；最大剂量 0.5 g/次	
克林霉素 （clindamycin）	口服或静脉滴注：10 mg/kg，每 8～12 小时 1 次；最大剂量 0.45 g/次	口服胃肠道反应较多见；快速滴注可能发生低血压、心电图变化，以及神经-肌肉阻断作用
利奈唑胺 （linezolid）	口服或静脉滴注：10 mg/kg，每 8 小时 1 次；最大剂量 0.6 g/次	不良反应主要为消化道反应，皮疹、药物热、肝酶升高、血小板和中性粒细胞抑制
甲硝唑 （metronidazole）	口服：12.5 mg/kg，每 12 小时 1 次；最大剂量 0.5 g/次 静脉滴注：首剂 15.0 mg/kg，后 7.5 mg/kg，每 6～8 小时 1 次；最大剂量 1.0 g/次	消化系统不良反应常见：恶心、呕吐、食欲缺乏、腹部绞痛；大剂量用药时可出现神经系统不良反应

4.奥司他韦用法用量

参见第五章第一节急性上呼吸道感染。

（三）对症治疗

根据需要进行退热、祛痰、平喘等对症治疗。

1.退热　高热者给予药物降温，如口服对乙酰氨基酚或布洛芬。

2. 气道管理　　及时清除鼻痂、鼻腔分泌物和吸痰,保持呼吸道通畅,改善通气功能。可经气道湿化、雾化吸入帮助排除。不能有效排痰,呼吸衰竭加重者应行气管插管或气管切口。严重病例宜短期使用机械通气(人工呼吸机),接受机械通气者尤应注意气道湿化、变换体位和拍背,保持气道湿度和通畅。

3. 氧疗　　有低氧血症者给予氧疗。患儿呼吸急促、呼吸困难、发绀、三凹征阳性均为氧疗指征。可用面罩、氧帐、鼻导管、头罩给氧。

4. 其他　　低钾血症者,应补充钾盐。缺氧中毒性肠麻痹者,应禁食和胃肠减压。

(四)激素治疗

糖皮质激素可减少炎症渗出,解除支气管痉挛。使用指征为:①严重喘憋或呼吸衰竭;②全身中毒症状明显;③合并感染中毒性休克;④出现脑水肿;⑤胸腔短期有较大量渗出。上述情况可短期应用糖皮质激素,可用甲泼尼龙 $1 \sim 2$ mg/(kg·d)、琥珀酸氢化可的松 $5 \sim 10$ mg/(kg·d)或用地塞米松 $0.1 \sim 0.3$ mg/(kg·d)加入注射液中静脉滴注,疗程为 $3 \sim 5$ 天。

(五)并发症及并存症的治疗

(1)肺炎合并心力衰竭、缺氧中毒性脑病、脓毒症、脓毒症休克等按相应疾病处理。

(2)脓胸和气胸应及时进行穿刺引流,若脓液黏稠,经反复穿刺抽脓不畅或发生张力性气胸时,宜行胸腔闭式引流。

(3)对并存佝偻病、贫血、营养不良者,应给予相应治疗。

(4)重症患儿可酌情给予血浆和静脉注射用人免疫球蛋白(IVIG)等生物制剂,IVIG 含有特异性抗体(如 RSV-IgG 抗体),可用于重症患儿,给药剂量为 400 mg/(kg·d),$3 \sim 5$ 天为一个疗程。

支气管肺炎治疗思维导图

六、药学监护

(一)疗效评估

重症患儿初始治疗后 $1 \sim 2$ 小时应进行病情和疗效评估,重点观察患者体温、全身症状以及缺氧情况等是否改善。

所有患儿初始经验性治疗 $48 \sim 72$ 小时后,均应评估疗效,注意追踪细菌培养及药敏试验结果,尽早目标治疗。症状明显改善者可不参考病原学检查结果,继续原有治疗。

症状持续无改善或一度恶化时,应再次进行临床或实验室评估,详细分析并明确是否存在导致治疗无反应的宿主因素、病原因素和药物治疗因素,针对性调整治疗方案。

(二)不良反应监护

1. 青霉素类　　最常见的不良反应为过敏反应,发生率为 $5\% \sim 10\%$,乳母用药后可经乳腺排出,使婴儿致敏;过敏性休克可在用药数秒至数分钟内发生,用药后 5 分钟发生率为 50%,$5 \sim 30$ 分钟发生率为 40%,病死率可达 10%;极少数可在连续用药过程中发生。

2. 头孢菌素类　本类药物不良反应轻而少见，过敏反应和胃肠道反应最常见。

3. 酶抑制药复合制剂　不良反应主要有过敏反应如皮疹、皮肤瘙痒，严重者出现过敏性休克。头孢哌酮/舒巴坦偶见维生素 K 缺乏和出血倾向。

4. 碳青霉烯类　亚胺培南具一定肾毒性，且对人体肾脏上皮细胞的去氢肽酶不稳定，故需加用等量的去氢肽酶抑制药西司他丁以降低肾毒性和增加原药的浓度。亚胺培南在剂量大、滴速快时可能引起中枢毒性反应，表现为肌颤、肢体抽动，甚至有癫痫样发作。

5. 大环内酯类　主要为消化系统不良反应，偶可见肝功能异常、药疹、耳鸣、听觉障碍、过敏反应。近年陆续有心脏毒性，血液、神经、呼吸等系统不良反应的报道。心脏毒性表现为心脏复极异常及室性心律，是该类药物共有的特殊类型的不良反应。

6. 糖肽类　本品大剂量快速滴注可致"红人综合征"，偶可致过敏性休克。少见不良反应有耳肾毒性、白细胞减少。

7. 噁唑烷酮类　本品可抑制人体线粒体蛋白质的合成，应用较长疗程利奈唑胺可能导致骨髓、视神经、脑、肾的功能减退。

(三)注意事项

1. 青霉素类　用前按规定方法进行皮试，皮试液浓度为 500 U/mL(相当于 300 μg/mL)。应详细询问患者病史，对青霉素类过敏者禁用。有过敏性哮喘、湿疹、花粉症、荨麻疹等过敏性病史及严重肝肾功能损害者慎用。

2. 头孢菌素类　原则上不推荐使用前常规进行皮试，但本类抗菌药物与青霉素类有一定的交叉过敏性，用药前应详细询问患者病史，对有青霉素类或其他 β-内酰胺类及其他药物过敏史的患者，有明确应用指征时，应谨慎使用。青霉素类、头孢菌素 Ⅰ 型过敏史者，选用与过敏药物侧链不同的头孢菌素进行皮试。

3. 酶抑制药复合制剂　皮试要求参照青霉素类和头孢菌素类。应用头孢哌酮舒巴坦应注意监测凝血酶原时间，必要时应补充维生素 K。

4. 碳青霉烯类　不足 3 月龄的婴儿不推荐应用美罗培南、亚胺培南(因尚无推荐剂量的临床应用资料)。儿童用亚胺培南可出现红色尿，是由药物引起的尿变色，并非血尿。本类药物所致的严重中枢神经系统反应多发生在原本患有癫痫等中枢神经系统疾病及肾功能减退未减量用药者，有上述病史患儿应慎用本类药物，应严密监测。本类药物与丙戊酸钠或双丙戊酸钠联合应用，可能导致后两者血药浓度低于治疗浓度，增加癫痫发作风险，不推荐联用。

5. 大环内酯类　哮喘患儿用药后可能出现喘息加重，呼吸困难，应慎用；肝功能损害患儿如有指征应用时，须适时减量并定期复查肝功能；注射给药可引起局部刺激，不宜用于肌内注射，静脉滴注时应稀释至 0.1% 以下，滴入速度不宜过快；本类药物为肝药酶抑制药，应警惕药物相互作用。

6. 糖肽类　本类药物具有一定肾、耳毒性，用药期间应定期复查尿常规与肾功能，监测血药浓度，注意患者听力改变，必要时监测患者听力。同时注意减慢滴速，减少类过敏反应发生率。

7.噁唑烷酮类　每周进行血小板和全血细胞计数的检查,尤其用药超过2周者,或用药前已有骨髓抑制,或合并应用能导致骨髓抑制的其他药物者。疗程中应警惕视觉症状的出现,必要时监测视觉功能。应用本品的疗程不宜超过28天,疗程超过28天者发生周围神经和视神经病变及其他不良反应的可能性增加。

8.免疫球蛋白为生物制剂　应于2~8℃下避光保存和运输,严禁冻结,且应单独输注,不得与其他药物混合输注。

(四)用药教育

(1)服用青霉素类抗生素,须避免同时服用微生态类制剂,如两者必须同时使用,应至少间隔2小时以上。

(2)阿奇霉素避免与含铝或镁的抗酸药同时服用,这些药剂可降低本品的血药峰浓度,必须同用时,阿奇霉素应在服用上述药物前1小时或服用后2小时给予。

七、禁忌证

青霉素过敏者禁用青霉素类抗生素。干扰素禁用于严重心、肝、肾功能不良,骨髓移植者。IVIG 禁用于对人免疫球蛋白过敏或有其他严重过敏史者,有对抗 IgA 抗体的选择性 IgA 缺乏者禁用。

(郭艳)

第五节　支气管哮喘

支气管哮喘(bronchial asthma)简称哮喘,是一种以慢性气道炎症和气道高反应性为特征的异质性疾病,以反复发作的喘息、咳嗽、气促、胸闷为主要临床表现,常在夜间和(或)凌晨发作或加剧。

一、病因

哮喘发病机制复杂,目前认为发病机制与免疫、神经、精神、内分泌因素、遗传学背景和神经信号通路密切相关。临床上除了过敏性哮喘,还存在肥胖型哮喘、运动性哮喘、胸闷变异性哮喘和非过敏性哮喘等。

二、临床表现

咳嗽和喘息呈阵发性发作,以夜间和清晨为重。发作前可有流涕、打喷嚏和胸闷症状,发作时呼吸困难,呼气相延长伴有喘鸣声。严重病例呈端坐呼吸,恐惧不安,大汗淋漓,面色青灰。体格检查可见桶状胸、三凹征,肺部满布呼气相哮鸣音,严重者气道广泛堵塞,哮鸣音反可消失,称"闭锁肺"(silent lung),是哮喘最危险的体征。

三、辅助检查

1. 肺通气功能　肺通气功能检测是诊断哮喘的重要手段，也是评估哮喘病情严重程度和控制水平的重要依据，主要用于 5 岁以上患儿。呼气峰流速（PEF）的日间变异率是诊断哮喘和反映哮喘严重程度的重要指标。

2. 胸部 X 线　急性期胸部 X 线片可正常或呈间质性改变，可有肺气肿或肺不张。

3. 变应原　用多种吸入性过敏原或食物性变应原提取液所做的变应原皮肤试验是诊断变态反应性疾病的首要工具，提示患者对该变应原过敏与否。目前常用方法为变应原皮肤点刺试验。血清特异性 IgE 测定也有助于了解患儿过敏状态，协助哮喘诊断。血清总 IgE 测定只能反映是否存在特应质。

4. 支气管镜及其他检查　反复喘息或咳嗽儿童，经规范治疗无效，应考虑予以支气管镜检查以进一步明确诊断。呼气一氧化氮（FeNO）浓度测定和诱导痰技术在儿童哮喘诊断和病情监测中发挥着一定的作用。

四、诊断

1. 儿童哮喘诊断标准

（1）反复喘息、咳嗽、气促、胸闷，多与接触变应原，冷空气，物理、化学性刺激，呼吸道感染，运动以及过度通气（如大笑和哭闹）等有关，常在夜间和（或）凌晨发作或加剧。

（2）发作时在双肺可闻及散在或弥漫性、以呼气相为主的哮鸣音，呼气相延长。

（3）上述症状和体征经抗哮喘治疗有效，或自行缓解。

（4）其他疾病所引起的喘息、咳嗽、气促和胸闷除外。

（5）临床表现不典型者（如无明显喘息或哮鸣音），应至少具备以下 1 项表现。

1）证实存在可逆性气流受限。

①支气管舒张试验阳性：吸入速效 β_2 受体激动药（如沙丁胺醇压力定量气雾剂 $200\sim400~\mu g$）15 分钟之后 FEV_1 增加 $\geqslant12\%$。

②抗炎治疗后肺通气功能改善：给予吸入型糖皮质激素和（或）抗白三烯药物治疗 $4\sim8$ 周后，FEV_1 增加 $\geqslant12\%$。

2）支气管激发试验阳性。

3）PEF 日间变异率（连续监测 2 周）$\geqslant13\%$。

符合第（1）～（4）条或第（4）、（5）条者，可以诊断为哮喘。

2. 咳嗽变异型哮喘诊断标准

（1）咳嗽持续时间>4 周，常在运动、夜间和（或）凌晨发作或加重，以干咳为主，不伴有喘息。

（2）临床上无感染征象，或经较长时间抗菌药物治疗无效。

（3）抗哮喘药物诊断性治疗有效。

（4）排除其他原因引起的慢性咳嗽。

（5）支气管激发试验阳性和（或）PEF 日间变异率（连续监测 2 周）$\geqslant13\%$。

（6）患者本人或其一、二级亲属特应性疾病史，或变应原检测阳性。

以上（1）～（4）项为诊断基本条件。

哮喘预测指数能有效地用于预测 3 岁及以下喘息儿童发展为持续性哮喘的危险性。哮喘预测指数：在过去 1 年喘息次数≥4 次，具有 1 项主要危险因素或 2 项次要危险因素。

主要危险因素包括：①父母有哮喘病史；②经医生诊断为特应性皮炎；③有吸入变应原致敏的依据。

次要危险因素包括：①有食物变应原致敏的依据；②外周血嗜酸性粒细胞占比≥4%；③与感冒无关的喘息。如哮喘预测指数阳性，建议按哮喘规范治疗。

五、治疗参考

哮喘治疗原则为长期、持续、规范和个体化治疗。急性发作期治疗重点为抗炎、平喘，以便快速缓解症状；慢性持续期应坚持长期抗炎，降低气道反应性，防止气道重塑，避免危险因素和加强自我保健。

治疗药物包括缓解药物和控制药物。缓解药物能快速缓解支气管收缩及其他伴随的急性症状，用于哮喘急性发作期，包括：①吸入型速效 β_2 受体激动药；②全身型糖皮质激素；③抗胆碱能药物；④口服短效 β_2 受体激动药；⑤短效茶碱等。

控制药物是抑制气道炎症，用于哮喘慢性持续期，需要长期使用的药物，包括：①吸入型糖皮质激素(inhaled corticosteroids, ICS)；②白三烯调节剂；③缓释茶碱；④长效 β_2 受体激动药；⑤肥大细胞膜稳定剂；⑥全身性糖皮质激素等；⑦抗 IgE 抗体。

1. 哮喘急性发作期治疗

(1)β_2 受体激动药：是目前最有效、临床应用最广的支气管舒张药。

《儿科学(第 9 版)》推荐：吸入型速效 β_2 受体激动药疗效可维持 4~6 小时，是缓解哮喘急性症状的首选药物，严重哮喘发作时第 1 小时可每 20 分钟吸入 1 次，以后每 1~4 小时可重复吸入。药物剂量：每次沙丁胺醇 2.5~5.0 mg 或特布他林 2.5~5.0 mg。急性发作病情相对较轻时也可选择短期口服速效 β_2 受体激动药，如沙丁胺醇片和特布他林片等。

《诸福棠实用儿科学(第 9 版)》推荐：吸入给药，沙丁胺醇每次 100~200 μg 或特布他林 250~500 μg，每 2~4 小时给药 1 次，或在急性发作时第 1 小时内每 20 分钟给药 1 次，连续给药 3 次。口服给药：沙丁胺醇片 2~4 mg，每天 3 次；特布他林片 0.065 mg/kg，每天 3 次。

《儿童支气管哮喘规范化诊治建议(2020 年版)》推荐：雾化吸入沙丁胺醇或特布他林，体重≤20 kg，每次 2.5 mg；体重>20 kg，每次 5 mg。

(2)糖皮质激素：

1)口服给药：

《儿科学(第 9 版)》推荐：泼尼松或泼尼松龙短程治疗(1~7 天)，每日 1~2 mg/kg，分 2~3 次给药。

《诸福棠实用儿科学(第 9 版)》推荐：口服泼尼松 1~2 mg/(kg·d)，疗程 3~7 天。

《儿童支气管哮喘规范化诊治建议(2020 年版)》推荐：口服泼尼松或泼尼松龙 1~2 mg/(kg·d)，疗程 3~5 天。

2)静脉给药：

《儿科学(第 9 版)》推荐：甲泼尼龙，2~6 mg/(kg·d)，分 2~3 次给药，或琥珀酸氢化可的松或氢化可的松，每次 5~10 mg/kg。一般静脉给予糖皮质激素的疗程为 1~7 天，症状缓解后即停止静脉用药，若需持续使用糖皮质激素者，可改为口服泼尼松。

《诸福棠实用儿科学(第9版)》推荐：严重哮喘发作时，应静脉给予大剂量氢化可的松(每次5~10 mg/kg)或甲基泼尼松龙(每次1~4 mg/kg)，无糖皮质激素依赖倾向者，可在短期(3~5天)内停药，症状控制后改为吸入激素。

《儿童支气管哮喘规范化诊治建议(2020年版)》推荐：静脉注射甲泼尼龙1~2 mg/(kg·次)或琥珀酸氢化可的松5~10 mg/(kg·次)，根据病情可间隔4~8小时重复使用，若疗程不超过7天，可无须减量直接停药。

3)吸入给药：

《儿科学(第9版)》推荐：布地奈德悬液0.5~1 mg/次，每6~8小时给药1次。

《儿童支气管哮喘规范化诊治建议(2020年版)》推荐：布地奈德悬液1 mg/次，每6~8小时给药1次；丙酸倍氯米松混悬液0.8 mg/次，每6~8小时给药1次；丙酸氟替卡松混悬液0.5 mg/次，每6~8小时给药1次。

(3)抗胆碱能药物：吸入型抗胆碱能药物(如溴化异丙托品)舒张支气管的作用比β_2受体激动药弱，起效也较慢，但长期使用不易产生耐药，不良反应少。尤其对β_2受体激动药治疗反应不佳的中重度患儿应尽早联合使用。

《诸福棠实用儿科学(第9版)》推荐：目前用于临床的主要为溴化异丙托品的气雾剂和雾化溶液。6岁以上儿童气雾剂常用剂量为20~40 µg/次，每天3~4次；雾化溶液儿童剂量为250 µg/次，哮喘急性发作时第1小时雾化吸入每20分钟1次，连续共3次，然后间隔2~4小时给药1次。

《儿童支气管哮喘规范化诊治建议(2020年版)》推荐：体重≤20 kg，异丙托溴铵每次250 µg，体重>20 kg，异丙托溴铵每次500 µg，加入β_2受体激动药溶液做雾化吸入，间隔时间同吸入β_2受体激动药。

(4)短效茶碱：可作为缓解药物用于哮喘急性发作的治疗，主张将其作为哮喘综合治疗方案中的一部分，而不单独应用治疗哮喘。

《诸福棠实用儿科学(第9版)》推荐：①口服给药，用于轻至中度哮喘发作和维持治疗，一般剂量为6~10 mg/kg。②静脉给药，重症病例且24小时内未用过氨茶碱者负荷剂量为4~5 mg/kg，继之以0.6~0.8 mg/(kg·h)的速度静脉滴注(≥3小时)维持其平喘作用，亦可用4~5 mg/kg，每6小时给药一次。年龄小于2岁或6小时内用过氨茶碱者静脉给药剂量应减半。以防止氨茶碱过量中毒，有效的血药浓度应保持在5~15 µg/mL，如血药浓度>20 µg/mL，则不良反应明显增多。

《儿童支气管哮喘规范化诊治建议(2020年版)》推荐：氨茶碱负荷剂量为4~6 mg/kg(总量≤250 mg)，缓慢静脉滴注20~30 min，继之根据年龄持续滴注维持剂量为0.7~1 mg/(kg·h)，如已口服氨茶碱者，可直接使用维持剂量持续静脉滴注。亦可采用间歇给药方法，每6~8小时缓慢静脉滴注4~6 mg/kg。

2. 哮喘持续状态的处理

(1)氧疗：所有危重哮喘患儿均存在低氧血症，应采用鼻导管或面罩吸氧，以维持血氧饱和度>94%。

(2)补液、纠正酸中毒：注意维持水、电解质平衡，纠正酸碱紊乱。

(3)糖皮质激素：糖皮质激素作为儿童危重哮喘治疗的一线药物，应尽早全身应用。

病情严重时不能以吸入治疗替代全身型糖皮质激素治疗，以免延误病情。

（4）支气管扩张药的使用：①吸入型速效 β_2 受体激动药；②氨茶碱静脉滴注；③抗胆碱能药物；④给予 0.3~0.5 mg 肾上腺素皮下注射，共给药 3 次。

（5）急性加重期禁用镇静药。

（6）抗菌药物治疗：儿童哮喘发作，抗菌药物不作为常规应用，若伴有肺炎支原体感染，或者合并细菌感染则选用病原体敏感的抗菌药物。

（7）辅助机械通气指征：①持续严重的呼吸困难；②呼吸音减低或几乎听不到哮鸣音及呼吸音；③因过度通气和呼吸肌疲劳而使胸廓运动受限；④意识障碍、烦躁或抑制，甚至昏迷；⑤吸氧状态下发绀进行性加重；⑥$PaCO_2 \geqslant 65$ mmHg。

3. 哮喘慢性持续期治疗（表 5-3）

表 5-3　儿童慢性气道炎症相关性疾病缓解期常用治疗药物

分类	代表药物	作用机制	应用范围
糖皮质激素	ICS：BUD、BDP、FP OCS：泼尼松、甲基泼尼松龙 鼻喷糖皮质激素：莫米松、BUD 和 FP 鼻喷剂	抑制炎症递质、细胞因子释放及调节机体免疫，发挥抗炎作用	哮喘、CVA、NAEB、AC、BO 哮喘重度持续、BO AR
ICS-LABA	布地奈德-福莫特罗、氟替卡松-沙美特罗	协同抗炎、平喘	哮喘、CVA
LTRA	孟鲁司特钠	竞争性结合半胱氨酰白三烯受体、阻断半胱氨酰白三烯的活性	哮喘、CVA、AR、BO
抗组胺药	氯雷他定、西替利嗪	抑制组胺释放以减少血管渗出和组织水肿	AR、AC
抗胆碱能药	噻托溴铵、异丙托溴铵	舒张支气管	哮喘
祛痰类药物	N-乙酰半胱氨酸、氨溴素	增强气道纤毛运动、分解痰液中的黏性成分、减少痰液黏性等	痰液黏稠、分泌异常、排痰功能欠佳者
大环内酯类抗菌药物	阿奇霉素、红霉素	抑制中性粒细胞及巨噬细胞的功能与活性，减少其在气道的聚集	BO

注：吸入型糖皮质激素（ICS）；长效 β_2 受体激动剂（LABA）；丙酸倍氯米松（BDP）；布地奈德（BUD）；氟替卡松（FP）；口服糖皮质激素（OCS）；白三烯受体拮抗药（LTRA）咳嗽变异性哮喘（CVA）；非哮喘性嗜酸粒细胞性支气管炎（NAEB）；变应性咳嗽（AC）；闭塞性细支气管炎（BO）；过敏性鼻炎（AR）。

六、药学监护

（一）疗效评估

支气管哮喘为慢性疾病，虽然难以治愈，但可以治疗和控制，同时做好哮喘的长期管理，争取达到以下目标：达到并维持

支气管哮喘治疗思维导图

症状的控制；维持正常的活动水平，包括运动能力；维持肺功能水平尽量接近正常；预防哮喘急性发作；避免因哮喘药物治疗导致的不良反应；预防哮喘导致的死亡。

(二)不良反应监护

1. 吸入型短效 β_2 受体激动药(SABA)　常见不良反应包括：面部和四肢肌肉震颤，窦性心动过速及心悸，很少出现心律失常；低钾血症，血糖升高；头痛、兴奋；长期或过度依赖 SABA 可能掩盖症状的严重程度，造成耐药和快速减敏现象，增加哮喘严重发作和死亡风险。

2. 吸入型短效抗胆碱药(SAMA)　常见不良反应包括：口干、口苦、恶心、便秘等；偶见干咳和喉部不适，支气管痉挛(发生率约 0.3%，可能与制剂中的防腐剂、气雾温度过低或对药液过敏有关)；肌肉震颤；皮肤潮红。

3. 茶碱类药物　当血清茶碱浓度较低(5~10 µg/mL)时，可以起到有效治疗效果，不良反应发生率较低；当浓度达到 15 µg/mL 时不良反应开始增加，胃肠道刺激症状最常见，如恶心、呕吐、胃部不适、腹痛、腹胀等，当负荷剂量超过 7 mg/kg 时，恶心、呕吐的发生率更高；其他不良反应还包括心悸、心动过速、心律失常、失眠、烦躁、精神障碍、头晕、麻木、头痛、胸闷、呼吸困难及全身性损害寒战、发热、乏力、低血钾、高血糖等。

4. 吸入型糖皮质激素(ICS)　局部不良反应由 ICS 残留物刺激口咽气道黏膜引起，表现为咳嗽、发音困难、声音嘶哑、清咽、自觉口渴及口腔念珠菌病等。系统不良反应与肺沉积相关，主要表现为对身高、下丘脑-垂体-肾上腺轴、骨密度的影响，增加其白内障或青光眼和糖代谢异常的风险。

5. 白三烯受体拮抗药(LTRA)　不良反应包括：神经及精神系统疾病(如抑郁、攻击性、失眠、行为异常、焦虑、头痛、癫痫等)，皮肤湿疹，血管神经性水肿，肝酶升高，胃肠道紊乱，遗尿，关节痛及其他变应性肉芽肿性血管炎、口干等。不良反应最早于服用本品 30 分钟后出现，最晚为用药后 3 年，以 1~10 天及 90~180 天发生率最高。

6. 吸入型长效抗胆碱药(LAMA)　不良反应包括：口干、便秘、念珠菌感染、鼻窦炎及咽炎。

(三)注意事项

(1)沙丁胺醇气雾剂和其他药物气雾剂同时应用时，可能增加两药所含抛射剂氟利昂的毒性，应加注意。心血管功能不全、高血压、甲亢、糖尿病及咯血患者慎用 β_2 受体激动药。

(2)使用茶碱类药物应严格控制给药剂量及速度，服用本品后前 30 分钟应密切监测患者不良反应；注意监测患者心电图、电解质和血糖，有条件可在给药后 2~4 小时峰值血药浓度达稳态后监测血药浓度；已经口服氨茶碱者，可不给予负荷剂量而直接用维持剂量持续静脉滴注。

(3)少数服用扎鲁司特的激素依赖型哮喘患者，在撤销激素治疗时可出现嗜酸性粒细胞增多、心肌病、肺浸润和以全身血管炎为临床特点的 Churg-Strauss 综合征(变应性脉管炎和肉芽肿病)。扎鲁司特在肝脏经细胞色素 P450(cytochrome P450，CYP)第二亚族药酶 CYP_2C_9 代谢，并抑制 CYP_2C_9 活性，可升高其他 CYP_2C_9 抑制药(如抗真菌药氟康唑、他汀类调血脂药氟伐他汀)血药浓度。亦可抑制 CYP_2D_6 活性,使经该药酶代谢的 β 受体拮抗药、抗抑郁药和抗精神药的血药浓度升高。

(4)应用肾上腺皮质激素或其他平喘药治疗者,后用色苷酸钠应继续用原药至少 1 周或至症状明显改善后,才能逐渐减量或停用原用药物。获明显疗效后,可减少给药次数,如需停药,亦应逐步减量后再停药。不能突然停药,以防哮喘复发。

(四)用药教育

(1)吸入型长效 $β_2$ 受体激动药(LABA)需与 ICS 联合使用。长期单一使用 LABA 可促进嗜酸性粒细胞激活,使机体对刺激物免疫应答增加,进而引起气道高反应;增加对支气管舒张剂的耐受性,增强支气管平滑肌收缩,最终可导致哮喘恶化及死亡风险增加。一旦哮喘得到控制,应逐渐停止使用 LABA。

(2)高剂量、长程使用 ICS 时,须监测儿童生长,评估其肾上腺功能、骨密度及眼部疾病风险。

(3)SABA 应按需使用,且避免不同剂型 $β_2$ 受体激动药的叠加使用。

(4)色苷酸钠有交叉过敏反应,对乳糖或乳制品有过敏史者对色苷酸钠可能过敏。

(郭艳)

第六章

心血管系统疾病及其药物治疗

第一节　病毒性心肌炎

病毒性心肌炎（viral myocarditis）是由各种病毒感染引起的心肌间质炎症细胞浸润和邻近的心肌细胞坏死、变性，有时病变也可累及心包或心内膜。

一、病因

引起心肌炎的病毒种类较多，其中儿童心肌炎的常见病毒有柯萨奇病毒（B 组和 A 组）、埃可病毒、脊髓灰质炎病毒、腺病毒、传染性肝炎病毒、流感和副流感病毒、麻疹病毒、单纯疱疹病毒以及流行性腮腺炎病毒等。值得注意的是，新生儿期柯萨奇病毒 B 组感染可导致群体流行，其病死率可高达 50%。

二、临床表现

心肌炎的临床表现轻重悬殊，轻者可无症状，或呈亚临床经过；病情严重者则暴发心源性休克或急性充血性心力衰竭或严重心律失常，于数小时或数天内死亡，甚至猝死。部分患者呈慢性进程，演变为扩张型心肌病。新生儿患病时病情进展快，常见高热、反应低下、呼吸困难和发绀，常有神经、肝和肺的并发症。

三、辅助检查

1. 心肌损害的血生化指标　磷酸激酶（CPK）：在早期多有增高，其中以来自心肌的同工酶（CK-MB）为主。心肌肌钙蛋白（cTnI 或 cTnT）的变化对心肌炎诊断的特异性更强，但敏感度相对不高。血清乳酸脱氢酶（SLDH）同工酶增高在心肌炎早期诊断有提示意义。

2. 胸部 X 线　一些患儿心脏无扩大，部分心影呈轻度至重度普遍扩大，但无特异性。心力衰竭时可显示肺淤血、水肿征象。

3. 心电图　缺乏特异性，应强调动态观察的重要性。可见严重心律失常，包括各种期前收缩、室上性和室性心动过速、心房颤动和心室颤动、高度房室传导阻滞。心肌受累明显时可见 T 波降低、倒置，ST 段下移等。

4. 超声心动图　可显示心房、心室的扩大，心室壁水肿增厚，心室收缩功能受损程度，探查有无心包积液以及瓣膜功能。

5. **病毒学诊断**　疾病早期可从咽拭子、咽冲洗液、粪便、血液中分离出病毒，但需要结合血清抗体测定才更有意义。恢复期血清抗体滴度比急性期增高 4 倍以上，病程早期血中特异性 IgM 抗体滴度在 1∶128 以上。利用聚合酶链反应或病毒核酸探针原位杂交，自血液或心肌组织中查到病毒核酸可作为某一型病毒存在的依据。

6. **心肌活体组织检查**　仍被认为是诊断的金标准，但由于取样部位的局限性，以及患者的依从性不高，应用十分有限。

四、诊断

1. **临床指标**

(1)心功能不全、心源性休克或心脑综合征。

(2)胸部 X 线、超声心动图检查显示心脏扩大。

(3)心电图改变：以 R 波为主的 2 个或 2 个以上主要导联(I、II、aVF、V5 导联)的 ST-T 改变持续 4 天以上伴动态变化，窦房、房室传导阻滞，完全性右或左束支传导阻滞，成联律、多型、多源、成对或并行期前收缩，非房室结及房室折返引起的异位性心动过速，低电压(新生儿除外)及异常 Q 波。

(4)CK-MB 或 cTnI、cTnT 增高。

2. **病原学指标**

(1)确诊指标：自心内膜、心肌、心包(活体组织检查、病理)或心包穿刺液检查发现以下之一者可确诊。①分离到病毒；②用病毒核酸探针查到病毒核酸；③特异性病毒抗体阳性。

(2)参考依据：有以下之一者并结合临床表现可考虑心肌炎由病毒引起。①自粪便、咽拭子或血液中分离到病毒，且恢复期血清同型抗体滴度较第一份血清可升高 4 倍以上；②病程早期血中特异性 IgM 抗体阳性；③用病毒核酸探针自患儿血中查到病毒核酸。

3. **确诊依据**

(1)具备 2 项临床指标者可进行临床诊断。发病同时或发病前 1~3 周有病毒感染的证据支持诊断。

(2)同时具备病原学诊断依据之一者，可确诊为病毒性心肌炎；具备病原学参考依据之一者，可临床诊断为病毒性心肌炎。

(3)凡不具备诊断依据者，应给予必要的治疗或随诊，根据病情变化，确诊或排除心肌炎。

(4)应排除风湿性心肌炎、中毒性心肌炎、先天性心脏病、由风湿性疾病以及代谢性疾病(如甲状腺功能亢进症)引起的心肌损害、原发性心肌病、原发性心内膜弹力纤维增生症、先天性房室传导阻滞、心脏自主神经功能异常、β 受体功能亢进及药物引起的心电图改变。

五、治疗参考

病毒性心肌炎目前尚无有效治疗方法，一般多采取综合性治疗措施。

1. **卧床休息**　急性期需卧床休息，减轻心脏负荷。

2. 药物治疗

（1）对于仍处于病毒血症阶段的早期患者，有明确病毒感染证据的患儿可使用抗病毒治疗如利巴韦林等，但疗效不确定。

（2）改善心肌营养：1,6-二磷酸果糖有益于改善心肌能量代谢，促进受损细胞的修复，同时可选用大剂量维生素 C、泛醌（CoQ10）、维生素 E 和复合维生素 B，中药生脉饮、黄芪口服液等。根据患者病情选用一种或联用多种改善心肌营养的药物。

《诸福棠实用儿科学（第 8 版）》推荐：1,6-二磷酸果糖给药剂量为 100~250 mg/（kg·d），静脉滴注，连用 2 周。维生素 C 用法：100~200 mg/（kg·d）加入 5% 葡萄糖注射液 20~50 mL 静脉注射，3~4 周为一个疗程。

（3）进行免疫调节：通过大剂量免疫球蛋白的免疫调节作用减轻心肌细胞损害。用法：IVIG 给药剂量为 2 g/kg，静脉注射 24 小时，单剂。

（4）皮质激素：通常不使用。对重型患者合并心源性休克、致死性心律失常（三度房室传导阻滞、室性心动过速）、心肌活体组织检查证实慢性自身免疫性心肌炎症反应者应足量、早期应用。可选用泼尼松或泼尼松龙。

泼尼松或泼尼松龙开始给药剂量为 2 mg/（kg·d），分 3 次口服，持续 1~2 周后逐渐减量，至 8 周左右减至 0.3 mg/（kg·d），并维持此给药剂量至 16~20 周，然后逐渐减量至 24 周停药。根据患儿具体情况，疗程可相应缩短或延长。危重病例可采用冲击疗法，用甲泼尼龙 10 mg/kg，静脉输入 2 小时，连续用 3 天，然后逐渐减量或改为口服，减量方法及疗程同上。

（5）心律失常治疗：参见本章第四节。

（6）心力衰竭治疗：多呈急性发病，应控制液体摄入量，可根据病情联合应用利尿药、洋地黄和血管活性药物，应特别注意使用洋地黄时饱和量应较常规剂量减少，并注意补充氯化钾，以避免洋地黄中毒。

病毒性心肌炎治疗思维导图

六、药学监护

1. 不良反应　利巴韦林大剂量应用可致心脏损害，对有呼吸道疾患者（慢性阻塞性肺病或哮喘）可致呼吸困难、胸痛等，本品有较强的致畸作用，在体内消除很慢，停药 4 周后仍不能完全消除。

2. 注意事项

（1）维生素 E 要避免与双香豆素及其衍生物同用，以防止低凝血酶原血症发生。口服避孕药可以加速维生素 E 代谢，导致维生素 E 缺乏，雌激素与维生素 E 并用时，如用量大、疗程长，可诱发血栓性静脉炎。

（2）缺铁性贫血补铁时对维生素 E 的需要量增加。但要注意大剂量摄入可致维生素 K 依赖因子缺乏、出血及其他中毒表现。

（3）静脉注射毛花苷 C 和地高辛时一定要注意心律、心率及一般情况变化。

（4）利巴韦林对于 6 岁以下的儿童不宜口服给药，因 6 岁以下儿童的口服用量尚未确定。

3. 用药教育

（1）1，6-二磷酸果糖配制按 50 mL 溶剂溶解 5 g 粉末的比例，静脉输注，滴速不超过 10 mL/min，注射液如果没有输完，余量不再使用。

（2）1，6-二磷酸果糖不能与 pH 3.5~5.8 不溶解的药物共用，也不能与含高钙盐的碱性溶液共用。

（3）静脉输入大剂量 IVIG，可增加心室前负荷，导致心力衰竭加重，故必须于 24 小时内缓慢输入。治疗中应密切观察患者心力衰竭症状是否恶化，以及有无过敏反应。

七、禁忌证

（1）对果糖过敏者，高磷酸血症及肾衰患者禁用 1，6-二磷酸果糖。

（2）如属实热症、湿热症、感冒发热恶寒者及孕妇禁用黄芪口服液和生脉饮。

（3）梗阻性肥厚型心肌病（若伴收缩功能不全或心房颤动仍可考虑）预激综合征伴心房颤动或扑动者禁用洋地黄制剂，洋地黄制剂禁止与钙注射剂合用。

（夏利新）

第二节　感染性心内膜炎

感染性心内膜炎（infective endocarditis，IE）是心脏内膜的感染性疾病，最常累及自身或人工瓣膜，也可累及其他部位心内膜、大动脉内膜、心内或血管内植入物（如补片、管道）表面。80% 以上病例为链球菌和葡萄球菌所致。

一、病因

IE 患儿中绝大多数（90% 以上）均有原发心脏病变，几乎所有的细菌均可导致 IE。常见的诱发因素为纠治牙病和扁桃体摘除术。

二、临床表现

IE 是累及多系统的疾病，临床表现及相关的合并症与心内膜炎感染破坏导致的血流动力学改变、赘生物引起的栓塞及免疫反应有关，与病原微生物也有密切关系。临床表现可归纳为以下四个方面：发热、心功能不全及心脏杂音、血管征象、免疫征象。同时新生儿临床表现不典型，全身中毒症状可掩盖心内膜炎的症状，与脓毒症及其他原因引起的心功能不全难以区别，病死率高。

三、实验室检查

1. 血培养　持续菌血症是感染性心内膜炎的典型表现，未用抗菌药物时，血培养阳性率为 90% 以上。血细菌培养阳性是确诊感染性心内膜炎的重要依据，凡原因未明的发热且发热持续 1 周以上，且原有心脏病者，均应反复多次进行血培养，以提高阳性率。若血培养阳性,则应同时做药物敏感试验。最常见的病原菌为草绿色(α-溶血性)链球菌与金黄色葡萄球菌,约占阳性血培养的80%以上。

2.超声心动图　心内膜受损的超声心动图征象主要有赘生物、腱索断裂、瓣膜穿孔、心内修补材料部分裂开、心内脓肿及人工瓣膜瓣周脓肿等。在小儿IE病例中,超声心动图检查可见心内膜受损征象者约占85%。

3.CT　对怀疑有颅内病变者应及时进行CT检查,了解病变的部位和范围。

4.其他　血常规可见进行性贫血,多为正细胞性贫血,白细胞数增高,中性粒细胞比例升高,血沉加快,C-反应蛋白阳性,血清球蛋白常增多,免疫球蛋白升高,循环免疫复合物及类风湿因子阳性,尿常规有红细胞,发热期可出现蛋白尿。

四、诊断

IE可累及全身多系统,早期诊断非常困难,尤其随着抗菌药物的广泛应用和病原学的变化,临床表现更趋不典型。最初确定诊断仅限于有病理证据者。1994年,Durack等提出IE诊断新标准(Duke标准),首次增加应用超声心动图检查的心内膜受累证据,并作为IE临床确诊的依据。国内外许多学者不断研究修改完善诊断标准(diagnostic criteria)。2000年,中华医学会儿科学分会心血管学组提出《小儿感染性心内膜炎诊断标准(试行标准)》,经过临床研究及修改后,2010年中华医学会儿科学分会心血管学组及《中华儿科杂志》编辑委员会提出《儿童感染性心内膜炎诊断标准》。诊断标准具体指标如下。

1.病理学指标

(1)赘生物(包括已形成栓塞的)或心脏感染组织经培养或镜检发现微生物。

(2)赘生物或心脏感染组织经病理检查证实伴活动性心内膜炎。

2.临床指标

(1)主要指标。

1)血培养阳性:分别2次血培养有相同的IE常见微生物(草绿色链球菌、金黄色葡萄球菌、凝固酶阴性葡萄球菌、肠球菌等)。

2)心内膜受累证据(超声心动图征象):①附着于瓣膜、瓣膜装置、心脏或大血管内膜、人工材料上的赘生物;②腱索断裂、瓣膜穿孔、人工瓣膜或缺损补片有新的部分裂开;③心腔内脓肿。

(2)次要指标。

1)易感染条件:基础心脏疾病、心脏手术、心导管术、经导管介入治疗、中心静脉内置管等。

2)较长时间的发热,体温≥38℃,伴贫血。

3)原有的心脏杂音加重,出现新的心脏杂音,或心功能不全。

4)血管征象:重要动脉栓塞、感染性动脉瘤、瘀斑、脾大、颅内出血、结膜出血、Janeway斑。

5)免疫学征象:肾小球肾炎、Osler结节、Roth斑、类风湿因子阳性。

6)微生物学证据:血培养阳性,但未符合主要标准中的要求。

3.诊断依据

(1)具备以下①~⑤项中任何1项者可诊断为IE:①临床主要指标2项;②临床主要

指标 1 项和临床次要指标 3 项；③心内膜受累证据和临床次要指标 2 项；④临床次要指标 5 项；⑤病理学指标 1 项。

（2）有以下情况时可以排除 IE 诊断：有明确的其他诊断解释心内膜炎表现；经抗菌药物治疗≤4 天临床表现消除；抗菌药物治疗≤4 天，手术或尸解无感染性心内膜炎的病理证据。

（3）临床考虑为 IE，但不具备确诊依据时仍应进行治疗，根据临床观察及检查结果确诊或排除为 IE。

任何诊断标准均不能代替临床的分析判断，对待表现不同的 IE 病例需要紧密结合诊断标准和临床表现进行综合分析。血液培养阳性是确诊的关键，要注意抗菌药物导致血培养的假阴性，并要改进方法提高血培养阳性率。超声心动图检查发现心内膜受累表现如赘生物可提高诊断敏感性，但未发现赘生物不能排除心内膜炎，也要避免因非特异性征象而造成误诊，如瓣膜增厚、结节样改变或钙化易被误认为赘生物。

五、治疗参考

总的原则是积极抗感染、加强支持疗法，但在应用抗菌药物之前必须先做几次血培养和药物敏感试验，以期对选用抗菌药物及剂量提供指导。

（一）一般治疗

包括细心护理，保证患者充足的能量供应，可少量多次输注新鲜血或血浆，也可输注免疫球蛋白。

（二）抗菌药物治疗

应用原则是早期、联合、足量、足疗程、选择敏感的抗菌药物。抗菌药物的选择最好根据检出的病原微生物及其对抗菌药物的敏感程度。如果血培养阴性则根据临床特点分析可能的病原微生物而选择合适的抗菌药物。赘生物内细菌浓度高，并能抵御吞噬及其他机体防御机制，细菌的代谢率低，故需要足够剂量及比较长期的抗菌药物治疗。因此抗菌药物应连用 4~8 周，用至体温正常，栓塞现象消失，周围血象、血沉恢复正常，血培养阴性。停药 8 周后需复查血培养。

静脉给药可以提高及保持血浓度达到治疗效果。应采用杀菌型并具有较大穿透性的抗菌药物，并根据病原体对抗菌药物的敏感程度采取联合抗菌药物治疗。联合用药要求同时或紧接着给药，以达到最大的抗菌协同作用。选择合适的抗菌药物及治疗方案后尚需要密切观察临床症状并根据血培养及炎症标志物评价治疗效果，同时监测治疗药物血浓度，有利于调整剂量，预防抗菌药物的不良反应。氨基糖苷类抗菌药与 β-内酰胺类抗菌药物联合常可获得协同作用，为治疗感染性心内膜炎有效药物。但氨基糖苷类药物不良反应严重，对于儿科病例应慎重使用。

1. 链球菌性心内膜炎

（1）对青霉素敏感（最小抑菌浓度≤0.10 μg/mL）的链球菌感染者，青霉素给药剂量为 20 万 U/(kg·d)，分 4~6 次静脉滴注，或给予头孢曲松 100 mg/(kg·d)，每日 1 次，静脉滴注，治疗 4 周。合并应用庆大霉素，可加快赘生物中细菌的杀死，但并不提高总的治愈率。

（2）对青霉素敏感较差（最小抑菌浓度>0.10 μg/mL，但<0.5 μg/mL），青霉素给药剂量为 30 万~40 万 U/（kg·d），每隔 4~6 小时给药 1 次，静脉滴注，或给予头孢曲松 100 mg/（kg·d），每日 1 次，用药 4 周，加庆大霉素 3 mg/（kg·d），每日 1 次，静脉滴注，最初 2 周。

（3）如对青霉素或头孢曲松过敏者，给予万古霉素 30~40 mg/（kg·d）（每日总剂量<2 g），每隔 8 小时给药 1 次，静脉滴注（持续 1 小时以上），用药 4 周。注意对肾、耳的毒性。

2. 肠球菌性心内膜炎

（1）对青霉素敏感性较差者，宜首选氨苄西林，给药剂量为 300 mg/（kg·d）（每天总剂量不超过 12 g），分 4 次静脉注射，合并应用庆大霉素，疗程 4 周。

（2）对 β-内酰胺类抗菌药物过敏者，给予万古霉素合并庆大霉素治疗 6 周，或氨苄西林/舒巴坦［给药剂量为 300 mg/（kg·d），每隔 6 小时给药 1 次，静脉注射］合并庆大霉素治疗 6 周。

3. 葡萄球菌性心内膜炎

（1）金黄色葡萄球菌株耐青霉素，选用耐青霉素酶的青霉素。可给予苯唑西林 200 mg/（kg·d），每隔 4~6 小时给药 1 次，静脉滴注；或头孢唑啉 100 mg/（kg·d），每隔 6~8 小时给药 1 次，静脉滴注，连续给药 6 周。不加或加庆大霉素 3 mg/（kg·d），每隔 8 小时给药 1 次，静脉滴注，最初 3~5 天。

（2）对青霉素过敏，耐药或疗效不佳者可用万古霉素加庆大霉素。利福平对葡萄球菌感染有治疗效果，单独应用易发生耐药，故需与耐青霉素酶的青霉素、氨基糖苷类药物或万古霉素合用。表皮葡萄球菌对青霉素效果欠佳，宜以万古霉素、庆大霉素、利福平联合应用。

4. 革兰氏阴性杆菌性心内膜炎

革兰氏阴性杆菌包括大肠埃希菌、铜绿假单胞菌等，应根据细菌学检查结果选择合适的抗菌药物。一般可选用第三代头孢菌素，如头孢哌酮、头孢噻肟、头孢曲松等，并加用庆大霉素，或氨苄西林与庆大霉素联合应用，病程至少 6 周。

5. 真菌性心内膜炎

两性霉素 B 最常应用，先用试验剂量 0.1 mg/kg（最大剂量 0.5 mg）静脉注射，如能耐受，首日给药剂量为 0.5 mg/kg，然后每隔 1~2 天逐渐增加剂量至 3 mg/（kg·d），疗程 6~8 周，大扶康（氟康唑）3~6 mg/（kg·d），每日 1 次，口服。但药物治疗效果较差，常需要外科手术祛除赘生物及病灶。

6. 血培养阴性心内膜炎

选择抗菌药物时须考虑金黄色葡萄球菌、链球菌、肠球菌等。应选用耐青霉素酶的青霉素与庆大霉素，或万古霉素与庆大霉素联合治疗，疗程 6 周。

在治疗过程中，发热先退，自觉症状好转，瘀斑消退，尿中红细胞消失较慢，约需 1 个月或更久，血白细胞恢复也较慢，血沉恢复约在 1.5 个月。终止治疗的依据为：体温、脉搏正常，自觉情况良好，体重增加，栓塞现象消失，血象及血沉恢复正常等，如血培养阴性，则更可靠。停止治疗后，应随访 2 年，以便对复发者及时治疗。

(三)手术治疗

近年来早期外科治疗感染性心内膜炎取得了良好效果。对心脏赘生物和污染的人工材料进行清创、修复等，可挽救严重患儿生命，提高治愈率。

手术指征为：①瓣膜功能不全引起的中重度心力衰竭；②抗菌药物使用 1 周以上患者仍高热，赘生物增大；③反复发生栓塞；④真菌感染；⑤瓣膜穿孔破损。

感染性心内膜炎治疗思维导图

六、药学监护

(一)疗效评估

选择合适的抗菌药物及治疗方案后仍需要密切观察临床症状并根据血培养及炎症标志物评价治疗效果，同时监测治疗药物血药浓度，有利于调整剂量，预防药物不良反应。氨基糖苷类抗菌药与 β-内酰胺类抗菌药联合常可获得协同作用，为治疗感染性心内膜炎有效药物。但氨基糖苷类药物不良反应严重，在儿科病例中应慎重使用。通常抗菌药物治疗需要持续 4~6 周，根据临床及实验室检查的变化进行调整，有时需要更长时间的治疗。停用抗菌药物后 8 周内需要复查血培养，复发多数发生在该阶段。

(二)不良反应

1. β-内酰胺类 最常见的不良反应是过敏反应及交叉过敏反应，用药前应详细询问患者药物的过敏史，使用前应做皮试，用药期间要严密监测患者生命体征，并在有急救条件的医院使用。用药过程中注意维持患者水电解质平衡，预防二重感染，定期监测肝肾功能。

2. 头孢哌酮 偶可致血小板减少、维生素 K 缺乏，有出血倾向或出血时间延长，有凝血功能异常者须定期监测血常规及凝血功能。

3. 头孢噻肟钠 常见不良反应为皮疹、药物热，长期应用可致二重感染，严重肾功能减退者应适当减量。

(三)注意事项

1. 万古霉素 治疗期间应定期检查患者听力，尿液中蛋白、管型、细胞数及测定尿相对密度等。与氨基糖苷类、阿司匹林、强利尿药等联用或先后连续应用可加重肾脏毒性与耳毒性。

2. 利福平 利福平可使尿液呈橘红色或红棕色，可干扰分光光度计分析尿液的结果；可使尿素氮、转氨酶等测定值增高。用药期间应定期检查肝功能。肝功能严重不全和胆道阻塞者禁用。

3. 两性霉素 B 毒性大，不良反应多见，但却是某些严重真菌感染的一线用药，选用及抢救生命时应斟酌其利弊。①可致发热、寒战、头痛、食欲减退、恶心、呕吐等；静脉滴注可致血栓性静脉炎，鞘内注射可致背部和下肢疼痛；②肾脏毒性：可致蛋白尿、管型尿，血尿素氮和肌酐增高，肌酐清除率降低，应定期检查，如重度肾功能损害者则需延长给药间期，减少剂量或停药；③滴注速度过快及药液浓度过高、用量大，或者用于低血钾患者，可出现心率加快，甚至心室颤动；④可有白细胞下降、贫血、血压下降或升高、肝损害、复视、周围神经炎、皮疹等反应；⑤可诱发低血钾症，应高度重视，及时补充钾。

两性霉素 B 静脉滴注时药液漏出血管外可致局部炎症，可用 5% 葡萄糖注射液抽吸冲洗；也可于 5% 葡萄糖注射液中加入肝素，抽吸冲洗。

（四）用药教育

（1）头孢噻肟钠与氨基糖苷类联用时，应分别注射，不可在同一输液瓶中溶解注射。可用 0.9% 氯化钠注射液或 5% 葡萄糖注射液稀释，但不可与碳酸氢钠混合。

（2）头孢曲松配伍禁忌的药物较多，应单独溶解给药。尤其与含钙制剂混合注射，可导致新生儿或婴儿死亡。

七、禁忌证

（1）青霉素不宜做鞘内注射。

（2）氯霉素、红霉素、四环素、磺胺药等抗菌药物可干扰青霉素的杀菌活性，不宜联合应用。

（3）万古霉素肌内注射可致剧烈疼痛，严禁肌内注射。听力减退、肾脏功能不全者慎用。

（4）有黄疸症状的新生儿不宜使用头孢曲松，有人认为头孢曲松不能用于 1 岁以下婴儿。

（5）肝功严重不全和胆道阻塞者禁用利福平。

（6）肝肾功能不全或胆道阻塞者禁用头孢哌酮。

（7）两性霉素 B 遇无机盐易产生沉淀，不可用 0.9% 氯化钠注射液稀释。

（夏利新）

第七章

泌尿系统疾病及其药物治疗

第一节 急性肾小球肾炎

急性肾小球肾炎(acute glomerulonephritis,AGN)是指一组病因不一,急性起病,多有前驱感染,以血尿为主,伴不同程度蛋白尿,可有水肿、高血压或肾功能不全等急性肾病综合征临床表现。AGN可分为急性链球菌感染后肾小球肾炎(acute poststreptococcal glomerulonephritis,APSGN)和非链球菌感染后肾小球肾炎(non-poststreptococcal glomerulonephritis),本节主要介绍APSGN。

一、病因

本病有多种病因,绝大多数的病例属急性链球菌感染后引起的免疫复合物性肾小球肾炎。引起ASPNG最常见的细菌为乙型溶血性链球菌。

二、临床表现

轻度AGN无临床症状,仅检查时发现无症状镜下血尿,重者可呈急进性过程,短期内出现肾功能不全。有水肿、血尿、少尿、血压升高、蛋白尿、乏力、食欲不振、发热、头痛、头晕、咳嗽、气急、恶心、呕吐、腹痛及鼻出血等临床表现。以水肿、血尿、少尿、血压升高、水肿、尿困难为主。水肿部位一般在眼睑及颜面部,严重者可很快遍及全身,呈非凹陷性。

三、辅助检查

1. 尿检 尿蛋白为+~+++,可见红细胞,有透明、颗粒或红细胞管型,疾病早期可见较多的白细胞和上皮细胞,并非感染。

2. 血液检查和肾功能检查 白细胞一般轻度升高或正常,血沉加快。咽炎的病例抗链球菌溶血素O(ASO)增加,10~14天开始升高,3~5周达高峰,3~6个月恢复正常;咽炎后APSGN者抗双磷酸吡啶核苷酸酶(ADNase)滴度升高;皮肤感染的患者ASO升高不明显,抗脱氧核糖核酸酶(ANDase-B)的阳性率高于ASO,可达92%;脱皮后APSGN者抗透明质酸酶(AHase)滴度升高;大部分患者血清C3下降;明显少尿时血尿素氮和肌酐可升高。肾小管功能正常。持续少尿无尿者，血肌酐升高，内生肌酐清除率降低，尿浓缩功能也受损。

肾穿刺活检指征：①需与急进性肾炎鉴别时；②临床，化验不典型者；③病情迁延者进行肾穿刺活检，以确定诊断。

四、诊断

临床上在前期感染后急性起病，尿检有红细胞、蛋白和管型，或有水肿、尿少、高血压者，均可诊断为 AGN。

我国 AGN 相关的循证诊治指南中提出 APSGN 诊断依据：①血尿伴（或不伴）蛋白尿伴（或不伴）管型尿；②水肿一般先累及眼睑及颜面部，继而下行累及躯干和双下肢，呈非凹陷性；③高血压；④血清 C3 短暂性降低，到病程第 8 周 94% 的患者恢复正常；⑤3 个月内链球菌感染证据（感染部位细菌培养）或链球菌感染后的血清学证据；⑥临床考虑不典型的 AGN，或临床表现或检验不典型，或病情迁延者应考虑肾组织病理检查，典型病理表现为毛细血管内增生性肾小球肾炎。满足以上第①、④、⑤三条即可诊断为 APSGN，如伴有②、③、⑥的任一条或多条则诊断依据更加充分。

五、治疗参考

本病无特异性治疗。

1. 休息　急性期需卧床 2~3 周，避免劳累。

2. 饮食　对有水肿高血压者应限制钠盐及水的摄入。食盐以 60 mg/(kg·d) 或小于 1 g/d 为宜。水分一般以不显性失水加尿量计算。有氮质血症者应限蛋白，可给优质动物蛋白 0.5 g/(kg·d)。尿量增多、氮质血症消除后尽早恢复蛋白质供应，以保证小儿生长发育的需要。

3. 抗感染　有感染灶时应给予青霉素类或其他敏感抗菌药物治疗 10~14 天。肾炎基本恢复后，对频繁发作的慢性感染灶如扁桃体炎、龋齿等可予以清除。

4. 对症治疗

（1）利尿：水、盐控制后仍然水肿、少尿者，选用利尿药。氢氯噻嗪作用机制主要是抑制远端小管前段和近端小管对氯化钠的重吸收，抑制碳酸酐酶活性，抑制肾小管对 Na^+、Cl^- 的主动重吸收。

氢氯噻嗪：口服，给药剂量为 1~2 mg/(kg·d)，分 2~3 次给药。每日最大剂量，新生儿及 6 月龄以下婴儿不超过 37.5 mg/d，6 月龄以上的婴儿及儿童不超过 200 mg/d。

呋塞米：氢氯噻嗪无效时使用，口服剂量为 2~5 mg/(kg·d)，注射剂量每次 1~2 mg/kg，每日 1~2 次，最大剂量不宜大于 60 mg/次，静脉注射剂量过大时可有一过性耳聋。一般忌用汞利尿药、保钾利尿药及渗透性利尿药。

（2）降压：凡经休息，控制水、盐，利尿而血压仍高者均应给予降压药。

1）钙通道阻滞药：能舒张血管，降低阻力，可使收缩血压和舒张血压降低，减轻心脏后负荷。

硝苯地平：初始剂量为每次 0.25 mg/kg，最大剂量为每次 1 mg/kg，每日 3 次，口服或舌下含服。

2)血管紧张素转换酶抑制药(ACEI):使血管紧张素Ⅰ不能转换为血管紧张素Ⅱ,从而降低外周血管阻力,并通过抑制醛固酮分泌,减少水钠潴留。本品还可通过干扰缓激肽的降解扩张外周血管。

卡托普利:初始剂量为 0.3~0.5 mg/(kg·d),最大剂量为 5~6 mg/(kg·d),每日 3 次,口服。与硝苯地平交替使用降压效果更佳。也可选用其他 ACEI。

5.严重循环充血治疗

(1)呋塞米(用法如前)注射:纠正水钠潴留,恢复正常血容量。可使用。

(2)有肺水肿者:加用硝普钠,通过快速扩张血管降压。《诸福棠实用儿科学(第 8 版)》推荐,给药剂量为 5~20 mg,加入 5%葡萄糖注射液 100 mL 中,以 0.25 μg/(kg·min)速度开始静脉滴注,视血压调整滴速。《儿科学(第 9 版)》推荐:静脉滴速为 1 μg/(kg·min),根据血压调整滴速,不超过 8 μg/(kg·min)。

(3)对难治病例可采用腹膜透析或血液滤过治疗。

6.高血压脑病的治疗 治疗原则:快速镇静、降压、利尿。

(1)首选硝普钠,紧急降压可选用硝普钠(用法同上)。同时每次静脉注射呋塞米 2 mg/kg。

(2)有惊厥者应及时止痉。

7.急性肾衰竭的治疗 提倡尽早进行透析治疗。

六、药学监护

APSGN的治疗思维导图

(一)疗效评估

观察到肉眼血尿消失,水肿减退,血压正常后,患者即可下床做轻微活动。血沉正常者可上学,3 个月内应避免劳累。尿沉渣细胞绝对计数正常后方可恢复体力活动。

1.利尿药 对本类药物肾损患者效果差,有时需加大剂量,但易致药物蓄积,毒性增加,故用药间隔时间应延长,以免出现耳毒性等不良反应。药物剂量应从最小有效剂量开始,然后根据利尿反应调整。治疗期间应监测体内水平衡、尿酸、血电解质、尿素氮、肌酐及血压的动态变化,当氢氯噻嗪疗效不佳时,换用呋塞米,并监测患者肾功能及听力,使用最大剂量 24 小时后仍无效,应停药。

2.降压药 经休息,控制水、盐,利尿后,血压仍控制不好者均应给予降压药。硝苯地平从小剂量开始给药,监测患者血压变化,根据需要逐渐增加剂量。

(二)不良反应监护

1.利尿药 常见低钾、低氯、低钠、低镁血症及低血容量,表现为恶心、呕吐、腹胀、肌无力或心律失常。当血钾浓度低于 3.0 mmol/L 时,应积极补钾。呋塞米可致血糖升高、尿糖阳性,血尿酸和尿素氮水平暂时性升高;氢氯噻嗪可致糖耐量降低,血糖、尿糖、血胆红素、血钙、血尿酸、血胆固醇、甘油三酯、低密度脂蛋白浓度升高,氢氯噻嗪慎用于有黄疸的婴儿。两药均可致光敏变态反应,应做好避光和防晒措施。

2.硝苯地平 长期给药者不宜骤停,以免发生停药综合征而出现反跳现象。不良反应常见颜面潮红、头痛、眩晕、心悸、皮疹、脚踝部水肿。与低脂食物同服可减少皮肤潮红的

发生。同时联用葡萄柚汁、抗真菌药、西咪替丁、α受体阻断药、非二氢吡啶类钙通道阻滞药或环孢素等药物时，硝苯地平的药理效应将增加，需加强监护。

3.卡托普利　曾有报告本品可引起婴儿血压过度与持久降低伴少尿与抽搐，故应用本品仅限于其他降压治疗无效者。ACEI制剂有降低肾小球滤过率和引起高钾血症的不良反应。

(三)注意事项

(1)应用硝普钠时，应密切监测患者血压，随时调节药液滴速，每分钟不宜超过8 μg/kg，滴注时针筒、输液管等须用黑纸覆盖，以免药物遇光分解。

(2)苯巴比妥联用地西泮时，应注意患者发生呼吸抑制的可能。长期用药可产生精神或躯体的药物依赖性，停药需逐渐减量，以免引起撤药症状。

(3)幼儿中枢神经系统对地西泮异常敏感，应慎用。长期用药可产生依赖和成瘾性，有撤药反应，表现为激越和忧郁。

(四)用药教育

(1)告知家长，使用利尿治疗时，如出现低血钾，可加饮鲜橙汁或食用香蕉等含钾高的水果。并加强防晒措施如涂防晒霜、穿避光衣、带宽帽檐的帽子等。

(2)卡托普利，胃中食物可使本品吸收减少30%~40%，故宜在餐前1小时服药。

七、禁忌证

1.氢氯噻嗪　尿毒症患者、对该药或其他磺胺类药物过敏的患者禁用。

2.硝普钠　代偿性高血压如动静脉分流或主动脉缩窄时禁用。

3.苯巴比妥　肝、肾功能不全、呼吸功能障碍、卟啉病患者及对本品过敏者禁用。

4.ACEI　糖尿病或肾功能损害(GFR<60 mL/min/1.73m²)的患者，禁止ACEI与含有阿利吉仑的药物合用。

八、超说明书用药

小儿急性肾小球肾炎可使用大剂量维生素C，每天给药剂量为100~150 mg/kg，加入10%葡萄糖注射液100 mL中静脉滴注，平均疗程(21.37±7.80)天。

(阚宏涛)

第二节　原发性肾病综合征

小儿肾病综合征(nephrotic syndrome, NS)是一组由多种原因引起的肾小球基底膜通透性增加，导致血浆内大量蛋白质从尿中丢失的临床综合征。

NS在小儿肾脏疾病中的发病率仅次于急性肾炎。NS按病因可分为原发性、继发性和先天遗传性三种类型。本节主要叙述原发性肾病综合征（primary nephrotic syndrome，PNS）。PNS 约占小儿时期 NS 总数的 90%，是儿童常见的肾小球疾病。

一、病因

PNS 的病因及发病机制目前尚不明确。有可能的病因有肾小球毛细血管壁结构或电化学的改变，非微小病变型肾内常见免疫球蛋白和（或）补体成分沉积，微小病变型肾小球未见以上沉积，同时 T 淋巴细胞异常参与本病的发病。另外，NS 发病可能具有遗传基础，并与人种及环境有关。

二、临床表现

可有凹陷性水肿，30% 左右患者有病毒感染或细菌感染发病史，表现为少尿，尿色变深，多数患者血压正常，一般肾功能正常，有短暂的肌酐清除率下降，约占 30%，急性肾衰竭少见。

三、辅助检查

1. 尿液分析　①尿常规检查：尿蛋白定性多>+++，可有短暂的镜下血尿，多数可见到透明管型、颗粒管型和卵圆脂肪小体。②尿蛋白定量：24 小时尿蛋白定量>50 mg/（kg·d），尿蛋白/尿肌酐（mg/ mg）正常儿童上限为 0.2，肾病范围的尿蛋白/尿肌肝≥2.0。

2. 血清蛋白、胆固醇和肾功能测定　血清白蛋白浓度≤25 g/L 可诊断为 NS 的低白蛋白血症。α_2、β 球蛋白浓度增高，IgG 减低，IgM、IgE 增加。胆固醇>5.72 mmol/L 和三酰甘油升高，LDL 和 VLDL 增高，HDL 多正常。BUN、Cr 可升高，晚期患儿可有肾小管功能损害。

3. 血清补体测定　微小病变型 NS 血清补体水平正常，降低可见于系膜毛细血管性肾小球肾炎、狼疮性肾炎、链球菌感染后肾小球肾炎及部分脂肪代谢障碍患者。

4. 感染的检查　对新诊断病例应进行血清学检查，寻找链球菌感染的证据并进行其他病原学的检查，如乙肝病毒感染等检查。

5. 系统性疾病的血清学检查　对新诊断的 NS 患者需检测抗核抗体（ANA）、抗-dsDNA 抗体、Smith 抗体等。特别是血尿、补体减少并有临床表现的患者。

6. 高凝状态和血栓形成的检查　PNS 患儿可存在高凝状态，血小板增多，血小板聚集率增加，血浆纤维蛋白原增加，D-二聚体增加，尿纤维蛋白裂解产物（FDP）增高。对疑似及血栓形成者可行彩色多普勒 B 型超声检查以明确诊断，有条件者可行数字减影血管造影（DSA）。

7. 经皮肾穿刺组织病理学检查　NS 肾活检指征：①对糖皮质激素治疗耐药、反复复发者；②对临床或实验室证据支持肾炎性肾病、慢性肾小球肾炎者。

四、诊断

临床上根据有无血尿、高血压、氮质血症、低补体血症将 PNS 分为单纯性和肾炎性。

五、治疗参考

(一)一般治疗

1. 休息和饮食　严重水肿、高血压或大量蛋白尿者须卧床休息，短期限制水、钠摄入，活动期食盐摄入量为 1~2 g/d，蛋白质摄入量为 1.5~2 g/(kg·d)。在校患儿肾病活动期建议休学。激素足量使用时，每日应给予维生素 D 400 U。

2. 防治感染

3. 利尿　对激素耐药或使用激素之前，水肿较重伴尿少者可配合使用利尿药，但须密切观察患儿出入水量、体重变化及电解质紊乱。

(二)初发肾病综合征的激素治疗

肾上腺皮质激素是肾病治疗的首选药。其作用机制可能是：①免疫抑制作用；②改善肾小球滤过膜的通透性，减少尿蛋白滤出；③利尿作用(通过对肾小球滤过率及肾小管的影响)。不同文献的用药方案参考如下。

1. 方案一　《诸福棠实用儿科学(第 8 版)》推荐：

(1)诱导缓解阶段：足量泼尼松(或泼尼松龙)，给药剂量为 60 mg/(m²·d) 或 2 mg/(kg·d)，最大给药剂量为 60 mg/d，先分次口服，尿蛋白转阴后改为每晨顿服，疗程 4~6 周。

(2)巩固维持阶段：直接减量至隔日为顿服 1.5 mg/kg(或 40 mg/m²)，最大剂量 60 mg/d，总疗程 6 周。

2. 方案二　《儿科学(第 9 版)》推荐：

(1)短程疗法：泼尼松给药剂量为 2 mg/(kg·d)，最大剂量为 60 mg/d，分次服用，共 4 周。4 周后不管效果如何，均改为泼尼松 1.5 mg/kg，隔日晨起顿服，共 4 周，全疗程共 8 周，然后骤然停药。短程疗法易复发，国内少用。

(2)中程激素疗法：可用于各种类型的肾病综合征。先给予泼尼松 2 mg/(kg·d)，最大给药剂量为 60 mg/d，分次服用。若 4 周内尿蛋白转阴，则自转阴后至少巩固 2 周方减量，以后剂量改为隔日 2 mg/kg，早餐后顿服，继续用 4 周，以后每 2~4 周总量减少 2.5~5 mg，直至停药。疗程必须达 6 个月。

(3)长程疗法：初始治疗开始后 4 周，尿蛋白未转阴者可继续服用泼尼松直至尿蛋白阴转后 2 周，一般不超过 8 周。以后再改为隔日给药，剂量为 2 mg/kg，早餐后顿服，继续用 4 周，以后每 2~4 周减量一次，直至停药，疗程为 9 个月。

(三)非频复发肾病综合征的激素治疗

1. 查清诱因　寻找复发诱因以便控制感染，部分患儿控制感染后可自发缓解。

2. 激素治疗

(1)重新诱导缓解：足量服用泼尼松(或泼尼松龙)，每日分次或晨顿服，直至尿蛋白连续转阴 3 天后给药剂量改为 40 mg/m² 或 1.5 mg/kg，隔日晨顿服 4 周，然后用 4 周以上的时间逐渐减量。

（2）在感染时增加激素维持量：患儿在巩固维持阶段患呼吸道或胃肠道感染时，改隔日口服激素治疗为同剂量每日口服治疗，连用 7 天，可降低复发率。

（四）频复发/激素依赖型肾病综合征的激素治疗

1. 拖尾疗法　同非频复发，重新诱导缓解后泼尼松给药剂量为每 4 周减量 0.25 mg/kg，给予能维持缓解的最小有效激素量（0.5~0.25 mg/kg），隔日口服，连用 9~18 个月。

2. 若隔日激素治疗出现反复　可用能维持缓解的最小有效激素量（0.5~0.25 mg/kg），每日口服。

3. 在感染时增加激素维持量　患儿在巩固维持阶段患呼吸道或胃肠道感染时，改隔日口服激素治疗为同剂量每日口服，连用 7 天，可降低复发率。若未及时改隔日口服为每日口服，出现尿蛋白阳性，仍可改隔日激素口服为同剂量每日顿服，直到尿蛋白转阴 2 周再减量。如尿蛋白不转阴，重新开始诱导缓解或加用其他药物治疗。

4. 纠正肾上腺皮质功能不全　肾上腺皮质功能减退时，患儿复发率明显增高，可静脉滴注促肾上腺皮质激素（ACTH）来预防复发。对此类患儿可予 ACTH 0.4 U/(kg·d)（总量不超过 25 U）静脉滴注 3~5 天，然后激素减量，同时再用 1 次 ACTH 以防复发。

（五）免疫抑制药治疗方法

本类药物能抑制免疫细胞（T 细胞、B 细胞和巨噬细胞）的增殖和功能，影响免疫反应。主要用于肾病综合征频繁复发，糖皮质激素依赖、耐药或出现严重不良反应者。在小剂量糖皮质激素隔日使用的同时可选用下列免疫抑制药。

1. 环磷酰胺　有抗增殖和抗代谢作用，通过抑制淋巴细胞的增殖和免疫反应起到免疫抑制作用。《儿童激素敏感、复发/依赖肾病综合征诊治循证指南（2016）》推荐：①口服，给药剂量为 2~3 mg/(kg·d)，分 2~3 次给药，疗程 8 周；②静脉冲击疗法，给药剂量为 8~12 mg/(kg·d)，每 2 周连用 2 天，总剂量 ≤ 168 mg/kg 或 500 mg/m²，每月 1 次，共 6 次。

《儿科学（第 9 版）》建议：一般给药剂量为 2.0~2.5 mg/(kg·d)，分 3 次口服，疗程 8~12 周，总量不超过 200 mg/kg。环磷酰胺冲击治疗给药剂量为 10~12 mg/(kg·d)，加入 5% 葡萄糖氯化钠注射液 100~200 mL 中静脉滴注 1~2 小时，连续 2 天为 1 疗程。用药日嘱患者多饮水，每 2 周重复 1 个疗程，累积量 <150~200 mg/kg。冲击治疗当日要充分水化，液体量给至 20 mL/(kg·d)。同时可使用尿路保护药美司钠防止尿路损伤性血尿，给药剂量为等量异环磷酰胺总量的 60%，分 3 次给药，分别于环磷酰胺冲击前、冲击后 4 小时、冲击后 8 小时静脉滴注。

2. 环孢素 A　选择性细胞免疫，能特异抑制辅助 T 细胞和细胞毒 T 细胞的活化和增殖，不影响 B 细胞和粒细胞。《儿童激素敏感、复发/依赖肾病综合征诊治循证指南（2016）》推荐给药剂量为 4~6 mg/(kg·d)，每 12 小时口服 1 次，维持血药谷浓度为 80~120 ng/mL，疗程 12~24 个月。

《临床药物治疗学（儿科疾病）》推荐：口服，给药剂量为 3~7 mg/(kg·d) 或 100~150 mg/(m²·d)，调整给药剂量使血药谷浓度维持在 80~120 ng/mL，疗程 1~2 年。

3. 他克莫司　强效免疫抑制药，可抑制淋巴细胞增殖，B 细胞的活化。《儿童激素敏感复发/依赖性肾病综合征诊治循证指南(2016)》中推荐：给药剂量为 0.05~0.15 mg/(kg·d)，每间隔 12 小时口服 1 次，维持血药谷浓度 5~10 μg/L，疗程 12~24 个月。

《临床药物治疗学(儿科疾病)》推荐：给药剂量为 0.10~0.15 mg/(kg·d)，维持血药浓度为 5~10 μg/L，疗程为 12~24 个月。

4. **霉酚酸酯** 通过抑制次黄嘌呤单核苷酸脱氢酶而抑制淋巴细胞 DNA 合成从而发挥免疫抑制作用。《儿童激素敏感复发/依赖性肾病综合征诊治循证指南(2016)》推荐：给药剂量为 20~30 mg/(kg·d)，每 12 小时口服 1 次，每次最大剂量不超过 1 g，疗程 12~24 个月。

《临床药物治疗学(儿科疾病)》推荐：给药剂量为 20~30 mg/(kg·d)或 800~1200 mg/m²，分 2 次口服(最大剂量 1 g，每天 2 次)，疗程 12~24 个月。

5. **利妥昔单抗** 对上述治疗无反应、不良反应严重的激素依赖型肾病综合征患儿，可使用利妥昔单抗，给药剂量为 375 mg/(m²·次)，每周静脉滴注 1 次，用 1~4 次。其能有效地诱导缓解，减少复发次数，不良反应发生率低，与其他免疫抑制药合用有更好的疗效。

6. **长春新碱** 能诱导 80% 的激素耐药型肾病综合征的缓解，对部分使用环磷酰胺后仍频复发的患儿可减少复发次数。给药剂量为 1 mg/m²，每周静脉滴注 1 次，连用 4 周，然后给药剂量为 1.5 mg/m²，每月 1 次，连用 4 个月。

7. **苯丁酸氮芥** 能减少激素敏感者的复发。常用给药剂量为每天 0.2 mg/kg，口服，疗程为 6~8 周，总剂量不超过 10 mg/kg。

8. **咪唑立宾(mizoribine)** 给药剂量为 5 mg/(kg·d)，分 2 次口服，疗程 12~24 个月。咪唑立宾能减少频复发/激素依赖型肾病综合征患儿的尿蛋白，减少激素用量，提高缓解率。

9. **硫唑嘌呤(azathioprine)** 与单纯激素治疗和安慰剂治疗相比，其治疗在 6 个月时的复发率无差别，现已不建议临床应用。

10. **左旋咪唑** 为免疫调节药，一般用于辅助治疗，适用于常伴感染的频复发/激素依赖型肾病综合征。给药剂量为 2.5 mg/kg，隔日口服，疗程 12~24 个月。

(六) 抗凝及纤溶药物疗法

AGN 患儿易出现高凝状态和纤溶障碍，并发血栓，须加用抗凝和溶栓治疗。不同文献的药物参考用法如下。

1. **肝素** 干扰血凝过程的许多环节，阻止血小板凝集和破坏；阻止凝血酶原变为凝血酶；妨碍纤维蛋白原变成纤维蛋白，产生抗凝作用。给药剂量为 1 mg/(kg·d)，加入 10% 葡萄糖注射液 50~100 mL 中，静脉滴注，每天 1 次，2~4 周为一疗程。亦可选用低分子肝素。病情好转后改为口服抗凝药维持治疗。

2. **尿激酶** 直接激活纤溶酶溶解血栓。给药剂量为 3 万~6 万 U/d，加入 10% 葡萄糖注射液 100~200 mL 中，静脉滴注，1~2 周为 1 个疗程。

3. **双嘧达莫** 抑制血小板聚集。口服，给药剂量为 5~10 mg/(kg·d)，分 3 次饭后服，6 个月为 1 个疗程。

(七) ACEI 治疗

可改善肾小球局部血流动力学、减少尿蛋白、延缓肾小球硬化的进展。特别适用于伴有高血压的肾病综合征。血管紧张素转换酶抑制药/血管紧张素受体拮抗药(ARB)的儿童口服常用给药剂量见表7-2。

表7-2 ACEI/ARB儿童剂量推荐

药物	年龄		初始剂量	最大剂量
贝那普利	≥6岁[a]		0.2 mg/(kg·d)(≤10 mg/d)	0.6 mg/(kg·d)(≤40 mg/d)
卡托普利	婴儿		0.05 mg/(kg·次)	6 mg/(kg·d),1~4次/d
	儿童		0.5 mg/(kg·次)	6 mg/(kg·d),3次/d
依那普利	≥1个月[a]		0.08 mg/(kg·d)(≤5 mg/d)	0.6 mg/(kg·d)(≤40 mg/d),1~2次/d
福辛普利	≥6岁	体重<50 kg	0.1 mg/(kg·d])(≤5 mg/d)	40 mg/d
		体重≥50 kg[a]	5 mg/d	40 mg/d
赖诺普利	≥6岁[a]		0.07 mg/(kg·d)(≤5 mg/d)	0.6 mg/(kg·d)(≤40 mg/d)
雷米普利	*		1.6 mg/(m²·d)	6 mg/(m²·d)
喹那普利	*		5 mg/d	80 mg/d
坎地沙坦	1~5岁[a]		0.2 mg/(kg·d)(≤4 mg/d)	0.4 mg/(kg·d)(≤16 mg/d)
	>6岁	体重<50 kg	4 mg/d	16 mg/d
		体重≥50 kg	8 mg/d	32 mg/d
厄贝沙坦[b]	6~12岁		75 mg/d	150 mg/d
	≥13岁		150 mg/d	300 mg/d
氯沙坦[b]	≥6岁[a]		0.7 mg/kg(≤50 mg)	1.4 mg/kg(≤100 mg)
奥美沙坦[b]	≥6岁	体重<35 kg	10 mg	20 mg
		体重≥35 kg	20 mg	40 mg
缬沙坦[b]	≥6岁[a]		1.3 mg/kg(≤40 mg)	2.7 mg/kg(≤160 mg)

a：美国食品药品监督管理局批准用于儿童；b：主要经肝脏代谢，晚期慢性肾脏病患儿无须减量；*：不适用。

(九)中医药治疗

肾病综合征属中医"水肿""阴水""虚劳"的范畴。可根据辨证施治原则立方治疗。

NS的治疗思维导图

六、药学监护

(一)疗效评估

1. **病情未缓解** 晨尿蛋白≥(+++)。

2. **部分缓解** 晨尿蛋白(阳性)≤(++)和(或)水肿消失、血清白蛋白>25 g/L。

3. **完全缓解** 血生化及尿检查完全正常。

4. **临床治愈** 完全缓解,停止治疗>3 年无复发。

5. **环磷酰胺的疗效比较** ①口服治疗 8 周,与单独应用激素比较,可明显减少 6~12 个月复发率。②口服环磷酰胺 3 mg/(kg·d)联合泼尼松治疗的效果较口服环磷酰胺 2 mg/(kg·d)联合泼尼松治疗的效果好。③每月进行 1 次静脉冲击治疗,与口服治疗相比,两者的有效率无差异,而白细胞减少、脱发、感染等不良反应较口服轻。④环磷酰胺治疗频复发肾病综合征患儿的疗效优于激素依赖型肾病综合征,频复发肾病综合征 2 年和 5 年的缓解率分别为 72%和 36%,而激素依赖型肾病综合征 2 年和 5 年的缓解率分别为 40%和 24%。⑤随年龄的增加,环磷酰胺治疗的缓解率增加,但因其对性腺有损伤,故避免青春期前和青春期用药。

6. **环孢素 A** 须进行疗效评估,连续诱导治疗 3~6 个月,如尿蛋白减少不足 50%,可评估为环孢素 A 耐药,应停药换用其他药物治疗;如有效,可诱导 6 个月后渐减量维持。

(二)不良反应监护

1. **糖皮质激素** 长期超生理剂量使用可能产生的不良反应,见本书第十一章第一节过敏性紫癜。

2. **免疫抑制药** 不良反应通常与剂量相关,降低剂量即可减轻。应定期监测肝肾功能,一般不要两种以上的免疫抑制药同时使用。他克莫司较环孢素 A 不良反应少,但也应注意定期监测肾功能。使用吗替麦考酚酯须注意胃肠道不良反应,应随访血常规及肝肾功能。

(1)环磷酰胺:常见不良反应有食欲减退、恶心、呕吐,停药后 2~3 日可消失;除白细胞减少和诱发感染外,环磷酰胺冲击治疗当日须充分水化,同时可使用美司钠,防止尿路损伤。冲击治疗不良反应包括:性腺抑制(尤其致卵巢早衰)、脱发、肝功能损害,癌性病变(主要是淋巴瘤等血液系统肿瘤),出血性膀胱炎、膀胱纤维化和长期口服而导致的膀胱癌。治疗中应注意避免导致白细胞过低,一般要求白细胞计数(低谷)≥3.0×10⁹/L。环磷酰胺冲击治疗对白细胞影响有一定规律,治疗第 3 天左右白细胞开始下降,7~14 日至低谷,之后白细胞逐渐上升,至 21 日左右恢复正常。对于间隔期少于 3 周者,应更密切注意血象监测。大剂量冲击治疗前须查血常规。

(2)环孢素 A:①初次服药后 1 周应查血药浓度,根据血药浓度调整剂量。用药期间须监测血药浓度。②维持期给药剂量为 1.5~2.0 mg/(kg·d)时,单次口服可增加药物的峰浓度,达到同样疗效,并可降低不良反应,提高药物依从性。③环孢素 A 肾毒性(CsAN)发生的独立危险因素为:环孢素 A 治疗时间>36 个月、患儿年龄<5 岁、大量蛋白尿的持续时间长(>30 天)。有 CsAN 的患儿复发风险高。临床上应对长期使用环孢素 A 的患儿进行肾功能监测，血肌酐水平增高 30%时，应减少环孢素 A 的用量。对使用 2 年以上的患儿应做肾活检。④患者不能接受环孢素 A 对容貌的影响(如多毛、牙龈增生等)时，建议使用他克莫司代替治疗。

(3)利妥昔单抗：常见不良反应包括输液反应和感染，严重者表现为重度血细胞减少、中枢神经系统血管炎等。

3. 低分子右旋糖酐　①本品具有强抗原性。FDA 黑框警告：有过敏反应发生，包括死亡。建议先进行 0.5 mL 的药品测试，观察有无异常，若无异常再进行完整的剂量治疗。严密监测患者体征或症状。②与肝素合用时，可增加出血风险。

4. 螺内酯　有头晕、嗜睡、精神紊乱及运动失调症状，停药后症状消失。长期服用可致月经失调、多毛、乳房不适等。

(三)注意事项

1. 糖皮质激素　避免使用地塞米松等长效和超长效激素。因激素可抑制患儿的生长和发育，可采用短效或中效制剂(如泼尼松)，口服中效制剂隔日疗法可减轻对生长的抑制作用。下列情况慎用：①伴活动性感染；②高血压和高眼压；③有胃肠道溃疡或活动性出血者；④原有心律失常者。

2. 免疫抑制药　使用前必须注意排除患者可能存在的活动性感染(特别是活动性肝炎、结核)、肿瘤等情况；治疗效果不佳或频复发的患者，积极寻找诱因，包括：潜在隐性感染、血栓栓塞、严重水肿、用药不当等。

3. 他克莫司　①建议餐前 1 小时或餐后 2 小时服药。②初次服药后 1 周查血药谷浓度，根据血药浓度调整剂量。用药期间须监测血药浓度。③有糖尿病家族史、糖耐量降低或肥胖的患儿应慎用。应注意随访肾功能。

4. 霉酚酸酯　①长疗程(>12 个月)霉酚酸酯治疗可减少激素用量、降低复发率，无明显的胃肠道反应和血液系统不良反应。②对环孢素 A 抵抗、依赖或环孢素 A 治疗后频复发的患儿，霉酚酸酯能有效减少激素用量和环孢素 A 的用量，可替代环孢素 A 作为激素的替代剂。③注意胃肠道不良反应，随访血常规及肝肾功能。

5. 螺内酯　本品与氢氯噻嗪合用能增加疗效，互相取长补短，避免两者不良反应。服用本药时勿给氯化钾。

(四)用药教育

1. 糖皮质激素　应告知患儿及家属多休息，避免感冒、感染。大剂量使用激素可影响患儿的生长发育及免疫力。患儿饮食习惯会有改变，应控制进食避免出现肥胖等合并症。注意避免骤停激素，应逐渐减量。

2. 环磷酰胺　冲击治疗当日患儿应多喝水，注意警惕水化后稀释性低钠血症，如有腹部不适、呕吐等不良反应，冲击结束后可消失。

3. 激素和免疫抑制药　治疗期间禁止活疫苗的免疫接种。

七、禁忌证

1. 糖皮质激素　全身性真菌感染及对已知成分过敏的患者禁用。

2. 他克莫司　对他克莫司或其他大环内酯类药物过敏的患者禁用。

3. 吗替麦考酚酯　对吗替麦考酚酯、麦考酚酸或药物中的其他成分有超敏反应的患者禁用。

4. 利妥昔单抗　对鼠蛋白过敏的患者禁用。

5. 长春新碱　腓骨肌萎缩症脱髓鞘型患者禁用。

6. 低分子右旋糖酐　少尿患儿禁用。

7. 雷公藤中成药制剂　禁用于儿童，指南不再推荐儿童用药。

8. 尿激酶　急性内脏出血、急性颅内出血、陈旧性脑梗死、近两个月内进行过颅内或脊髓内外科手术、颅内肿瘤、动静脉畸形或动脉瘤、出血体质、严重难控制的高血压患者禁用。相对禁忌证包括延长的心肺复苏术、严重高血压、近 4 周内的外伤、3 周内手术或组织穿刺、活动性溃疡病患者。

9. 厄贝沙坦　糖尿病或中重度肾功能受损（GFR<60 mL/min）患者不能将本品与阿利吉仑联合使用；糖尿病肾病患者不能将本品与 ACEI 联合使用。

10. 螺内酯　肾功能受损及高血钾者禁用。

（阚宏涛）

第三节　泌尿系统感染

泌尿系统感染（urinary tract infection，UTI）是指病原体直接侵入尿路，在尿液中生长繁殖，并侵犯尿路黏膜或组织而引起损伤。按病原体侵袭的部位不同，一般将其分为肾盂肾炎（pyelonephritis）、膀胱炎（cystitis）、尿道炎（urethritis）。肾盂肾炎又称上尿路感染，膀胱炎和尿道炎合称下尿路感染，由于小儿时期感染定位困难，故常不加区别统称为 UTI。UTI 患者临床上可根据有无症状，分为症状性 UTI 和无症状性菌尿。儿童期症状性 UTI 的年发病率：男孩为 1.7‰~3.8‰，女孩为 3.1‰~7.1‰，发病年龄多在 2~5 岁；无论成人或儿童，女性 UTI 的发病率普遍高于男性，但在新生儿或婴幼儿早期，男性的发病率却高于女性。无症状性菌尿也是儿童 UTI 的一个重要组成部分，它可见于所有年龄、性别的儿童中，但以学龄女孩更常见。

一、病因

1. 感染因素　主要致病菌是革兰氏阴性杆菌。大肠埃希菌是初次患 UTI 的新生儿、所有年龄的女孩和 1 岁以下的男孩的主要致病菌；1 岁以上男孩的主要致病菌是变形杆菌；10~16 岁的女孩，白色葡萄球菌（也称表皮葡萄球菌）亦常见；肺炎克雷伯菌和肠球菌则多见于新生儿 UTI。

2. 个体因素

（1）婴幼儿输尿管发育不良，易被压迫变形导致梗阻，发生尿潴留等诱发感染。

（2）尿道周围菌群平衡的改变及尿液性状的变化，容易引起致病菌入侵和繁殖。

（3）细菌黏附在尿路上皮细胞导致在泌尿道增殖引起 UTI。

（4）某些患儿分泌型 IgA 的产生缺陷引起尿中的 SIgA 减低。

（5）先天性或获得性尿路畸形，增加尿路感染的风险性。

（6）新生儿和小婴儿机体抗菌能力差，加上使用尿布，尿道口常受外界细菌污染，易致尿路上行性感染。

（7）糖尿病、高钙血症、高血压、慢性肾脏疾病、镰刀状贫血及长期使用糖皮质激素或免疫抑制药的患儿，感染率增加。

（8）*ACE* 基因多态性：*DD* 基因型患儿是肾瘢痕发生的高危人群。

（9）细胞因子：急性肾盂肾炎患儿尿中 IL-1、IL-6 和 IL-8 增高，且 IL-6 水平与肾瘢痕的严重程度呈正相关。

二、临床表现

1. 急性泌尿系统感染　各个时期的儿童均表现为临床症状不典型，以全身症状为主，以发热症状最突出。年长儿：上尿路感染时主要为全身症状，下尿路感染时多表现为尿频、尿急、尿痛等尿路刺激症状，有时可有终末血尿及遗尿，可诉腹部或耻骨上疼痛；反复发作患儿还可肾功能受损甚至有慢性肾衰竭表现。

2. 慢性泌尿系统感染　病程迁延或反复发作持续 1 年以上，常伴有贫血、消瘦、生长迟缓、高血压或肾功能不全表现。

3. 无症状性菌尿　健康儿童在常规的尿过筛检查中，可以发现菌尿，病原体多数是大肠埃希菌，但无任何尿路感染症状。在儿童中以学龄女孩常见。常同时伴有尿路畸形和既往 UTI 史。

三、辅助检查

1. 尿常规检查及尿细胞计数

（1）尿常规检查：如清洁中段尿离心沉渣中白细胞数>10 个/HPF，即可怀疑为 UTI；血尿也很常见。肾盂肾炎患者中等蛋白尿、白细胞管型尿及晨尿的比重和渗透压减低。

（2）1 小时尿白细胞排泄率测定：白细胞数$>30×10^4$/h 为阳性，可怀疑 UTI；白细胞数$<20×10^4$/h 为阴性，可排除 UTI。

2. 尿培养细菌学检查　尿细菌培养及菌落计数是诊断 UTI 的主要依据。

（1）通常认为中段尿培养菌落数$\geqslant10^5$/mL 可确诊 UTI；$10^4\sim10^5$/mL 为可疑 UTI；$<10^4$/mL 系污染。

（2）粪链球菌一个链含有 32 个细菌，一般认为菌落数在 $10^3\sim10^4$/mL 间即可诊断。通过耻骨上膀胱穿刺获取的尿培养，只要发现有细菌生长，即有诊断意义。

（3）伴有严重尿路刺激症状的女孩，如果尿中有较多白细胞，中段尿细菌定量培养$\geqslant10^2$/mL，且致病菌为大肠埃希菌类或腐物寄生球菌等，也可诊断为 UTI；临床高度怀疑 UTI 而尿普通细菌培养为阴性的，应做 L-型细菌和厌氧菌培养。

3. 尿液直接涂片法　油镜下找细菌，如每个视野都能找到一个细菌，则表明尿内细菌数$>10^5$/mL。

4. 亚硝酸盐试纸条试验（Griess 试验）和尿白细胞酯酶检测　大肠埃希菌、副大肠埃希菌和肺炎克雷伯菌试纸条亚硝酸盐试验呈阳性，产气杆菌、变形杆菌、铜绿假单胞菌和葡萄球菌亚硝酸盐试验呈弱阳性，而粪链球菌、结核菌为阴性。

5.其他 尿沉渣找闪光细胞(甲紫砂黄染色)2 万~4 万个/h 可确诊。新生儿上尿路感染血培养可呈阳性。

6.影像学检查 目的：①检查泌尿系有无先天性或获得性畸形；②了解以前由于漏诊或治疗不当所引起的慢性肾损害或瘢痕进展情况；③辅助上尿路感染的诊断。

常用的影像学检查：有 B 型超声检查、静脉肾盂造影加 CT 扫描(检查肾瘢痕形成)、排泄性膀胱尿路造影(voiding cystourethrogram，MCU)、动态和静态肾核素造影、CT 扫描等。核素肾静态扫描(99mTc-DMSA)是诊断急性肾盂肾炎(acute pyelonephritis APN)的金标准，其诊断该病的敏感性与特异性分别为 96% 和 98%。APN 典型表现呈肾单个或多个局灶放射性减低或缺损，也可呈弥漫的放射性稀疏伴外形肿大。推荐在急性感染后 3 个月行 99mTc-DMSA 以评估肾瘢痕。

(1)小于 2 岁的患儿：UTI 伴有发热症状者，在行尿路 B 超检查后无论超声检查是否异常，均建议在感染控制后行 MCU 检查。家属对 MCU 有顾虑者，宜尽早行 DMSA 检查。

(2)大于 4 岁的患儿：B 超显像泌尿系异常者需在感染控制后进行 MCU 检查。

(3)2~4 岁患儿：可根据病情而定。

四、诊断

年长儿 UTI 症状与成人相似，尿路刺激症状明显。结合实验室检查，可以确诊。婴幼儿、新生儿，尿路刺激症状不明显，而常以全身表现较为突出，易致漏诊。故对病因不明的发热患儿都应反复做尿液检查、尿培养、菌落计数和药敏试验；凡具有真性菌尿者，即清洁中段尿定量培养菌落数≥10^5/mL，或耻骨上膀胱穿刺尿定性培养有细菌生长，即可确立诊断。

2011 年美国儿科学会推荐小儿 UTI 诊断标准为：尿液分析提示有感染[白细胞尿和(或)菌尿]和插管或耻骨上联合穿刺尿培养菌落计数为 50000 CFU/mL。在大多数情况下，两者缺一不可，以减少无症状性菌尿或污染标本所引起的过度诊断的可能性。还包括以下内容：①本次感染系初染、复发或再感；②确定致病菌的类型并做药敏试验；③有无尿路畸形如膀胱-输尿管反流综合征(vesicoureteral reflux，VUR)、尿路梗阻等，如有 VUR，须了解"反流"的严重程度和有无肾脏瘢痕形成；④须诊断是上尿路感染还是下尿路感染。

UTI 须与肾小球肾炎、肾结核及急性尿道综合征鉴别。急性尿道综合征的临床表现为尿频、尿急、尿痛、排尿困难等尿路刺激症状，但清洁中段尿培养无细菌生长或为无意义性菌尿。

五、治疗参考

治疗的目的是控制症状，根除病原体，去除诱发因素，预防再发。

(一)一般治疗

(1)急性期患者须卧床休息，应鼓励患儿多饮水以增加排尿量，减少细菌在膀胱的停留，此外还应注意外阴部的清洁卫生。

（2）鼓励患儿进食，补充营养以增强机体的抵抗力。

（3）对症治疗，对高热、疼痛的患儿应给予解热镇痛药缓解症状。对尿路刺激症状明显者，可用阿托品、山莨菪碱等抗胆碱药物治疗或口服碳酸氢钠碱化尿液。有便秘者改善便秘。

（二）抗菌药物治疗

1. 选用抗菌药物的原则

（1）感染部位：对肾盂肾炎应选择血浓度高的药物，对膀胱炎应选择尿浓度高的药物。

（2）感染途径：对上行性感染者，首选磺胺类药物治疗。如发热等全身症状明显或属血源性感染者，多选用青霉素类、氨基糖苷类或头孢菌素类单独或联合治疗。

（3）药物在肾组织、尿液、血液中都应有较高的浓度。

（4）先经验性抗菌药物初始治疗，再根据尿培养及药敏试验结果，选用抗菌药物进行目标性治疗。

（5）对肾功能损害小的药物。

2. 症状性泌尿道感染的治疗

（1）上尿路感染/急性肾盂肾炎的治疗：①<3 个月婴儿，静脉用药，敏感抗菌药物治疗 10~14 天。②>3 个月的婴儿，口服敏感抗菌药物 7~14 天；也可先静脉治疗 2~4 天后改用口服抗菌药物治疗，总疗程为 7~14 天。

1）静脉经验用药参考：

头孢曲松：75 mg/（kg·d），静脉滴注，每日 1 次。

头孢噻肟：150 mg/（kg·d），分 2~3 次静脉滴注。

头孢他啶：100~150 mg/（kg·d），静脉滴注，分 2~3 次给药，每 8 小时 1 次。

哌拉西林：300 mg/（kg·d），静脉滴注，分 2~3 次给药，每 6~8 小时 1 次。

2）口服经验用药参考：

阿莫西林克拉维酸：20~40 mg/（kg·d），口服，分 2~3 次给药。

头孢克肟：8 mg/（kg·d），口服，每天 1~2 次。

头孢泊肟：10 mg/（kg·d），口服，分 2 次给药。

头孢丙烯：30 mg/（kg/·d），口服，分 2 次给药。

（2）无症状性菌尿的治疗：单纯无症状菌尿一般无须治疗。需要使用抗菌药物的指征：合并尿路梗阻、VUR 或存在其他尿路畸形，或既往感染使肾脏留有陈旧性瘢痕者则应积极选用上述抗菌药物治疗。疗程为 7~14 天，继之给予小剂量抗菌药物预防，直至尿路畸形被矫治为止。

（3）再发 UTI：有两种类型，即复发和再感染。复发是指原来感染的细菌未完全杀灭，在适宜的环境下细菌再度滋生繁殖。绝大多数患儿多在治疗后 1 个月内复发；再感染是指上次感染已治愈，本次是由不同细菌或菌株再次引发 UTI。再感染多见于女孩，多在停药后 6 个月内发生。

再发 UTI 的治疗：在进行尿细菌培养后选用 2 种抗菌药物，疗程以 10~14 天为宜，首选呋喃妥因或复方磺胺甲噁唑，每晚睡前服用 1 次，疗程可持续 3~4 个月。

(三)积极矫治尿路畸形

尿路畸形是小儿 UTI 的重要诱因,特别是对于慢性或频复发的患者,其中以 VUR、尿路梗阻和膀胱憩室常见,应及时予以矫治。否则,UTI 难被控制。

(四)UTI 的局部治疗

常采用膀胱内药液灌注治疗,主要治疗顽固性慢性膀胱炎经全身给药治疗无效者。灌注药液可根据致病菌特性或药敏试验结果选择。

UTI的抗菌药物治疗思维导图

UTI的经验性抗菌药物治疗

六、药学监护

(一)疗效评估

(1)在抗菌药物治疗 48 小时后须评估治疗效果,包括临床症状、尿检指标等。若未能达到预期的治疗效果,须重新留取尿液进行尿培养细菌学检查,并根据结果调整用药方案。必要时定期进行尿培养药敏试验。

(2)有尿路结石、梗阻、畸形或其他高危因素致 UTI 病程迁延反复、有全身症状的患儿,根据细菌培养和药敏结果,确定用药方案,选用抗菌谱广、耐酶的杀菌剂,可适当延长疗程。

(3)可采用治疗前期静脉给药,病情稳定后口服序贯疗法,全身症状缓解以及细菌培养呈阴性、尿常规正常后停药。

(二)不良反应监护

1.复方磺胺甲噁唑

(1)过敏反应常见,可表现为药疹,严重者可发生渗出性多形红斑、剥脱性皮炎和大疱表皮松解萎缩性皮炎等;也有表现为光敏反应、药物热、关节及肌肉疼痛、发热等血清病样反应。偶见过敏性休克。

(2)可致肝脏损害,可发生黄疸、肝功能减退,严重者可发生暴发性肝衰竭,故有肝功能损害患者宜避免应用。应定期进行肝、肾功能检查。

(3)治疗中应定期检查尿液(每 2~3 日查尿常规 1 次),肾脏损害可发生结晶尿、血尿和管形尿,故服用本品期间应多饮水,保持高尿流量。宜同服碳酸氢钠,以防止此类不良反应。失水、休克者应用本品易致肾损害,应慎用或避免应用本品。肾功能减退患者不宜应用本品。

（4）对呋塞米、噻嗪类利尿药及砜类、磺脲类抗菌药物，碳酸酐酶抑制药呈现过敏的患者，对磺胺药亦可过敏。

（5）下列情况应慎用：葡萄糖-6-磷酸脱氢酶（G6PD）缺乏症、血卟啉症、叶酸缺乏性血液系统疾病、高胆红素血症和新生儿核黄疸患者。

（6）用药期间的检查：全血象检查，对疗程长、服用剂量大、营养不良及服用抗癫痫药的患者尤为重要。

2.呋喃妥因

（1）G6PD缺乏症者慎用。

（2）空腹服用本品吸收快、疗效高，但易发生胃肠道反应，应用肠溶片或与食物同服可减轻胃肠道反应。

（3）可引起周围神经炎（服药量大或长时间服用易发生，表现为手足麻木，久之可致肌萎缩，往往迁延难愈）、过敏反应（包括气喘、胸闷、皮疹、药物热、嗜酸性粒细胞增多）、引起溶血性贫血、黄疸、肺部并发症（咳嗽、气急、呼吸困难）等。周围神经病变、肾功能不全者慎用。

使用头孢第三代及以上或其酶抑制药复合制剂时，延长疗效或使用口服药物可能致患儿肠道菌群紊乱，或维生素K缺乏，应观察患儿是否有腹泻发生、出血倾向，须及时补充益生菌合剂调节肠道菌群。

（三）注意事项

复方磺胺甲噁唑

（1）由于本品能抑制大肠埃希菌的生长，影响B族维生素在肠内的合成，故使用本品超过1周以上者应同时补充维生素B。

（2）如因服用本品引起叶酸缺乏时，可同时服用叶酸制剂。如有骨髓抑制征象发生，应立即停用本品，并给予叶酸3~6 mg肌内注射，每日1次，使用2日，或根据需要用药至造血功能恢复正常，对长期、过量使用本品者可给予高剂量叶酸并延长疗程。

（3）呋喃妥因：不宜与碳酸氢钠等碱性药物合用。与喹诺酮类不宜合用，因两者有拮抗作用。

（四）用药教育

1.注意青春期少女的月经期卫生　告诉家长或患儿，女孩的尿道短，较易患尿路感染；男孩有包茎、包皮过长者容易患包皮炎及尿道口炎。

2.有助于减少泌尿道感染的措施　①注意外阴清洁：应勤洗下身，及时更换尿布；②女性排尿后或大便后用纸的正确方向应从前往后；③及时处理包茎或包皮过长、肾结石、肾积水等。

3.呋喃妥因　年龄较小患儿一次服药剂量常不足1粒，需要掰开或碾碎药片服用。其口感儿童不适，且胃肠反应较重，常致患儿呕吐或拒服，可将药物溶于果汁、牛奶或食物中与其同服，可减轻上述反应，提高患儿的依从性。

4.复方磺胺甲噁唑　家长不可随意加大剂量、增加用药频次或延长疗程，以防蓄积中毒。

七、禁忌证

（1）对阿米卡星过敏或有对氨基糖苷类药物过敏史或严重毒性反应者禁用阿米卡星。

（2）对环丙沙星、任何喹诺酮类抗菌药物或处方中成分过敏者禁用环丙沙星。

（3）环丙沙星禁用于儿童、青少年。

（4）新生儿、早产儿禁用甲氧苄啶、呋喃妥因。硝基呋喃类药物过敏者禁用呋喃妥因。

（5）严重肝肾疾病、血液病患者及对甲氧苄啶过敏者禁用甲氧苄啶。

（6）磺胺甲噁唑禁用于对 SMZ 和 TMP 过敏者、G6PD 缺乏症患儿、小于 2 个月的婴儿、重度肝肾功能损害者。

（7）有头孢类药物过敏史的患儿禁用相应药物。

（阚宏涛）

第八章

血液系统疾病及其药物治疗

第一节　营养性缺铁性贫血

缺铁性贫血(iron deficiency anemia, IDA)是小儿的常见病，主要发生于6个月至3岁的婴幼儿。

一、病因

病因主要为铁摄入量减少、需要量增加、吸收障碍，以及慢性失血等，如食物搭配不合理，未及时添加含铁辅食，肠息肉、梅克尔憩室、膈疝、钩虫病等疾病所致的慢性失血。

二、临床表现

大多起病缓慢，以6个月至3岁婴幼儿最多见。

1. 一般表现　患儿不爱活动，烦躁不安或精神不振，食欲减退，皮肤黏膜(唇、口腔黏膜及甲床)苍白。体查可见肝、脾轻度肿大，与年龄、病程有关。

2. 其他症状　重者可出现萎缩性胃炎或吸收不良综合征，心率增快，心脏扩大，甚至发生心力衰竭。因细胞免疫功能降低，常合并感染。因上皮组织异常可出现反甲。

三、实验室检查

1. 外周血象　血红蛋白(Hb)降低比红细胞数减少明显，呈小细胞低色素性贫血。网织红细胞数正常或轻度减少。白细胞、血小板一般无改变。

2. 铁代谢检查　包括血清铁蛋白(SF)、红细胞游离原卟啉(FEP)、血清铁(SI)、总铁结合力(TIBC)和转铁蛋白饱和度(TS)。

此外，骨髓涂片可反映体内贮存铁情况，且结果敏感、可靠。

四、诊断

一般根据病史，特别是喂养史、临床表现和血象特点，可初步诊断。进一步进行有关铁代谢的生化检查可确诊。必要时可进行骨髓检查。用铁剂治疗有效可证实诊断。

需要鉴别地中海贫血、异常血红蛋白病、维生素 B_6 缺乏性贫血、铁粒幼红细胞性贫血和铅中毒等。

五、治疗参考

治疗原则为去除病因和补充铁剂。

1. **一般治疗** 根据患儿的消化能力，适当增加含铁质丰富的食物。重度贫血患儿应注意保护心脏功能。

2. **去除病因** 对饮食不当者应纠正其不合理的饮食习惯和食物组成，如有慢性失血性疾病(如钩虫病、肠道畸形等)患儿，应对症治疗。

3. **铁剂治疗**

(1)口服铁剂：铁剂是治疗缺铁性贫血的特效药，二价铁盐更容易被吸收，一般采用口服给药。常用的口服铁剂有硫酸亚铁(含元素铁20%)、富马酸亚铁(含元素铁33%)、葡萄糖酸亚铁(含元素铁12%)、琥珀酸亚铁(含元素铁35%)等，应根据供应等情况决定采用何种制剂，但应按元素铁计算补铁剂量，即每日补充元素铁4~6 mg/kg，餐间服用，每日3次。可同时口服维生素C促进铁吸收。应在Hb正常后继续补铁2个月，恢复机体储存铁水平。

(2)注射铁剂：注射铁剂较容易发生不良反应，甚至可发生过敏反应致死，故应慎用。其适应证：①诊断肯定，但口服铁剂后无治疗反应者；②口服后胃肠反应严重，虽改变制剂种类、剂量及给药时间仍无改善者；③由于胃肠疾病胃肠手术后不能应用口服铁剂或口服铁剂吸收不良者。常用注射铁剂有右旋糖酐铁复合物，为氢氧化铁与右旋糖酐铁复合物，可供肌内注射或静脉注射。

补充铁剂12~24小时后，细胞内含铁酶开始恢复，患儿烦躁等精神症状减轻，食欲增加。网织红细胞于服药2~3天后开始上升，5~7日达高峰，2~3周后下降至正常。治疗1~2周后Hb逐渐上升，通常于治疗3~4周达到正常。如3周内Hb上升不足20 g/L，应注意寻找原因。如治疗反应满意，Hb恢复正常后再继续服用铁剂6~8周，以增加铁贮存。

4. **输注红细胞** 一般不必输红细胞，输注红细胞的适应证：①贫血严重，尤其是发生心力衰竭者；②合并感染者；③急需外科手术者。贫血越严重，每次输注量应越少。Hb在30 g/L以下者，应采用等量换血方法；Hb为30~60 g/L者，每次可输注红细胞悬液4~6 mL/kg；Hb在60 g/L以上者，不必输红细胞。《诸福棠实用儿科学(第8版)》建议，Hb<30 g/L，采用少量多次，或输入浓缩红细胞，每次2~3 ml/kg，控制输血治疗。

六、药学监护

1. **疗效评估** 从患儿的面色、食欲、精神状态等方面评估，复查血清铁。

2. **不良反应** 口服铁剂可引起腹痛并伴有恶心和呕吐，该不良反应与元素铁的摄入量有关，与制剂的类型无关。

营养性缺铁性贫血治疗思维导图

右旋糖酐铁注射液可致注射部位局部疼痛或色素沉着、皮肤瘙痒，全身反应可有面部潮红、头痛、肌肉及关节酸痛、恶心呕吐、寒战及发热；严重者有呼吸困难、气促、过敏性休克。

3. **注意事项** ①婴儿避免肌内注射铁剂。②食物影响铁剂的吸收，同时其胃肠道的刺

激使部分患者无法耐受，建议服用此类药物时，应根据患者的具体情况综合考虑药物的吸收、疗效及不良反应，选择合理的服药时间。③治疗期间须监测血红蛋白、网织红细胞计数、血清铁蛋白及血清铁，以评估疗效。④长期超量服用可致慢性中毒，引起血色病。

4. 患者用药教育　大便颜色可因服用铁剂变成黑色，应预先对患者做好用药宣教。口服糖浆铁制剂后容易使牙齿变黑。口服铁剂与茶、咖啡、抗酸药(如碳酸氢钠、磷酸盐类及含糅酸的药物)或饮料同服后，易产生沉淀而影响吸收。应妥善保存该类药物，小儿误服 1 g 以上铁剂可致急性中毒，出现胃肠坏死、出血，甚至昏迷、休克。一旦发生急性中毒应立即催吐，或用 1% 碳酸氢钠洗胃，并应用去铁胺等。

七、禁忌证

铁剂禁用于血红蛋白沉着症、含铁血黄素沉着症及不伴缺铁的其他贫血患者，铁剂过敏者，肝肾功能严重损害者，胃与十二指肠溃疡、溃疡性肠炎患者禁用。

(郭艳)

第二节　自身免疫性溶血性贫血

自身免疫性溶血性贫血(autoimmune hemolytic anemia，AIHA)是由于体内产生了与红细胞自身抗原起反应的自身抗体，并吸附于红细胞表面，从而引起红细胞破坏的一种溶血性贫血。

一、病因与分型

1. 根据病因分类　分为特发性 AIHA 与继发性 AIHA 两类。小儿以特发性者居多，约占 70%，引起继发性 AIHA 的原发病有病毒性感染、细菌性感染、螺旋体属感染、结缔组织病、药物、免疫缺陷病、恶性肿瘤和骨髓移植。

2. 根据抗体性质分类　分为温抗体型 AIHA、冷抗体型 AIHA(包括 CAD 及 PCH)和混合型 AIHA。根据起病急缓和临床经过分类：分为急性型、亚急性型和慢性型三种类型，急性型和亚急性型多见于婴幼儿，慢性型多见于儿童和青少年。

二、临床表现

1. 症状　大多数 AIHA 患儿有与贫血相关的症状和体征，如无力、乏力、呼吸急促、头晕、面色苍白和(或)与溶血相关的症状和体征，如黄疸、茶色尿、酱油色尿等。其他非特异性症状包括腹痛或发热。

2. 体格检查　可能发现面色苍白和黄疸，结膜和手掌尤为明显。患者常有心动过速和收缩期血流杂音。如为急性严重 AIHA 发作，患儿可出现心力衰竭。查体可触及肿大的肝脏和脾脏。

三、辅助检查

1. 全血细胞计数　患儿常为重度贫血,伴有网织红细胞百分比和绝对数升高。白细胞计数和血小板计数通常正常或升高。

2. 血涂片检查　温抗体型 AIHA 患儿外周血涂片上常可见球形红细胞;而存在冷凝集素时,红细胞可能聚集成小团块通过自动计数仪器,导致 MCV 假性增大;当网织红细胞从骨髓中释放以代偿加速的红细胞破坏时,常可观察到红细胞的嗜多染性以及 Howell-Jolly 小体和有核红细胞。

3. 直接抗球蛋白试验(DAT)　DAT 是 AIHA 的确诊试验,能识别红细胞表面的抗体和(或)补体类型,以半定量形式评分。DAT 结果的阳性强弱一般与溶血严重程度相关。常规 DAT 试验检测 IgG 型、IgM 型和(或)C3d 型抗体。

4. 间接抗球蛋白试验(IAT)　IAT 的目的是检查血清中是否存在游离抗体。通常用于检测疑诊新生儿溶血病患者母体抗体以及因红细胞不相容的输血而产生的血型抗体。

5. 冷凝集素滴度　几乎所有正常人都有低滴度的冷凝集素(<1:40),但感染后的冷凝集素病患者中,该滴度通常高于 1:256;而淋巴瘤相关性冷凝集素病患者的滴度更高,通常高于 1:2000。

6. 尿液分析与肾功能检查　血管内溶血的患儿尿液表现为血红蛋白尿(潜血阳性但镜检无红细胞)。慢性血红蛋白尿会导致尿液含铁血黄素聚集,表现为尿沉渣检测时细胞铁染色阳性(尿 Rous 试验阳性)。而血管外溶血(如温抗体型 AIHA)患者的尿液分析结果仅有尿胆原升高。溶血可引起肾功能不全,因此初始评估时应检测尿素和肌酐。

7. 溶血的血清标志物检查　溶血的血清标志物异常可帮助确定是否有溶血性贫血,但这些检测对 AIHA 不具特异性。参考《诸福棠实用儿科学(第 8 版)》《儿童自身免疫性溶血性贫血诊疗规范(2021 年版)》。

四、诊断

诊断标准:①血红蛋白水平达贫血标准。②检测到红细胞自身抗体。③至少符合以下 1 条:网织红细胞百分比>4%或绝对值>120×10⁹/L;结合珠蛋白<100 mg/L;总胆红素≥17.1 μmol/L(以非结合胆红素升高为主)。

五、治疗参考

(一)一般处理

AIHA 患儿的最佳治疗策略需要结合贫血程度、发病的急慢性、症状和体征以及自身抗体的特点确定。总的治疗措施均包括纠正贫血和消除抗体的产生两个方面。对于冷抗体型 AIHA 患儿还应注意防寒保暖。继发性的 AIHA 需要迅速脱离接触因素(如药物)、控制原发病(如感染、肿瘤等),治疗才有好的效果。

(二)支持治疗

AIHA 由于存在自身抗体,增加了交叉配血难度,增大了同种抗体致溶血性输血反应的危险，因此应尽量避免或减少输血。但如果贫血已经危及生命时也应输血。输血时机应根据贫血程度、有无明显症状、发生快慢而定。

（1）对于急性溶血性贫血患儿，出现严重症状时能排除同种抗体者，需要立即输注红细胞；对于慢性贫血者，血红蛋白水平在 70 g/L 以上可以不输血；血红蛋白水平在 50~70 g/L 时，如果有不能耐受的症状时可以适当输血；血红蛋白水平在 50 g/L 以下时应考虑输血。

（2）存在冷抗体型自身抗体的患儿，更易发生重度溶血性输血反应。对于此类患者，降低溶血性输血反应可能性的策略包括：输注前和在输血过程中加热血制品至 37 ℃；以缓慢的速度开始输血，并定期检测血浆和尿液样本有无游离血红蛋白。在罕见的情况下，输血使溶血加重时，可伴显著的血红蛋白血症及血红蛋白尿，应该充分补液和碱化以防止肾功能衰竭。

（三）药物治疗

1. 一线治疗　《儿童自身免疫性溶血性贫血诊疗规范》推荐：

（1）糖皮质激素是温抗体型 AIHA 的一线治疗药物。推荐在无糖皮质激素禁忌情况下应用。对于温抗体型 AIHA，糖皮质激素常在 24~48 小时内起效，治疗反应率为 50%~80%，但减量过快或突然停用时易复发。PCH 患儿通常有自限性溶血，但可能需要短期使用糖皮质激素以减少溶血和改善贫血。少数情况下，糖皮质激素对 CAD 可能有效。此药有以下几种作用：①抑制巨噬细胞吞噬包被有自身抗体的红细胞，干扰巨噬细胞膜的 Fc 受体的表达和功能；②减少红细胞膜与抗体结合；③减少自身抗体的生成（多在治疗数周后）。

1）初始给药剂量取决于贫血的程度：重度贫血患儿在最初的 24~72 小时，每 6~8 小时静脉给予甲泼尼龙 1~2 mg/kg。严重者也可以采用冲击剂量，如给予甲泼尼龙 30 mg/（kg·d），最大剂量为 1 g/d，连续用药 3 天；随后改为常规剂量维持。轻中度贫血患儿可以接受口服泼尼松治疗，给药剂量为 1~2 mg/（kg·d），最大给药剂量为 60 mg/d。

2）糖皮质激素用至红细胞比容大于 30% 或者血红蛋白水平稳定于 100 g/L 以上才考虑减量。并根据患者耐受情况在 2~6 个月内逐渐减量，如每月递减（减少 2.5~10.0 mg），在此过程中严密检测血红蛋白水平和网织红细胞绝对值变化。泼尼松剂量减至 5 mg/d 并持续缓解 2~3 个月后，考虑停用糖皮质激素。

3）疗效标准：①痊愈，继发于感染者，在原发病治愈后，AIHA 也治愈。表现为无临床症状、无贫血、DAT 阴性。CAS 者冷凝集素效价正常，PCH 者冷热溶血试验阴性。②完全缓解临床症状消失，红细胞计数、血红蛋白水平和网织红细胞百分比均正常，血清胆红素水平正常。DAT 阴性。③部分缓解，临床症状基本消失，血红蛋白>80 g/L，网织红细胞百分比<4%，血清胆红素<34.2 μmol/L。DAT 阴性或仍然阳性但效价较前明显下降。④无效，仍然有不同程度贫血和溶血状态，实验室未达到部分缓解标准。

（2）一线治疗还包括和糖皮质激素联合静脉注射用免疫球蛋白（intravenous immunoglobulin，IVIG）冲击治疗，对温抗体型 AIHA 有效，给药剂量为 0.4 g/（kg·d），连续 5 天静脉输注；或给药剂量为 1 g/（kg·d），连续 2 天冲击治疗。对于复发或难治性 AIHA，可以考虑多次使用。IVIG 对成人 AIHA 是一种非常有吸引力的选择，但大多数患儿单独应用 IVIG 无反应，即使产生反应，疗效也通常短暂。机制有如下几点：①封闭单核、巨噬细胞的 Fc 受体，非异性阻断 Fc 受体介导的巨噬细胞的功能，使自身抗体介导的组织细胞的破坏减少；②下调 B 淋巴细胞的激活，阻止其分化为分泌抗体的浆细胞，减少自身抗体的产生；③通过一系列半胱氨酸蛋白酶的激活途径诱导淋巴细胞和单核细胞的凋亡；④加速循环免疫复合物的灭活；⑤清除持续存在的病毒感染等。

2. 二线治疗　以下情况需要进行二线治疗：1~2 个月内糖皮质激素治疗无反应的患者，不耐受糖皮质激素，逐渐减量、每日泼尼松维持给药剂量>1 mg/kg，糖皮质激素依赖，其他禁忌或不耐受糖皮质激素治疗，AIHA 复发。

（1）利妥昔单抗：静脉给药，给药剂量为 375 mg/m²，每周 1 次，应用 2~4 周，反应率为 60%~85%。也有报道显示小剂量利妥昔单抗（100 mg/次，每周 1 次，连续 4 次），可降低经济负担及不良反应，而不降低疗效，但临床数据及随诊时间有限。

（2）脾切除：脾切除是慢性或顽固性 AIHA 患儿有效治疗手段；约 2/3 的患儿有短期改善，通常在手术后 2 周内改善明显。幼儿脾切除后存在荚膜细菌所致脓毒症风险，因此 3 岁以下患儿应避免进行脾切除，最好延迟至 6 岁以后进行。准备脾切除的患者，应该在术前适当的时间进行抗肺炎链球菌、脑膜炎奈瑟菌和 B 型流感嗜血杆菌的免疫。已进行了脾切除的患儿酌情予长效青霉素预防性治疗，并应嘱患者在出现发热时立即就医。

3. 难治性 AIHA　对于糖皮质激素、利妥昔单抗和（或）脾切除治疗失败的难治性 AIHA，以及在应用利妥昔单抗和（或）脾切除后仍依赖类固醇治疗的难治性 AIHA 患儿，可能需要更积极的治疗。此时虽然尚有一些治疗选择，但都不如糖皮质激素、利妥昔单抗和脾切除有效。

（1）硫唑嘌呤：是免疫抑制药物，主要影响辅助性 T 淋巴细胞功能，从而减少自身抗体的合成并发挥"类固醇助减"作用。可能需要 2~3 个月，甚至更长时间的治疗才能出现临床反应。《诸福棠实用儿科学（第 8 版）》推荐，硫唑嘌呤给药剂量为 2~2.5 mg/(kg·d)，在应用过程中，需注意可能会出现骨髓抑制、肝功能损害、皮疹等不良反应。

（2）环孢素 A：主要影响 T 淋巴细胞功能。建议起始口服给药剂量为每日 5 mg/kg，每 12 小时 1 次，维持血药浓度（谷浓度）100~200 µg/L。由于环孢素 A 需要达到有效血药浓度后才起效，建议初期与糖皮质激素联用。

（3）细胞毒制剂：可以减少自身抗体生成的细胞毒制剂包括长春新碱、长春花碱和环磷酰胺。但这些药物一般具有骨髓抑制性及致突变作用，在儿童患者中应谨慎使用。

（4）血浆置换：血浆置换对冷凝集素 IgM 介导的 AIHA 效果较好（37 ℃时 80% IgM 型抗体呈游离状态）；但对温抗体型 AIHA 效果不佳，且置换常带入大量补体。

（5）造血干细胞移植：AIHA 患者进行成功的造血干细胞移植已有报道，但仅用于其他所有治疗均失败的重度 AIHA 患者。

六、药学监护

（一）不良反应监护

1. 糖皮质激素　长期大量使用糖皮质激素可能产生的不良反应见本书第十一章第一节过敏性紫癜。

儿童AIHA的治疗思维导图

2. IVIG　极个别患者在输注时出现一过性头痛、心慌、恶心等不良反应，可能与输注速度过快或个体差异有关。上述反应大多轻微且常发生在输液开始1小时内，大剂量使用或给药速度过快时，可见头痛、心悸、恶心和暂时性体温升高等症状，因此建议在输注的全过程定期观察患者的一般情况和生命体征，必要时减慢或暂停输注，一般无须特殊处理可自行恢复。偶见变态反应（如荨麻疹、喉头水肿），严重者可见过敏性休克。

3. 环孢素A　需根据血药浓度调整剂量，常见不良反应有齿龈增生、脱发、震颤、肾功能损害等，应定期监测肾功能。

4. 硫唑嘌呤　常见不良反应有厌食、恶心呕吐，白细胞计数及血小板减少，肝脏毒性等，在应用过程中，需注意可能会出现骨髓抑制、肝功能损害、皮疹等不良反应。用药期间常规监测血象计数、肝肾功能、硫嘌呤 S-甲基转移酶（TPMT）活性。

5. 环磷酰胺：主要不良反应有骨髓抑制、脱发、出血性膀胱炎。

（二）注意事项

1. IVIG　宜用5%葡萄糖注射液稀释后进行静脉滴注，开始滴注速度为每分钟1.0 mL持续15分钟后若无不良反应，可逐渐加快速度，最大滴注速度不得超过每分钟3.0 mL。本品开启后应一次输注完毕，不得分次或给第二人输用。

2. 利妥昔单抗　应用时需要注意发生过敏反应，大多数过敏反应发生于首次输注时，治疗前可采用对乙酰氨基酚和抗组胺药预防。严重不良反应包括重度的输液相关反应、乙肝病毒感染再激活、重度的皮肤黏膜反应和进行性多灶性白质脑病。应在开始利妥昔单抗治疗前对所有患者根据当地指南进行乙肝病毒（HBV）的筛查，不应对处于乙肝活动期的患儿使用利妥昔单抗治疗。对于 HBV 血清学检测阳性的患者，在开始接受治疗前应咨询肝病专科医生的意见，同时应对其开展监测以预防 HBV 再激活的发生。

（三）用药教育

（1）告知患者应用糖皮质激素期间饮食应限钠、补钾、补钙、低糖、低脂。长期服药后，停药前应逐渐减量。

（2）患儿使用利妥昔单抗治疗期间避免注射疫苗。

七、禁忌证

1. IVIG　有抗 IgA 抗体的选择性 IgA 缺乏者禁用。

2. 注射用甲泼尼龙琥珀酸钠　对属于下列特殊危险人群的患者应采取严密的医疗监护并应尽可能缩短疗程：儿童；糖尿病患者；高血压患者；有精神病史者；有明显症状的某些感染性疾病患者，如结核病患者；或有明显症状的某些病毒性疾病患者，如波及眼部的疱疹及带状疱疹患者。

3. 环孢素　对环孢素及任何赋形剂过敏、严重肝肾损害、未控制的高血压、感染及恶性肿瘤者禁用。

4. 环磷酰胺　骨髓抑制、感染、肝肾功能损害者禁用或慎用。

（赵云蕾）

第三节 再生障碍性贫血

再生障碍性贫血(aplastic anemia, AA)是一组以骨髓有核细胞增生减低和外周两系或三系(全血)血细胞为特征的骨髓衰竭性疾病,属于骨髓造血衰竭(bone marrow failure, BMF)综合征的一种。发病率在我国为0.74/100000万,可发生于各年龄组,男、女发病率无明显差异。

一、病因

超过70%的获得性AA患儿无明确病因。AA为一组异质性疾病,可能发病机制包括造血干/祖细胞内在缺陷,异常免疫反应损伤造血干/祖细胞,造血微环境支持功能缺陷以及遗传倾向。

二、临床表现

AA患儿多为慢性起病,常表现为鼻出血,皮下瘀斑瘀点,贫血轻重程度与该疾病进展速度有关,易发生口腔溃疡,坏死性口炎或咽峡炎,严重者可能会出现败血症,但通常不会出现肝脾和淋巴结肿大的情况。

三、辅助检查

1. 血常规检查 检查项目通常包括白细胞计数及分类、红细胞计数及形态、血红蛋白水平、血小板计数和形态、网织红细胞百分比和绝对值等。AA患儿血常规检查一般会呈现全血细胞减低的情况。

2. 骨髓穿刺 对于AA患儿首选髂骨骨髓穿刺,骨穿结果提示细胞总数明显减少。骨髓涂片表现为淋巴细胞百分比增高,浆细胞、组织嗜碱和网织细胞等非造血细胞增多。如果为轻症或不典型AA病例,其骨穿结果可表现为骨髓细胞数可能正常,晚幼红细胞相对增多,但巨核细胞仍会表现为减少。

3. 骨髓活检 取AA患儿2cm骨髓组织(髂骨)标本用以评估骨髓增生程度、各系细胞比例、造血组织分布情况,以及评估是否存在骨髓浸润、骨髓纤维化等。

4. 流式细胞术 使用流式细胞术检测骨髓CD34+细胞数量及PNH克隆(CD55、CD59、Flaer)。

5. 血清铁蛋白、叶酸和维生素B_{12}水平监测 若患儿血清铁增高,转运铁蛋白饱和度增高,口服铁吸收减低,与贫血的程度不成比例,可考虑是否存在AA可能。

7. 免疫功能检测 检查项目包括T细胞亚群及细胞因子、自身抗体和风湿抗体、造血干细胞及大颗粒淋巴细胞白血病相关标志物检测。急性AA患儿SK-S及O试验反应均提示降低。慢性AA患儿则表现为轻度减低。急性AA患儿T细胞绝对值、早期及成熟B细胞数可表现为明显减低,对PHA转化反应偏低。慢性AA患儿则主要表现为B细胞受累,主要损害髓系祖细胞阶段。

8. 基因检测 如果高度怀疑AA患儿与先天性BMF或有阳性家族史者有关,可考虑进行先天性骨髓衰竭性疾病相关的基因检测。

9. 抗碱血红蛋白(HbF)检查 　AA 患儿处于急性期 Hb 下表现为正常或轻度减低，AA 患儿处于慢性期则表现为明显增高；而红细胞内游离原卟啉在急性期轻度增高，慢性期由于血红素生化合成障碍导致升高。

10. 其他 　心电图、腹部超声、超声心动图及其他影像学检查(如胸部 X 线或 CT 等)，评价是否因其他因素导致造血异常。

四、诊断

1. 血常规检查 　至少符合以下 3 项中的 2 项：①血红蛋白<100 g/L；②血小板计数<100×10^9/L；③中性粒细胞绝对值<1.5×10^9/L。

2. 骨髓穿刺检查 　骨髓有核细胞增生程度活跃或减低，骨髓小粒造血细胞减少，非造血细胞比例增高；巨核细胞明显减少或缺乏红系、粒系可明显减少。

3. 骨髓活检 　骨髓有核细胞增生减低，巨核细胞减少等。

五、治疗参考

1. 一般治疗

询问患者病史，去除病因，患者避免剧烈活动，防止外伤及出血，避免接触对骨髓造血有损伤作用的药物并需要注意饮食和口腔卫生。

2. 非重型再生障碍性贫血的治疗

(1)支持治疗：

1)成分血输注：根据卫生部 2000 年 6 月颁布的《临床输血技术规范》内科输血指南，红细胞输注指征为血红蛋白<60 g/L，但需氧量增加(如感染、发热、疼痛等)时可放宽红细胞输注指征。预防性血小板输注指征为血小板计数<10×10^9/L，存在血小板消耗危险因素者可放宽输注阈值。对严重出血者应积极给予成分血输注，使血红蛋白和血小板达到相对安全的水平。

2)感染防治：若 AA 患儿出现发热症状，应及时按照"中性粒细胞减少伴发热"的治疗方法处理。

3)铁过载的治疗：由于 AA 患儿可能出现反复输血情况，需及时监测患儿血清铁蛋白水平，若患儿血清铁蛋白>1000 μg/L 时，可考虑祛铁治疗。

4)疫苗接种：AA 患儿在免疫抑制治疗(immunosuppressive therapy, IST)期间及停药半年内应避免接种一切疫苗。停用 IST 半年后，若免疫功能大部分恢复或基本恢复可接种必要的灭活或减毒疫苗。

(2)特异性治疗：一旦确诊，尽早治疗。

环孢素属于选择性免疫抑制药，主要作用于 T 细胞系统，干扰 T 细胞增殖早期阶段，抑制白细胞介素–2 生成，进而抑制辅助性 T 细胞及杀伤性 T 细胞生长，且对 NK 细胞有间接抑制作用。该药物每日口服给药剂量为 3~5 mg/kg，服药 2 周后，监测环孢素血药浓度，根据药物血药谷浓度(全血 100~200 ng/mL)调整药量。《儿科医嘱常规与禁忌》中对慢性获得性 AA 推荐环孢素每日口服给药剂量为 5~8 mg/(kg·d)，分早、晚 2 次口服，2 周后监测环孢素血清药物浓度，若血药浓度为 100~200 ng/mL，可将维持期环孢素剂量逐渐减量到

$1 \sim 5 \, mg/(kg \cdot d)$。

3）雄激素：具体可选用的药物有司坦唑醇，给药剂量为 $0.1mg/(kg \cdot d)$，分次口服。

3. 重型和极重型再生障碍性贫血的治疗

（1）支持治疗：与非重型再生障碍性贫血相同。

（2）针对性治疗：包括造血干细胞移植治疗和免疫抑制治疗。

1）造血干细胞移植：适用于 SAA、VSAA、输血依赖性 NSAA 或 IST 治疗无效的 AA 患儿。造血干细胞移植疗效好，起效快，克隆疾病转化风险小，远期复发率低，但其与供体来源、移植时机与疾病严重程度及 HLA 相合度密切相关，应严格掌握指征。

2）联合免疫抑制治疗：对于无 HLA 相合同胞供者行造血干细胞移植治疗的 SAA、VSAA 及输血依赖的 NSAA 或 NSAA 血象指标中有一项达 SAA 标准患儿适用该治疗方案。目前常用方案包括抗胸腺/淋巴细胞球蛋白（antithymocyte/lymphocyte globulin，ATG/ALG）和环孢素 A。

ATG/ALG 能特异性与抗原结合，作用于淋巴细胞表面，阻断细胞表面与抗原接触，而中断免疫反应，该类药物对 T 细胞，B 细胞均有破坏作用。因疗效不同，临床上 ATG 的应用相对比 ALG 更多。不同来源的 ATG 其使用剂量大不相同，对急性再生障碍性贫血或慢性障碍性贫血重型可选用：马 ATG $5 \sim 15 \, mg/(kg \cdot d)$，猪 ATG $20 \sim 30 \, mg/(kg \cdot d)$，兔 ATG $3 \sim 5 \, mg/(kg \cdot d)$，连续静脉滴注 5 天。

其他免疫抑制治疗：包括大剂量环磷酰胺（HD-CTX）；普乐可复（FK506）；抗 CD52 单抗；雷帕霉素等。

六、药学监护

再生障碍性贫血治疗思维导图

（一）疗效评估

用药后需观察患儿临床症状，定期检查血常规，复查肝肾功能、血糖血压。监测环孢素 A 血药浓度及患儿生长发育情况。

（二）不良反应

1. 环孢素　AA 患儿在服用环孢素 A 后，常见不良反应包括消化道症状、色素沉着、齿龈增生、肌肉震颤、肝肾功能损害等，少数患儿还可能出现头痛和血压增高情况。

2. ATG/ALG　AA 患儿在使用 ATG/ALG 期间，常见急性不良反应包括超敏反应、发热、出现皮疹、血压异常、液体潴留等症状。使用此类药物 1 周左右，可能会发生血清病，主要表现为关节痛、肌痛、皮疹、轻度蛋白尿和血小板减少等。

3. 泼尼松　长期服用泼尼松可能会影响患儿骨骼生长。

（三）注意事项

（1）服用环孢素 A 的患儿服药期间应定期监测血药浓度、肝肾功能及血压。用药后，若患儿对环孢素 A 不耐受或不良反应较大，应考虑更换其他免疫抑制药治疗。

（2）使用 ATG/ALG 为预防或缓解不良反应发生，可考虑用药前给予泼尼松 $1 \sim 2 \, mg/(kg \cdot d)$ 或相应剂量其他糖皮质激素。使用该类药物 1 周后，为防止血清病发生，患儿用药前可考虑使用肾上腺糖皮质激素冲击治疗。

（3）由于大剂量使用甲泼尼龙对治疗 AA 无效，且容易诱发细菌、真菌感染，因此不推荐大剂量使用甲泼尼龙用于 AA 患儿治疗。但小剂量糖皮质激素可减轻 AA 患儿血小板减少导致的出血症状，因此临床仍使用小剂量泼尼松口服进行治疗。

（4）如果 AA 患儿大量输血，可能会出现铁过载情况，当血清铁蛋白>1000 μg/L 时，可考虑使用铁螯合剂进行治疗，由于口服铁螯合剂可能会引起严重的粒细胞缺乏症，因此 AA 患儿不常规推荐使用口服铁螯合剂，建议给药方式以皮下注射或静脉注射为宜。

（四）用药教育

（1）环孢素服药期间应避免使用含钾的食物、药物及保钾利尿药。在治疗过程中应定期监测该药血药浓度，不要擅自调整剂量。

（2）ATG/ALG 注射该药物时，应及时关注患儿是否出现发热，皮疹等症状，监测患儿血压，应尽可能使用动物种属来源与前次不同的 ATG/ALG 剂型，以减少发生过敏反应和严重血清病风险。

七、禁忌证

（1）氯霉素：氯霉素、化学毒品或放射性物质均对骨髓造血有损伤作用，AA 患儿应尽量避免使用。

（2）环孢素：与肾毒性药物合用时应谨慎，环孢素不能与他克莫司同时服用。

（3）ATG/ALG：存在急性或慢性感染时禁用该药物，使用该药物的患儿应避免予以减毒活疫苗的注射，若必须进行减毒活疫苗注射，应咨询医生或药师。

（4）十一酸睾酮：肝功能不全者禁用，癫痫、三叉神经痛患儿慎用。该药物可能会引起患儿骨骺早闭及性早熟，青春期男性患儿慎用。

（曾瑜）

第四节　原发性免疫性血小板减少症

原发性免疫性血小板减少症（primary immune thrombocytopenia，ITP），既往称为特发性血小板减少性紫癜，是儿童时期常见的一种获得性自身免疫性出血性疾病。

一、病因

儿童原发性免疫性血小板减少症是一个良性自限性疾病，其病因主要与目前病毒感染后机体产生相应的抗体，与血小板膜发生交叉反应，使血小板损伤，从而被巨噬细胞系统清除有关。继发因素包括：接种疫苗、系统性红斑狼疮、人病毒感染、抗磷脂综合征、药物因素、骨髓移植引起的并发症等。

二、临床表现

大多数 ITP 患儿发病前无任何症状，仅表现为血小板减少，临床以自发性皮肤和黏膜出血较为常见，胃肠出血、颅内出血较为少见，但颅内出血是该疾病引起死亡的主要原因。

三、辅助检查

1. 外周血象　ITP 患儿出现两次或两次以上血小板计数 $<100\times10^9/L$，其血小板形态可轻度增大，但白细胞计数表现为正常。若患儿处于急性期，并出现反复出血情况，可表现为红细胞及血红蛋白轻度减少，网织红细胞在大出血后可表现为增多。

2. 骨髓细胞学检验　ITP 患儿是否需要进行骨髓细胞学检查国内外存在争议。国内专家推荐，对于初次诊断，具有典型表现的 ITP 患儿，无须使用糖皮质激素情况下，不建议常规进行骨髓穿刺；对于初次诊断且具有典型表现的 ITP 患儿，需要使用糖皮质激素治疗前，建议其完善骨髓穿刺；而对于初次诊断，不具有典型表现的 ITP 患儿，则推荐进行骨髓穿刺。

3. 血小板特异性抗体（platelet specific antibody）　该项检查特异性较高，可用于区别免疫性和非免疫性血小板减少症。

4. 促血小板生成素和网织血小板比例测定　该项监测可用于区别血小板生成减少或破坏增加。

四、诊断

1. 儿童 ITP 的诊断标准

（1）至少 2 次血常规检查显示血小板计数减少，余血细胞形态无特殊。

（2）脾脏正常。

（3）骨髓检查：巨核细胞数增多或正常，伴有成熟障碍。

（4）须排除其他继发性血小板减少症。如假性血小板减少、先天性血小板减少、自身免疫性疾病、甲状腺疾病、药物诱导的血小板减少等。

（5）特殊实验室检查。

2. 疾病分型

（1）根据病情持续时间分型：美国血液学会（the American Society of Hematology，ASH）根据 ITP 临床病程的长短，将该疾病分为 3 型。

1）新诊断 ITP（newly diagnosed ITP）：指确诊 ITP 后，血小板减少持续时间 <3 个月。

2）持续性 ITP（persistent ITP）：指确诊 ITP 后，血小板减少持续时间为 3~12 个月。包括没有自发缓解，或停止治疗后患儿血小板不能维持缓解状态者。

3）慢性 ITP（chronic ITP）：指确诊 ITP 后，血小板减少持续时间 >12 个月。包括没有自发缓解，或停止治疗后患儿血小板不能维持缓解状态者。

（2）重型 ITP（severe ITP）：指血小板计数 $<10\times10^9/L$，重型 ITP 患儿在常规治疗中会出现出血症状，需增加原使用药物治疗剂量或使用提升血小板药物治疗。

（3）难治性 ITP（refractory ITP）：诊断为难治性 ITP 患儿需满足以下 3 个条件。①复发的重型 ITP 患儿或脾切除后仍无效患儿；②需要糖皮质激素维持治疗或其他药物维持治疗，才能降低出血风险的患儿；③除其他血小板减少原因确诊为原发 ITP 的患儿。

五、治疗参考

(一)一般治疗

ITP 患儿急性期应适当限制活动，避免外伤，重度患儿应卧床休息；避免使用阿司匹林、双嘧达莫等影响血小板功能的药物；积极预防和控制感染；对于出现局部出血的患儿可压迫止血；疑似颅内出血或有严重出血倾向的患儿，应积极采取止血措施；谨慎疫苗接种。

(二) ITP 一线治疗方案

1. 糖皮质激素   可以快速减少网状内皮系统对抗体对血小板的吞噬，改善血管完整性及减少抗血小板抗体的产生而达到治疗作用。

常用药物为泼尼松，起始给药剂量为 $1.5 \sim 2.0$ mg/(kg·d)，口服，最大给药剂量不超过 60 mg/d。疗程与患儿血小板恢复速度相关，若患儿血小板数目 $\geqslant 100 \times 10^9$/L，病情稳定 $1 \sim 2$ 周后，泼尼松剂量可逐渐减停，疗程一般为 $4 \sim 6$ 周。

对于有出血倾向的患儿，《儿科学(第 9 版)》推荐也可予以地塞米松：给药剂量为 $0.5 \sim 2.0$ mg/(kg·d)，或给予甲泼尼龙 $20 \sim 30$ mg/(kg·d)，连用 3 天，静脉滴注，血小板数回升至接近正常水平即可逐渐减停，疗程一般不超过 4 周。若糖皮质激素治疗 4 周，仍无反应的 ITP 患儿，应迅速将糖皮质激素减量至停用，并及时查询病因。《2019 年儿童原发性免疫性血小板减少症诊疗规范》使用地塞米松给药剂量为 0.6 mg/(kg·d)，最大给药剂量不超过 40 mg，连用 4 天，采用静脉滴注或口服均可，每 28 天为一个疗程，若治疗效果不满意，可再次使用，通常可反复 $2 \sim 5$ 次，待血小板稳定即可停药。

对于慢性 ITP 患儿，《儿科学(第 9 版)》推荐使用泼尼松给药剂量为 $4 \sim 5$ mg/(kg·d)，口服，分 3 次服用，连用 $3 \sim 4$ 天。$2 \sim 3$ 周为一个疗程，共 $4 \sim 5$ 个疗程。

2. IVIG   可封闭巨噬细胞受体、中和抗血小板抗体，形成保护膜保护血小板。IVIG 推荐使用剂量各不相同，《儿童原发性免疫性血小板减少症诊疗规范》推荐 IVIG 给药剂量为 400 mg/(kg·d)，连续使用 $3 \sim 5$ 天；或给予 $0.8 \sim 1.0$ g/(kg·d)，使用 1 天或连用 2 天。《儿科学(第 9 版)》推荐 IVIG 的给药剂量为 $0.4 \sim 0.5$ g/kg，连续使用 5 天；或每次给药剂量为 1 g/kg，必要时可重复使用 1 次，每 $3 \sim 4$ 周使用 1 次。

(三) ITP 二线治疗方案

促血小板生成类药物如下：

(1)重组人血小板生成素(rhTPO)：该药物可刺激巨核细胞生长及分化的内源性细胞因子，促进体内前体细胞的增殖、多倍体巨核细胞的发育与成熟，从而提高血小板数目，该药物推荐给药剂量为 300 IU/(kg·d)，皮下注射。治疗后，ITP 患儿血小板数目 $\geqslant 100 \times 10^9$/L 即可停药；但若 ITP 患儿治疗 14 天无反应，则视为无效，须考虑停药。

(2)艾曲波帕：该药物可以促进血小板的骨髓巨核细胞增生和分化，增加血小板产量。不同年龄段儿童对于艾曲波帕的使用剂量不同，$6 \sim 17$ 岁患儿(或体重<27 kg)给药剂量为 1.5 mg/kg，每天 1 次，$6 \sim 17$ 岁且体重 $\geqslant 27$ kg 患儿，给药剂量为 50 mg，每天 1 次。艾曲波

帕的使用剂量可根据血小板计数进行剂量调整，其最大口服剂量不应超过 75 mg/d。

（3）抗 CD20 单克隆抗体：利妥昔单抗，该生物制剂主要用于慢性 ITP 和难治性 ITP 患儿。推荐给药剂量为 375 mg/m²，静脉滴注，每周 1 次，共 4 次。

（四）脾切除

手术指征：①正规治疗，仍有危及生命的严重出血或急需外科手术者；②病程>1 年者；③年龄>5 岁，反复严重出血，药物治疗无效或疗效不佳者。④有使用糖皮质激素禁忌证。

脾切除应严格掌握适应证，尽可能地推迟切脾时间。且骨髓检查巨核细胞数减少患儿不宜进行脾切除。而 PAIgG 极度增高患儿，予以脾切除其疗效欠佳。

（五）免疫抑制药

现有研究表明，免疫抑制药用于治疗慢性 ITP 疗效尚不明确，使用时需权衡利弊。

1. 硫唑嘌呤　推荐给药剂量为 1.5~2.5 mg/(kg·d)，口服，8~12 周。

2. 环孢素 A　推荐给药剂量为 3~5 mg/(kg·d)，口服，分 2 次服用。

3. 雷帕霉素　《儿童原发性免疫性血小板减少症诊疗规范》推荐给药剂量为 1~2 mg/m²，口服，每天 1 次。

4. 长春新碱　《儿童原发性免疫性血小板减少症诊疗规范》推荐长春新碱给药剂量为 1.4 mg/m²，最大给药剂量不超过 2 mg，缓慢静脉滴注，每周 1 次，共 3~6 次。而《儿科学（第 9 版）》则推荐长春新碱给药剂量为 0.75~1 mg/m²，缓慢静脉滴注，每周 1 次，连续使用 4~6 次。

（六）其他治疗方案

1. 达那唑　该药为合成雄激素，对部分病例有效。其推荐给药剂量为 10~15 mg/(kg·d)，分次口服，需连续服用 2~4 个月。

ITP治疗思维导图

2. 干扰素 α-2b　有报道称该药物对部分顽固 ITP 病例有效。其推荐给药剂量为：5 万~10 万 U/kg，皮下或肌内注射，每周 3 次，疗程为 3 个月。

六、药学监护

（一）疗效评估

观察患儿临床表现，观察患儿瘀点瘀斑情况，有无再出现鼻出血，牙龈出血，呕血、便血的情况。需定期监测患儿血常规，肝肾功能，注意患儿血小板的变化。使用糖皮质激素后需监测血压、血糖变化及胃肠道反应，观察患儿是否存在内脏出血。

（二）不良反应

1. 糖皮质激素　长期使用糖皮质激素治疗的患儿，可能会出现股骨头坏死、骨质疏松等不良反应，还可能出现高血压、糖尿病、急性胃黏膜病变等，用药后须做好监护，另外 HBV-DNA 复制水平较高的患者慎用糖皮质激素。

2. 重组人血小板生成素　常见不良反应可表现为发热、寒战、肌肉酸痛、头晕、血压升高等，此类不良反应停药后多可自行恢复，一般不需处理。

3. IVIG　该药物常见不良反应为一过性头痛，心慌，恶心等，此类不良反应多与输注过快或个体差异有关，通常在输液开始1小时内发生，此类不良反应一般不需要特殊处理，24小时后可自行恢复。极少患者可能会出现变态反应，如荨麻疹、喉头水肿，严重者可出现过敏性休克，用药后需密切关注患儿体征变化。

4. 达那唑　该药物主要不良反应为肝损害、体重增加、多毛、乏力，小剂量不良反应较小，停药后可恢复。

（三）注意事项

（1）使用艾曲波帕后须定期监测患儿肝功能，若出现肝功能异常，需减量使用或停药。

（2）使用硫唑嘌呤的患儿，用药后需监测血常规，根据患儿白细胞计数调整剂量，避免发生骨髓抑制。

（3）使用环孢素A的患儿须根据血药浓度调整剂量，定期监测血药浓度及肾功能。

（4）使用雷帕霉素的患儿须定期监测肝功能，此外若同时与其他药物同服时，需监测其对血药浓度的影响。

（5）为降低利妥昔单抗不良反应，用药前可考虑予以对乙酰氨基酚或苯海拉明。

（四）用药教育

（1）使用艾曲波帕患儿建议其餐前1小时及餐后2小时服用；若食物中含有乳制品及富含多价阳离子矿物质时，应间隔至少4小时服用。

（2）需要长期使用糖皮质激素的患儿，应同时予以补充维生素D、钙剂，防止出现骨骼脱钙情况。

七、禁忌证

（1）患儿血小板少时，禁用影响血小板功能的药物，如阿司匹林、双嘧达莫，必要时应限制其活动，避免外伤。

（2）对于同时伴发有严重心、脑血管疾病或合并严重感染的ITP患儿，应禁用重组人血小板生成素。

（3）在使用利妥昔单抗时，若出现严重细胞因子释放综合征的患儿，应立即停止滴注该药物，对症处理，严密监护至该症状和体征消失。

八、超说明书用药

利妥昔单抗：治疗儿童ITP，推荐给药剂量为375 mg/m²，静脉滴注，每周1次，共4次。

（曾瑜）

第五节　血友病 A

血友病(hemophilia)是一组遗传性出血性疾病，呈 X 染色体连锁隐性遗传。临床上主要分为凝血因子Ⅷ缺乏的血友病 A 和凝血因子Ⅸ缺乏的血友病 B 两型，所有血友病患者中，血友病 A 占80%~85%，血友病 B 占15%~20%。血友病通常为儿童期起病，没有种族差异，男性高发，女性血友病患者极其罕见。本文仅对血友病 A 的诊治进行概述。

一、病因

血友病 A 为凝血因子Ⅷ(FⅧ)缺乏， FⅧ基因位于 X 染色体长臂末端(Xq28)，最常见的 FⅧ基因缺陷是内含子 22 倒位，其余为基因缺失、基因重排、点突变等。

二、临床表现

包括皮肤、黏膜出血，关节积血，肌肉出血和血肿，创伤或手术后出血以及其他部位出血。

三、辅助检查

1. 筛选试验　对于疑似出血性疾病的患儿做以下筛选性试验。包括：血常规和血涂片(血小板计数和形态)，首先排除血小板异常导致的出血；凝血谱[凝血酶原时间(PT)、活化的部分凝血活酶时间(APPT)、凝血酶时间(TT)和(或)纤维蛋白原检测。重型血友病患者可表现为活化的部分凝血活酶时间(APTT)延长，轻型血友病患者 APTT 仅轻度延长或正常。

2. 确诊试验　有赖于FⅧ∶C、FⅨ∶C 以及 vWF∶Ag 测定。血友病 A 患者 FⅧ∶C 减低或缺乏，vWF∶Ag 正常，FⅧ∶C/vWF∶Ag 明显降低。血友病 B 患者 FⅨ∶C 减低或缺乏。

3. 基因检测　利用基因探针、DNA 印迹技术、限制性内切酶片段长度多态性等检测技术，进行基因诊断，基因诊断检测到相应 FⅧ基因(血友病 A)或 FⅨ基因(血友病 B)突变有助于确诊血友病，同时也有助于进行致病基因携带者的诊断。

4. 抑制物检测　血友病 A 缺乏对 FⅧ基因的免疫耐受而产生中和性 FⅧ抗体，25%~30%的血友病患儿在替代治疗中会产生抑制物，且重型血友病 A 患儿更容易发生，最后会导致后续治疗无效。

四、诊断及临床分型

根据病史、出血症状和家族史，考虑为血友病的患儿，可进一步实验室检查确诊。患儿出血的频率和严重程度与凝血因子水平有关，根据凝血因子Ⅷ或凝血因子Ⅸ的活性水平将血友病 A 分为重、中、轻三型，详见表8-1。

表 8-1   血友病 A 临床分型

临床分型	因子活性水平	出血症状
重型	<1%	肌肉或关节自发性出血
中型	1%~5%	小手术/外伤后可有严重出血，偶有自发性出血
轻型	5%~40%	大手术或外伤可致严重出血，罕见自发性出血

五、治疗参考

1. 减少外伤出血

患儿应养成安静生活习惯，避免从颈部抽取静脉血及臀部肌内注射，应避免使用非甾体抗炎药，避免不必要外伤和出血风险。若因外科疾病需要做手术治疗，应注意在术前、术中、术后补充缺乏的凝血因子。

2. 凝血因子替代治疗

凝血因子替代治疗仍然是目前血友病最有效的急性出血的止血措施。使用原则为早期、足量、足疗程。替代治疗剂量和疗程应考虑出血部位和出血严重程度。

血友病 A 首选人基因重组 FⅧ制剂或者病毒灭活的血源 FⅧ制剂，凝血因子Ⅷ主要从新鲜冰冻健康人血浆中分离、提纯冻干得到，主要成分为凝血因子Ⅷ及少量纤维蛋白原。血友病 A 患儿每输注 1 U/kg 的 FⅧ可使体内 FⅧ：C 提高 2%。无条件者使用凝血因子的患儿，可考虑选用新鲜冰冻血浆、冷沉淀等。

FⅧ首次需要量 ＝（需要达到 FⅧ浓度−患儿基础 FⅧ浓度）×体重（kg）×0.5，FⅧ在体内的半衰期为 8~12 小时。具体治疗方案见表 8-2。

表 8-2   血友病 A 替代治疗方案

出血部位	预期水平 /IU · dL^{-1}	FⅧ剂量 /IU · kg^{-1}	疗程 /天
关节	30~50	15~25	1~2
肌肉	30~50	15~25	1~2
胃肠道	40~60	20~30	7~10
口腔黏膜	30~50	15~25	直到停止出血
鼻出血	30~50	15~25	直到停止出血
血尿	30~50	15~50	直到停止出血
CNS	60~100	30~50	7~10
腹膜后	50~100	25~50	7~10
损伤或手术	50~100	25~50	出血停止或拆线

预防治疗，是指在患儿发生出血前定期给予凝血因子替代治疗，以达到预防出血的目的。血友病 A 标准预防方案为：给药剂量为每日 25~40 IU/kg，静脉输注，每周 3 次。

也可根据患儿年龄、出血情况和替代治疗制剂供应等实际情况制订个体化治疗方案。小剂量方案：给药剂量为 10 IU/kg，每周 2~3 次；中剂量方案：给药剂量为 15~25 IU/kg，每周 2~3 次。

3. 辅助治疗

（1）1-去氨基-8-D-精氨酸加压素（DDAVP）：该药物为轻型血友病 A 首选，可减轻其出血症状，但对重型患儿无效。有提高血浆内因子Ⅷ活性和抗利尿作用，《诸福棠实用儿科学（第 8 版）》推荐给药剂量为 0.3 μg/kg，用 50 mL0.9%氯化钠注射液稀释后，静脉滴注 15~30 分钟以上，每 12 小时 1 次，1~3 天为一疗程。《儿科学（第 9 版）》推荐 0.2~0.3 μg/kg，溶于 20 mL 0.9%氯化钠注射液缓慢静脉滴注。

（2）抗纤溶药物：常用药物有氨甲环酸、6-氨基己酸、止血芳酸等，此类药物对口腔、舌、扁桃体、咽喉部出血及拔牙引起的出血有效，但对关节腔、深部肌肉和内脏出血疗效较差。《儿童血友病诊疗规范（2019 版）》推荐，6-氨基己酸给药剂量为 50~100 mg/（kg·次），每 8~12 小时 1 次；氨甲环酸给药剂量为 10 mg/（kg·次），静脉注射或口服给药剂量为 25 mg/（kg·次）；氨甲苯酸给药剂量为 2~6 mg/kg，静脉注射，每 8 小时 1 次。对于拔牙和口腔出血的患儿，可使用 5% 的氨甲环酸溶液 10 mL 含漱 2 分钟，每日 4 次，连用 7 天。

（3）镇痛药：根据病情，选用对乙酰氨基酚和弱或强阿片类药物，或使用 COX-2 类解热镇痛药。

（4）PRICE 原则：即急性出血期的制动（prohibition）、休息（rest）、冷敷（ice）、压迫（compression）、抬高（elevation）治疗。

4. 外科治疗

反复关节出血致关节强直及畸形的患儿，可在补充足量 FⅧ前提下，进行关节成形术或人工关节置换术治疗。

5. 物理治疗和康复训练

物理治疗和康复训练可以促进肌肉、关节积血吸收，消炎消肿，维持正常肌纤维长度，维持和增强肌肉力量，维持和改善关节活动范围。在非出血期积极、适当的运动对维持身体肌肉的强壮并保持身体的平衡以及预防出血至关重要。但物理治疗和康复训练应在有经验的理疗师指导下进行。

血友病A治疗思维导图

六、药学监护

（一）疗效评估

经过治疗后，复查血常规及凝血功能。对于出现外出血情况的患儿，需要注意观察局部渗血有无好转。对于关节腔出血的患儿需注意肿痛情况。有消化道出血症状的患儿，须复查大便常规。

（二）不良反应

1. 凝血因子Ⅷ　治疗过程偶见头晕、疲乏、口干、恶心呕吐等轻度不良反应，严重者可能会发生过敏反应，出现血压下降甚至休克。

2.1-去氨基-8-D-精氨酸加压素　常见不良反应为暂时性面色潮红和水潴留等。

(三)注意事项

(1)反复输注凝血因子可增加输血相关风险,常见输血相关的感染为人类免疫缺陷病毒、丙型肝炎病毒、乙型肝炎病毒。

(2)对于使用去氨加压素的患儿,应进行预实验,确认有效后,可考虑予以专供血友病患儿使用的去氨加压素鼻喷剂控制轻微出血情况,值得注意的是该药物多次使用后可能会出现疗效变差情况。

(3)若患儿出现失血性贫血情况,应及时补充铁剂。

(四)用药教育

(1)对于有蛋白过敏史的患儿,易对凝血因子Ⅷ过敏,用药过程中须关注患儿体征变化。

(2)告知患儿家属,用药后须监测血浆中凝血因子Ⅷ浓度,定期输注凝血因子,以预防出血。

七、禁忌证

(1)血友病患儿选用镇痛药时禁用阿司匹林和本文未提及的其他非甾体抗炎药。

(2)1-去氨基-8-D-精氨酸加压素(DDAVP)对重型血友病A患儿无效,幼儿慎用,2岁以下儿童禁用。

(3)抗纤维蛋白溶解药物禁用于泌尿系统出血者,且避免与凝血酶原复合物同时使用。

(曾瑜)

第六节　噬血细胞性淋巴组织增生症

噬血细胞性淋巴组织增生症(hemophagocytic lymphohistiocytosis,HLH),又称噬血细胞综合征(hemophagocytic syndrome,HPS),是一类免疫调节异常综合征,主要与多种致病因素导致机体免疫调节紊乱有关,通常会引起淋巴细胞、巨噬细胞增生和活化,伴随吞噬血细胞现象。

一、病因

该病的病因和发病机制尚未完全阐明。国际组织细胞协会将其分为原发性HLH(primary HLH,pHLH)和继发性HLH(secondary HLH,sHLH)。原发性HLH多在2岁内发病,无明显家族史。继发性HLH患儿通常无免疫清除功能相关基因缺陷,但发生了典型的HLH。

二、临床表现

包括发热、贫血和出血，肝、脾、淋巴结肿大，皮疹以及中枢神经系统受累等。

三、辅助检查

1. 血常规　血细胞减少最常见，血小板减少最为明显。血小板计数的变化可作为 HLH 病情活动性指征。

2. 骨髓穿刺检查　早期噬血细胞并不常见，多表现为增生性骨髓象。晚期噬血现象阳性率高，骨髓造血细胞"三系"均可减少。

3. 血生化　病程早期即可出现高甘油三酯血症，血清甘油三酯（TG）>3 mmol/L，血清铁蛋白（SF）>500 μg/L，SF>3000 μg/L，有诊断意义，SF 可作为 HLH 活动及严重程度的指标。

4. 凝血功能　常有凝血功能异常，低纤维蛋白原血症，活化部分凝血活酶时间（APTT）延长，凝血酶原时间（PT）延长。

5. 相关免疫学检查　NK 细胞活性减低或缺失，sCD25 明显增高，sCD25>2400 U/mL 有诊断意义。

6. 脑脊液（CSF）检查　有中枢受累的 HLH 患儿脑脊液压力增高，细胞数以淋巴细胞升高为主，蛋白含量升高。少部分患儿可见噬血细胞，脑脊液异常改变是 HLH 预后不良的重要因素。

7. 基因检测　目前发现的与原发性 HLH 相关的基因有：*PRF1*、*UNCl3D*、*STX11*、*STXBP2*；分别与 FHL2 型-5 型相关。此外 sCD163 的升高对 HLH 的诊断具有特异性。

8. 影像学检查　腹部 B 超可见肝脾肿大，肝实质损害、腹腔淋巴结增大及肾脏损害。胸部 CT 可表现为间质性肺炎，重者也可有斑片状或大片影等肺实质受累改变及胸腔积液等。头颅 MRI 检查可见脑实质浸润性病灶、软脑膜增加及脑实质水肿等。此外还可见脑室扩张等各种脑萎缩样改变；也可有脑白质脱髓鞘及坏死等表现。

9. 其他检查　病原学检查有助于继发性 HLH 病因学的诊断，如 EBV、CMV、微小病毒 B19、腺病毒等抗体及 DNA 的检测，以及支原体、结核杆菌、布氏杆菌、黑热病等相关检测。如高度怀疑肿瘤相关 HLH，应做病理学相关检查。

四、诊断

目前仍参照国际组织细胞协会 2004 年制定的诊断标准。符合表 8-3 A、B 两项中的一项可以确定诊断。

表 8-3　HLH 的诊断标准（HLH—2004 诊治方案）

A 分子生物学诊断：以下任一基因的病理性突变
PRF1　*UNC13D*　*STX11*　*STXBP2*　*Rab27a*　*SH2D1A*　*BIRC4*
B 临床诊断：以下 8 条满足 5 条及以上

续表8-3

1. 发热≥38.5℃
2. 脾大
3. 血细胞减少(外周血至少2系细胞减少,Hb<90 g/L,新生儿Hb<100 g/L,Plt<100×10⁹/L,中性粒细胞<1×10⁹/L)
4. 高甘油三酯血症(空腹>265 mg/dL或>3 mmol/L)和(或)低纤维蛋白原血症(<1.5 g/L或<3SD)
5. 骨髓、脾脏或淋巴结中可见噬血细胞但无恶性表现
6. NK细胞活性低
7. 血清铁蛋白>500 μg/L
8. SCD25(可溶性IL-2R的α链)升高(>2400 U/L或>均数+2SD)

五、治疗参考

HLH病情凶险,进展迅速,如不及时治疗,患儿生存时间很少超过2个月。所以早期、恰当和有效的治疗非常重要。

(一)原发病治疗

应根据引起HLH的不同原发病给予相应治疗。

(二)化疗方案

HLH-2004诊治方案是目前国内外普遍采用的治疗方案,主要化疗药物包括糖皮质激素、依托泊苷(VP-16)和环孢素A。作用机制是抑制巨噬细胞和淋巴细胞的活化、调控细胞因子"风暴"和全身高炎症反应。

1. 诱导治疗(8周)

(1)糖皮质激素:常用药物包括地塞米松及甲泼尼龙,具体使用方案如下。

《诸福棠实用儿科学(第8版)》推荐:地塞米松(DEX),静脉注射或口服,给药剂量为,10 mg/(m²·d),连续使用2周;5 mg/(m²·d),连续使用2周;2.5 mg/(m²·d),连续使用2周;1.25 mg/(m²·d),使用1周,继而于1周内减停。

《儿童噬血细胞综合征诊疗规范(2019版)》推荐:甲泼尼龙(MP),静脉滴注,给药剂量为10 mg/(kg·d),连续使用3天;5 mg/(kg·d),连续使用3天;2 mg/(kg·d),连续使用8天;1 mg/(kg·d),连续使用2周;0.5 mg/(kg·d),连续使用2周;0.25 mg/(kg·d),连续使用1周,继而于1周内减停,疗程共8周。

(2)VP-16:该药物为细胞周期特异性药物,可诱导DNA单链断裂,使DNA造成损伤,抑制或破坏DNA合成。VP-16用于治疗噬血细胞综合征的使用剂量稍有不同,《诸福棠实用儿科学(第8版)》推荐该药物静脉滴注,给药剂量为150 mg/(m²·次),第1、2周每周2次,第3~8周,每周1次。

《儿童噬血细胞综合征诊疗规范(2019版)》推荐:VP-16给药剂量为100 mg/(m²·次),静脉滴注,第1周每周2次,2次/1周,第2~8周,每周1次。

(3)环孢素A:用于治疗儿童HLH,推荐其给药剂量为5~6 mg/(kg·d),口服,分2

次服用，每12小时1次，定期监测血药浓度，其谷浓度应≤200 μg/L。

（4）鞘内注射：化疗前和化疗2周时，须行腰穿。如2周后中枢神经系统症状加重或CSF异常无改善，须进行鞘注治疗，鞘注药物包括甲氨蝶呤（MTX）、地塞米松（Dex），其用法用量为，每周1次，共4周，具体使用剂量见表8-4。

表 8-4　HLH患儿鞘内注射药物及剂量

患儿年龄/岁	药物剂量/mg	
	MTX	Dex
<1	6	2
1~2	8	2
2~3	10	4
>3	12	4

注：诱导治疗过程中需每1~2周评估病情及HLH诊断相关指标。

2. 维持治疗（9~40周）

（1）地塞米松：静脉给药或口服，给药剂量为10 mg/（m² · d），共给药3天，每2周1次，第9周起使用。

（2）VP-16：静脉滴注，给药剂量为100~150 mg/（m² · 次），每2周1次，第10周起使用。

（3）环孢素：继续口服至40周，血药浓度（谷浓度）不超过200 μg/L。

（三）补救治疗

对于HLH-2004方案治疗无效，或初期治疗反应良好但维持治疗期间病情复发或停药后复发的患儿，且由于尚未找到合适的供者或由于经济状况等其他因素，无法及时进行造血干细胞移植的患儿，可考虑使用二线治疗方案进行补救治疗。治疗方案及药物包括人胸腺球蛋白（ATG）、环磷酰胺+长春地辛+泼尼松（COP）、氟达拉滨联合大剂量糖皮质激素、单克隆抗体（CD52、CD20等）。

（四）造血干细胞移植（stem cell transplantation，SCT）

SCT是原发HLH、难治复发HLH的重要治疗手段。原则上，一旦确诊为HLH应立即进行HLA配型，为将来可能进行SCT争取时间。

HLH治疗思维导图

六、药学监护

（一）疗效评估

（1）患儿临床症状好转，无发热，无肝脾大。

（2）临床指标好转，复查血常规、肝肾功能、铁蛋白水平，必要时复查脑脊液，无血细胞减低情况，甘油三酯正常，铁蛋白<500 μg/L，脑脊液正常，可溶性CD25正常。

（二）不良反应

1. 依托泊苷　常见不良反应为消化道反应，骨髓抑制、肝肾损害、脱发、皮疹、低血压等，用药后需监测患者血常规、肝肾功能、血压等。

2. 环孢素 A　在治疗初期可能出现血肌酐和尿素氮水平升高，停药或减量后可恢复，故用药后需密切监测患者肾功能。该药物个体差异较大，应在使用中及时监测血药浓度。

（三）注意事项

1. 环孢素 A　需用 0.9％氯化钠注射液稀释，浓度≤0.25 mg/mL，滴注时间>30~60 分钟，滴注过快可出现低血压、心悸等情况。该药稀释后应马上使用，若有沉淀，严禁使用。

2. 依托泊苷　与大剂量环孢素 A 联合使用时，依托泊苷总清除率可下降38％，可导致依托泊苷的作用增加80％。

（四）用药教育

儿童使用依托泊苷后，过敏反应发生率较成人高，可表现为寒战、发热、心动过速、支气管痉挛、呼吸困难等，发生过敏反应后应立即停止输注该药物，及时予以升压药物、糖皮质激素、抗组胺药等对症治疗。

七、禁忌证

对依托泊苷过敏、严重骨髓抑制或感染的患者禁用该药物，肾功能受损的患儿应根据实际肌酐清除率调整依托泊苷使用剂量。

接受依托泊苷治疗的患儿治疗前应进行血常规检查，血小板计数<50000/mm^3，或绝对中性粒细胞计数<500/mm^3，应暂停使用依托泊苷治疗，待血细胞计数恢复正常后，方可再次使用。

（曾瑜）

第七节　朗格汉斯细胞组织细胞增生症

朗格汉斯细胞组织细胞增生症（langerhans cell histiocytosis，LCH），是一组由未成熟树突细胞克隆性增殖紊乱形成的异质性疾病。

一、病因

LCH 发病机制尚不明确，多认为它是一组与免疫功能异常有关反应性增殖性疾病。近年来随着对 LCH 研究不断深入，认为该病为与丝裂原活化蛋白激酶（mitogen-activated protein kinase，MAPK）信号通路相关的髓系肿瘤疾病。

二、临床表现

由于年龄、受累部位、数量不同，该疾病临床表现差异较大。年龄越小，越容易发生多器官受累,病情也较重。年龄越大,临床表现多为局灶性病变,症状也较轻。包括皮疹、外耳道溢脓、骨骼损害、肝脾损害、肺部浸润、中枢神经受损等。

三、辅助检查

1. 血常规　临床表现不一致,多系统受累患儿可表现为不同程度的贫血,骨骼受累患儿多合并 2 系及以上血细胞减少,脾脏明显增大者多有全血细胞减低表现。

2. 血生化　表现为转氨酶升高,GGT、ALP 升高明显,可伴有低蛋白血症和高胆红素血症。

3. 骨髓检查　骨髓形态学及骨髓活检病理多无明显变化,但可见朗格汉斯细胞,噬血细胞较罕见。

4. 腹部 B 超　肝脾受累者腹部 B 超提示肝脾肿大,实质回声强。部分患儿可伴有腹腔淋巴结肿大。

5. 骨骼 X 线　LCH 病变骨骼可表现为虫蚀样改变甚至巨大缺损。脊椎多为椎体破坏,偶见椎旁脓肿。下颚骨浸润时可出现漂浮齿征象。

6. CT　肺部受累时,CT 影像学可表现为弥散的网状或网点状阴影,肺野透明度减低,呈毛玻璃状,在网点状基础上有局限或弥漫的阴影颗粒。严重者可出现肺气肿、气胸、纵隔气肿等。婴幼儿胸腺肿大较为常见。

7. 病理学检查　是确诊 LCH 的重要依据。活检部位可为皮疹、淋巴结、齿龈、肿物等病灶。皮疹活检通常为首选。典型病理光镜下病灶部位可见大量朗格汉斯细胞浸润,及有嗜酸性粒细胞、巨噬细胞和淋巴细胞增生。免疫组化可见 CD31/S-100、CD1a、CD68、Langerin CD207 阳性。A-D-甘露糖酶、ATP 酶、花生凝集素实验阳性。电镜下在胞浆内可见如网球拍状或棒状的 Birbeck 颗粒。

四、诊断

该病应结合临床表现、影像学检查和病理学检查结果来诊断。根据 2009 年国际组织细胞协会制定的 LCH 诊疗指南,对患者进行诊断分组。

1. 病理诊断标准

(1)初诊:病理学检查光镜下可见典型 LCH 细胞。

(2)诊断:在初诊基础上,以下 4 项指标中≥2 项检查结果为阳性:①ATP 酶阳性;②CD31/S-100 蛋白阳性;③α-D-甘露糖酶阳性;④花生凝集素结合实验阳性。

(3)确诊:在光镜检查的初诊基础上,以下 3 项中≥1 项指标为阳性:①Langerin 阳性;②CD1a 抗原阳性;③电镜下在胞浆内可见 Birbeck 颗粒。

2. 基因检测

外周血或病理组织中,MAPK 通路的相关基因检测中,*BRAF V600E* 出现突变可以辅助诊断 LCH。

3. 器官受累界定

(1)造血系统受累:伴或不伴有骨髓受累,符合下列 2 项及以上者:①贫血,血红蛋白(Hb)<100 g/L,婴儿 Hb<90 g/L(除铁缺乏等其他原因);②白细胞(WBC)下降,WBC<$4.0×10^9$/L;③血小板(PLT)下降,PLT<$100×10^9$/L。骨髓受累:骨髓涂片中组织细胞

CD1a 阳性。

（2）脾脏受累：左锁骨中线肋下>2 cm。

（3）肝脏受累：符合下列 1 项及以上者。①肝脏在锁骨中线肋缘下>3 cm；②肝功能不良：血浆蛋白<55 g/L，白蛋白<25 g/L（排除其他原因所致）；③LCH 的组织病理学诊断。

（4）肺受累：符合下列 1 项及以上者。①肺高分辨率 CT（HR-CT）的典型表现；②LCH 的组织病理学/细胞学诊断。

（5）特殊部位受累：包括压迫脊髓的颈椎导致扁平椎、齿状突受累，伴有脊髓内软组织受压等。

（6）可危及中枢神经系统的损害部位：长期的颅骨受累可累及垂体或下丘脑导致发育迟缓或尿崩症，如颅面部、眼部、耳部和口腔受累等，但不包括穹窿受累。

4. 危险组分级

（1）单系统组（single system LCH，SS-LCH）：单个器官或脏器受累。如单病灶或多病灶骨骼受累、皮肤受累、淋巴结受累、肺受累、垂体或中枢神经系统受累、甲状腺或胸腺受累等。

（2）多系统组（multisystem LCH，MS-LCH）：≥2 个脏器/系统受累，伴有或不伴有"危险器官"受累。

五、治疗参考

对于单发骨受累，无中枢神经系统危险或单纯皮肤受累患者，自发缓解率较高，可先不予化疗，每 3 个月评估 1 次，根据评估情况酌情予继续观察或开始化疗。

对于 SS-LCH 有"中枢神经系统危险"部位受累，SS-LCH 中多部位骨受累，SS-LCH 中"特殊部位"受累，MS-LCH 患者需要进行系统化疗。

（一）一线治疗

目前一线化疗方案应用比较多的是基于国际组织细胞协会 2009 年提出的 LCH-Ⅲ 方案。

1. 诱导治疗 1（1~6 周）

长春花碱（VBL）：该药物为长春花提取的生物碱，可作用于有丝分裂纺锤体的微管蛋白，阻止其聚合，导致细胞分裂停止，从而抑制 RNA 和脂质体合成。指南推荐该药物在诱导治疗期的给药剂量为 6 mg/m²，静脉注射，每周 1 次，共 6 次。

泼尼松（PRED）：该药物可参与受体介导的淋巴细胞溶解作用，有保护并恢复骨髓功能减轻癌性发热，缓解脑肿瘤引起的脑水肿等作用。诱导治疗期该药物推荐给药剂量为 40 mg/（m²·d），口服，足量治疗 4 周后 2 周减停。

6 周后进行评估，治疗反应评估参考国际组织细胞协会 LCH-Ⅲ 方案（表 8-5）。疗效为良好反应，可直接进入维持治疗。疗效评估中等、不良的患儿进行诱导治疗 2（表 8-6）。

2. 诱导治疗 2（7~12 周）

泼尼松（PRED）：40 mg/（m²·d），口服，每周口服 3 天。

长春花碱（VBL）：6 mg/m²，静脉注射，每周 1 次，共 6 次。

12 周后再次进行评估，治疗反应中等/良好者，进入维持治疗，治疗反应不良者，考虑进行二线治疗。

3.维持治疗(总疗程1年)

长春花碱(VBL)：6 mg/m^2，静脉注射，每3周1次。

泼尼松(PRED)：40 mg/(m^2·d)，口服，连续用药5天，每3周1次。

6-巯基嘌呤：该药物为细胞周期特异性药物，对S期作用最为明显，能抑制嘌呤合成，影响核酸代谢。推荐维持治疗期6-巯基嘌呤给药剂量为50 mg/(m^2·d)，口服，至疗程结束。

(二)二线治疗

诱导治疗反应不好、部分难治及复发LCH患者须行二线治疗方案，但目前缺乏此类患者治疗的随机对照研究数据，疗效尚不十分确切，目前主要推荐的二线治疗方案包括受累部位局部注射激素、PRED+VBL+阿糖胞苷或2-氯脱氧腺苷(2-chlorodeoxyadenosine，2-CDA)。也可考虑使用免疫抑制药，如环孢素、抗胸腺细胞球蛋白等治疗。

(三)造血干细胞移植

对于多系统受损并累及造血系统或对常规化疗无效的难治性LCH患儿，可考虑予以造血干细胞移植。若LCH晚期合并肝脏和肺部不可逆的纤维化患儿，可考虑做器官移植。

(四)支持治疗

(1)化疗期间及停药后3月内，应口服复方磺胺甲噁唑预防耶氏肺孢子菌肺炎。磺胺甲噁唑可竞争抑制细菌体内的二氢叶酸合成酶，导致细菌二氢叶酸合成减少，干扰了细菌嘧啶和核酸的合成，使细菌生长繁殖受到抑制而发挥作用。

(2)该药物用于预防耶氏肺孢子菌肺炎，儿童推荐给药剂量为25 mg/(kg·d)，口服，每周用3天。

(3)化疗过程中合并骨髓抑制，应给予粒细胞刺激因子、输注红细胞或血小板治疗。

(4)若患儿在治疗过程中出现缺铁性贫血，应及时予补充铁剂治疗。

LCH治疗思维导图

(5)对继发尿崩症的患儿应给予垂体后叶激素治疗；对继发侏儒的患儿可使用生长激素。

表8-5　LCH疾病状态评定

疾病状态	评定结果	评定标准
疾病无活动	痊愈	所有症状体征完全消退
疾病活动	好转	症状体征及原有病灶好转，没有新发病灶
	混合	症状体征及原有病灶好转，但出现新发病灶
	稳定	原有病灶无好转及加重，无新发病灶
	进展	原有症状体征或病灶进展和(或)出现新发病灶

表 8-6　LCH 治疗反应评估

治疗反应	评估内容	
良好	痊愈	NAD
	好转	AD-好转
中等	混合	AD-原有病灶好转，但出现新发病灶
	稳定	AD-稳定
不良	进展	AD-进展

六、药学监护

（一）疗效评估

（1）治疗期间应观察患儿体温、皮疹、肝脾淋巴结肿大、骨骼病变的情况，出现尿崩症的患儿，还需关注尿崩症症状是否好转。

（2）定期监测血常规，复查肝、肾功能，根据指标变化，调整药物使用剂量。

（3）定期做胸部及骨骼影像学检查，了解疾病进展情况。

（4）化疗过程中，须注意化疗药物的不良反应，及时对症处理。

（二）不良反应

1. 长春新碱　常见不良反应包括骨髓抑制、恶心、呕吐、神经毒性、便秘，少数患儿在使用该药物时出现脱发情况。若静脉推注该药物时，出现外渗情况，还可导致局部组织坏死。

2. 泼尼松　大剂量使用泼尼松，可引起食欲过盛和体重增加、情绪变化，还可引起高血压、高眼压、糖尿病、骨质疏松和肌痛等症状。

3. 复方磺胺甲噁唑　常见不良反应为：恶心呕吐、食欲缺乏、皮疹、荨麻疹、急性重型肝炎、中性粒细胞缺乏等。用药后须定期检查血常规。

（三）注意事项

1. 长春新碱　在使用长春新碱时，应密切监测所有患者是否出现神经病变，用药期间应定期监测血常规、肝肾功能。用药过程中若出现严重四肢麻木、膝跳反应消失、麻痹性肠梗阻、心动过速、脑神经麻痹、白细胞过低、肝功能损害时应停药或减量。

静脉注射该药时，应避免药物外渗。若注射时出现药液外漏情况，应立即停止注射，以 0.9%氯化钠注射液进行局部稀释，或以 1%普鲁卡因注射液局封，温湿敷或冷敷。

2. 泼尼松　在应用期间应注意监测血压、眼压和补充钙剂。

3. 复方磺胺甲噁唑　用药后须定期检查血常规，葡萄糖-6-磷酸酶缺乏症患儿，使用该药物可能会发生溶血，用药须谨慎。

（四）用药教育

使用复方磺胺甲噁唑的患者应多饮水、多排尿，防止出现尿结晶和尿路结石，必要时可碱化尿液。

七、禁忌证

（1）对复方磺胺甲噁唑或磺胺类药物过敏者禁用，小于 2 个月的婴儿禁用该药物，重度肝肾功能损害的患儿禁用。

（2）有高血压、血栓症、胃与十二指肠溃疡、精神病、电解质代谢异常、心肌梗死、内脏手术、青光眼等患者不宜使用糖皮质激素。

（3）长春新碱禁用于肌肉、皮下或鞘内注射。

（曾瑜）

第八节　急性淋巴细胞白血病

白血病（leukemia）是造血系统的恶性增生性疾病，是我国最常见的小儿恶性肿瘤。15 岁以下儿童白血病的发病率为 4/100000 左右，约占该时期所有恶性肿瘤的 35%，男性发病率高于女性。儿童白血病中急性白血病占 90%～95%，慢性白血病仅占 3%～5%。而急性白血病中急性淋巴细胞白血病（acute lymphoblastic leukemia，ALL）约占 2/3；急性髓性细胞白血病（acutemyeloid leukemia，AML）占 1/3。

一、病因

该疾病病因尚未完全明确，根据其发病趋势和发病特点，认为可能是遗传因素和环境因素相互作用的结果。目前考虑儿童白血病的发生与病毒感染、电离辐射、化学因素和遗传因素等有关。

二、临床表现

儿童白血病一般起病较急，少则几天多则数月，发热、贫血、出血和白血病细胞脏器浸润等是急性淋巴细胞白血病重要的临床表现。

三、辅助检查

1. 骨髓细胞学及细胞化学

（1）骨髓细胞形态学：骨髓增生活跃至极度活跃较常见，也可表现为骨髓增生减低，若骨髓中某一系的白血病细胞恶性增生，原始及幼稚细胞≥25%。

（2）细胞化学染色：表现为过氧化酶染色（POX）和苏丹黑染色（SB）阴性，糖原染色（PAS）常为±～+++，多为粗大颗粒或呈小珠、团块状。酸性磷酸酶（ACP）染色，T 淋巴细胞白血病常呈阳性。

2. 免疫分型（immunology）　采用系列单克隆抗体对白血病细胞进行标记，多参数流式细胞仪进行分析，确定儿童白血病类型。儿童白血病可分为 T、B 两大系列。80% 儿童 ALL 多为 B 细胞型。根据白血病细胞分化阶段不同，B 细胞型 ALL 可分为早期前 B、普通 B、前 B、成熟 B 四种类型。T 细胞型 ALL 主要分为早前 T、前 T、皮质 T 及髓质 T 四种类型。

3. 细胞遗传学（cytogenetics）和分子生物学（molecular biology）　包括染色体 G 带或 R 带分析；FISH 检查，PCR 基因检测。

4. 脑脊液检查　脑脊液检查是诊断中枢神经系统白血病（central nerve system leukemia，CNSL）重要依据，通常腰穿 WBC> $5×10^9$/L 并见有幼稚细胞，便可诊断为 CNSL。

5. 血常规、生化、凝血检查

（1）血常规检查：可表现为外周血白细胞计数多增高，也可正常或减低，范围很广，从 $0.1×10^9$/L 到 $1500×10^9$/L，中位数为 $12×10^9$/L。高白细胞（大于 $100×10^9$/L）占 15%，粒细胞减少（<$0.5×10^9$/L）占 40%。通常血涂片可见原始及幼稚细胞，血红蛋白及红细胞下降，血小板呈不同程度降低。

（2）生化检查：检查项目包括肝肾功能、LDH、电解质检查等。若患儿白细胞负荷大，可表现为血尿酸及乳酸脱氢酶含量增高。

（3）凝血功能：检查项目包括 PT、APTT、TT、FIB、D-二聚体、FDP。白血病患儿发病时，凝血酶原和纤维蛋白原减少，从而导致凝血酶原时间延长和出血。

6. 影像学检查

（1）超声检查：主要检查心功能与腹部脏器情况。

（2）CT：头颅 CT 主要用于评估占位及出血，胸、腹部 CT 主要用于评估炎症、出血及占位等情况。

（3）MRI：头颅 MRI 主要用于评估占位及出血、血管情况，必要时也可行胸部、腹部、骨骼 MRI。

7. 活检　对于骨髓干抽或骨髓坏死的患儿应进行骨髓活检。全身化疗骨髓缓解但出现睾丸肿大的患儿，应进行活检，以确定是否睾丸白血病复发。

四、诊断

1. 诊断标准　所有疑诊病例需经形态学—免疫学—细胞遗传学—分子生物学（morphology-immunophenotype-cytogenetics-molecular biology，MICM）诊断与分型，并须符合以下标准中的 1 项。

（1）骨髓形态学标准：按照 WHO2016 诊断标准，骨髓中原始及幼稚淋巴细胞≥20%。

（2）若幼稚细胞比例不足 20%，必须要有分子诊断确定存在 ALL 致病基因，如 ETV6-R UNX1。

2. CNSL 的诊断与分级　对于新诊断的 ALL 判断是否存在 CNSL 须进行 CNS 状态分级，根据脑脊液细胞学，临床表现和影像学检查结果，将 CNS 分为以下 3 级。

（1）CNS1：须同时满足以下 3 项。①脑脊液中无白血病细胞；②无 CNS 异常的临床表现，即无明显的与白血病有关的脑神经麻痹；③无 CNS 异常的影像学（CT/MRI）依据。

（2）CNS2：符合以下任何 1 项。①腰穿无损伤，即 RBC：WBC≤100：1 时，脑脊液中 WBC 计数≤5 个/μL，并见到明确的白血病细胞。②腰穿有损伤，即 RBC：WBC>100：1，CSF 中见到明确的白血病细胞。③若腰穿有损伤并为血性 CSF，初诊白细胞数>$50×10^6$/L

则归为 CNS2。

（3）CNS3（即 CNSL）：①CSF 中 RBC∶WBC≤100∶1，WBC>5 个/μL，并以白血病细胞为主，或白血病细胞所占比例高于外周血幼稚细胞百分比；②或有无其他明确病因的脑神经麻痹；③或 CT/MRI 显示脑或脑膜病变，排除其他中枢神经系统疾病。

3. 睾丸白血病的诊断

ALL 男童在经历规范化疗特别是静脉注射大剂量甲氨蝶呤后，睾丸白血病（testis leukemia，TL）的发生率明显降低，常发生在白血病停药后、不治疗或不规则治疗的白血病晚期。

ALL 患者表现为睾丸单侧或双侧肿大，质地变硬或呈结节状缺乏弹性感，透光试验阴性，超声波检查可发现睾丸呈非均质性浸润灶。

4. 临床危险度分型

应该结合初诊危险度和治疗反应判定。一般将 ALL 分为 3 型：低危组、中危组、高危组。根据临床危险度不同分别采用不同强度的治疗方案。具体分组见表 8-9。

表 8-9　ALL 临床危险度分型

危险分级	分型标准
低危 （low risk，LR）	符合以下所有条件
	年龄≥1 岁且<10 岁；WBC<50×10^9/L；诱导化疗，第 15~19 天，骨髓 M1（原淋+幼淋<5%）；或诱导化疗第 33~45 天，骨髓 M1；MRD 的 LR 标准，诱导治疗第 15~33 天，MRD<1×10^{-2} 和巩固治疗前 MRD<1×10^{-4}
中危 （intermediate risk，IR）	符合以下任何 1 项或多项
	年龄≥10 岁；初诊最高 WBC≥50×10^9/L；CNS2、CNSL（CNS3）或（和）睾丸白血病（TL）；t（1；19）（E2A-PBX1）；第 15~19 天，骨髓 M2（5%≤原淋+幼淋<20%，且第 33~45 天，骨髓 M1）；Ph+ALL；Ph 样 ALL；iAMP 21；T-ALL；MRD 标准：诱导治疗第 15~19 天：1×10^{-3}≤MRD<1×10^{-1} 或诱导治疗后（第 33~45 天），1×10^{-4}≤MRD<1×10^{-2} 或巩固治疗前 MRD<1×10^{-4}
高危 （high risk，HR）	符合以下任何 1 项或多项
	第 15~19 天骨髓 M3（原淋+幼淋≥20%），第 33~45 天骨髓未完全缓解 M2 及 M3（原淋+幼淋≥5%）t（4；11）（MLL-AF4）或其他 MLL 基因重排阳性；低二倍体（≤44）或 DI 指数<0.8；IKZF 阳性；MEF2D 重排；TCF3-HLF/t（17；19）（q22；p13）；诱导治疗后（第 33~45 天）评估纵隔瘤灶没有缩小到最初肿瘤体积的 1/3，评为高危，巩固治疗前仍存在瘤灶者列入高危；符合 MRD 的 HR 标准：诱导治疗第 15~19 天 MRD≥1×10^{-1}，或诱导治疗后（第 33~45 天）MRD≥1×10^{-2}，或巩固治疗前 MRD≥1×10^{-4}

五、治疗参考

(一)化疗方案

目前国际上儿童 ALL 的治疗原则相似,我国推荐使用 CCLG-ALL 2008 方案,具体治疗方案如表 8-10 所示。

表 8-10　CCLG-ALL 2008 方案简介

治疗步骤	标危	中危	高危
诱导缓解治疗	VDLD(DNR×2)	VDLD(DNR×4)	VDLD(DNR×4)
早期强化治疗	CAM	CAM×2	CAM×2
巩固治疗	HD-MTX 2g/ m²	HD-MTX 5g/ m²	(HR-1, HR-2, HR-3)×2
延迟强化治疗 I	VDLD→CAM	VDLD→CAM	VDLD→CAM
中间维持治疗		6MP+MTX	
延迟强化治疗 II		VDLD→CAM	
维持治疗	6-MP+MTX/VD+IT	6-MP+MTX/VD+TIT	6-MP+MTX/CA/VD+TIT

1. SR-ALL 化疗方案

(1)诱导缓解治疗(VDLP/VDLD 方案)。

1)长春新碱(VCR):该药物为长春花提取的生物碱,可作用于有丝分裂纺锤体的微管蛋白,阻止其聚合,导致细胞分裂停止,从而抑制 RNA 和脂质体合成。给药剂量为1.5 mg/m²·次,静脉注射,每周 1 次,第 8、15、22、29 天给药共 4 次,每次最大给药剂量不超过 2 mg;《儿童急性淋巴细胞白血病诊疗规范(2018 版)》建议无长春新碱可用长春地辛替代,长春地辛(VDS)给药剂量为 3 mg/(m²·次),静脉注射,每周 1 次,第 8、15、22、29 天给药,共 4 次。

2)柔红霉素(daunorubicin, DNR):该药物可通过插入 DNA 螺旋结构碱基对中,抑制 DNA 和 RNA 合成,该药物还可以抑制多聚酶活性,引起 DNA 损伤。给药剂量为30 mg/(m²·d),静脉滴注 1 小时,每周 1 次,于第 8、15 天给药,共 2 次。

3)左旋门冬酰胺酶(L-asparaginase, L-ASP):可催化水解门冬酰胺,使白血病细胞不能从外界获得门冬酰胺,导致 DNA 和蛋白质合成受阻而死亡。该药物给药剂量为5000 U/(m²·d),肌内注射或静脉滴注,于第 8、11、14、17、20、23、26、29 天给药,共 8 次;或给予培门冬酶(PEG-ASP)2000~2500 U/(m²·次),第 9、23 天给药,肌内注射。

4)泼尼松(PDN, VDLP 方案应用):该药物可参与受体介导的淋巴细胞溶解作用,有保护并恢复骨髓功能减轻癌性发热,缓解脑肿瘤引起的脑水肿等作用。给药剂量为 45~60 mg/(m²·d),口服,第 1~28 天给药,第 29~35 天递减至停。地塞米松(DXM, VDLD方案应用)给药剂量为 6~8 mg/(m²·d),口服,第 8~28 天给药,第 29~35 天递减至停。

(2)早期强化治疗(CAM 方案):第 33 天骨髓达到完全缓解;无严重感染;血象

WBC≥2.0×10⁹/L，中性粒细胞（ANC）≥0.5×10⁹/L，血小板（PLT）≥50×10⁹/L。在诱导缓解治疗第 36 天开始用 CAM 方案。

1）环磷酰胺（CTX）：该药为细胞周期非特异性药物，能与核酸结合，抑制 DNA、RMA 和蛋白质合成，从而杀死肿瘤细胞。给药剂量为 750～1000 mg/（m²·d），静脉滴注 1 小时以上，第 1 天给药。

2）阿糖胞苷（cytarabine，Ara-C）：该药物为细胞周期特异性药物，主要作用于 S 期，为嘧啶类抗代谢药物，主要抑制肿瘤细胞 DNA 合成。给药剂量为 75～100 mg/（m²·次），静脉滴注，7～8 天，每天 1～2 次。

3）巯基嘌呤（6-MP）：该药可抑制嘌呤合成，从而影响肿瘤细胞核酸代谢。其给药剂量为 60 mg/（m²·d），晚间一次口服，连续给药 2 周。

4）培门冬酶（PEG-ASP，CAML 方案）：给药剂量为 2000～2500 μ/（m²·d），肌内注射，第 2 天给药。或者在 CAML 基础上加用 DXM 口服，给药剂量为 8 mg/（m²·d），第 1～7 天给药。

（3）巩固治疗（mM 方案）。

1）大剂量甲氨喋呤（HD-MTX）：该药物与二氢叶酸还原酶亲和力较强，可抑制肿瘤细胞二氢叶酸与之结合，使二氢叶酸无法还原为四氢叶酸，使四氢叶酸生成不足，脱氧嘧啶核苷酸生成受阻，导致 DNA 合成出现障碍。其给药剂量为 2～5 g/（m²·d），前 1/10 的药于 30 分钟内快速静脉滴入，剩余 9/10 的药于 23.5 小时内匀速滴入，第 8、22、36、50 天给药，每 2 周给药 1 次，共 4 次。

2）四氢叶酸钙（CF）：给药剂量为 15 mg/（m²·d），每 6 小时给药 1 次，于第 42、48、54 小时静脉滴注，根据 MTX 血药浓度追加解救次数。

3）6-MP：25 mg/（m²·d），夜间睡前顿服，不超过 56 天，根据 WBC 调整剂量。

上述方案实施期间需要进行水化和碱化尿液（每日饮水 2000～3000 mL，维持尿液 pH 7.0～8.0）治疗，并保证出入量平衡。

（4）延迟强化治疗（VDLD+CAM 方案）。

1）VCR：1.5 mg/（m²·d），每次最大给药剂量为 2 mg，静脉注射，第 1、8、15 天给药，共 3 次；或者给予 VDS，给药剂量为 3 mg/（m²·d），静脉推注，每周 1 次，共 3～4 次。

2）DXM：8～10 mg/（m²·d），口服，第 1～7 天、第 15～21 天给药。

3）L-ASP：6000～10000 U/（m²·d），肌内注射或静脉滴注，第 1、4、8、11 天给药，共 4 次，或给予 PEG-ASP，2000～2500 U/（m²·次），共 2 次（间隔 14 天给药），肌内注射。

4）DNR 或阿霉素（ADR）：25～30 mg/（m²·次），每周 1 次，静脉滴注，共 2～4 次（VDLD 方案）；Ara-c 2000 mg/（m²·次），静脉滴注，隔 12 小时给药 1 次，第 1、2 天给药，共 4 次（VDLA 方案）。

5）CAM 方案剂量和用法同早期强化治疗。

（5）维持治疗（6-MP+MTX/VDex）：患儿一般情况良好，无严重感染；WBC≥1.0×10⁹/L，ANC≥0.2×10⁹/L，PLT≥50×10⁹/L 时可开始维持治疗。

1）6-MP+MTX 方案：6-MP 50 mg/（m²·d），持续睡前空腹口服；MTX 20 mg/（m²·次），口服或肌内注射，每周 1 次。

2）6-MP+MTX/VD 方案：在 6-MP+MTX 方案基础上，每 4 周叠加 VDex；VCR

1.5 mg/(m² · d)，静脉推注，每天 1 次，每次最大给药剂量不超过 2 mg，第 1 天给药；给予 DXM 6 mg/(m² · d)，口服，第 1~5 天给药。IT MTX：每 8 周 1 次，共 6 次。

根据 WBC、ANC 计数和肝功能状况，调整 6-MP 和 MTX 剂量。维持治疗阶段如果患儿出现感染、肝脏损伤，ALT 或（和）AST>10 倍正常上限则需要中断维持治疗。

低危组患儿化疗总疗程为 2 年。

2. 费城染色体阳性 ALL 的治疗

t(9；22)/BCR-ABL1 阳性 ALL，早期（诱导第 15 天开始）加用 TKI 治疗如伊马替尼 300 mg/(m² · d)或达沙替尼 80 mg/(m² · d)，口服，本方案将初诊阳性者纳入 IR 组，以 MRD 监测评估疗效，若符合 MRD-HR 标准，则升级至 HR 组的方案治疗。TKI 治疗时间至少应用至维持治疗结束。

3. CNSL 的治疗

初诊时合并 CNSL 的患者在诱导治疗中每周 1 次 TIT 治疗，直至脑脊液转阴，至少 5 次。

延迟强化治疗完成后，可考虑接受颅脑放疗，小于 1 岁患儿不放疗；1~2 岁患儿放疗剂量为 12 Gy；2 岁及以上患儿放疗剂量为 18 Gy。放疗后仍需要鞘注直至全身化疗结束，但可停用 HD-MTX 及 Ara-c，放疗后每 8~12 周进行鞘内注射一次预防 CNSL 复发。

若白血病患儿在治疗中或停药后出现 CNSL 复发，则需在进行重新诱导缓解治疗同时，联合三联鞘注方案。鞘注方案为第 1 周 3 次，第 2 周 2 次，第 3、4 周各 1 次，之后每 8 周 1 次(表 8-11)。

表 8-11　不同年龄三联鞘注的药物剂量

年龄/岁	药物剂量/mg		
	Ara-C	MTX	DXM
<1	12	6	2
1~2	24	8	2.5
2~3	30	10	3
≥3	36	12	4

对于反复发作的 CNSL 患儿可考虑脑室安置 Omeya 囊，使药物在蛛网膜下腔充分循环吸收；避免反复腰穿给患儿带来的巨大痛苦。

6. 睾丸白血病治疗

初诊时合并 TL 在全身化疗的巩固治疗结束后 B 超检查仍有病灶者进行活检，若确定白血病细胞残留者需睾丸放疗。

TL 复发后，一般作双侧睾丸放疗，剂量为 20~26 Gy，对于年龄较小的白血病患儿可考虑降低剂量为 12~15 Gy。

（二）造血干细胞移植

联合化疗是目前 ALL 的首选治疗方法，若存在难治或早期复发 ALL 患儿，则需要选择造血干细胞移植。造血干细胞移植

ALL治疗思维导图

时间可考虑在诱导缓解治疗未达缓解，继续用高危方案化疗，效果不佳时，在行 HR-3' 后再进行造血干细胞移植。

六、药学监护

(一)疗效评估

(1)治疗期间须关注患儿体温、肝脾及淋巴结肿大的改变。

(2)复查患者血常规，按期做骨髓检查，完全缓解患儿，可考虑做残留检查。

(3)用药前后检查患者肝肾功能，心电图变化，使用左旋门冬酰胺酶前后，须查尿糖、尿淀粉酶、血淀粉酶，警惕急性胰腺炎的发生。

(二)不良反应

1. 糖皮质激素　治疗初期，白细胞较高的患儿使用糖皮质激素诱导治疗时，须警惕发生肿瘤溶解综合征。

2. 柔红霉素　常见不良反应为消化道反应，骨髓抑制。心脏毒性为特有不良反应，可引起急性心肌损伤和慢性心功能损害。急性心肌损害多可逆，慢性心肌损害多与总剂量有关，为不可逆。

3. 门冬酰胺酶　常见不良反应可表现为过敏、肝衰竭、腹痛、恶心等，严重者可出现急性胰腺炎，表现为急性腹、血淀粉酶升高，B 超或 CT 见胰腺肿大。用药期间须监测肝肾功能、血浆蛋白、血糖、凝血功能、血尿淀粉酶等。

4. 环磷酰胺　常见不良反应为胃肠道反应、脱发、骨髓抑制等。大剂量环磷酰胺可引起膀胱出血。用药后须监测尿常规、血常规、肝肾功能、电解质等。用药前后须进行水化碱化，保证尿 pH 7.0～8.0，记录每天出入量，入量超过出量 400 mL/(m^2·12 h)，可予以呋塞米 0.5 mg/kg(最大给药剂量为 20 mg)静脉推注。

5. 硫嘌呤　常见不良反应为骨髓抑制、肝脏损害、高尿酸血症、尿酸性肾病等。该药物疗效和不良反应个体差异较大，应进行个体化治疗。

6. 甲氨蝶呤　常见不良反应为与剂量相关的毒性作用，对骨髓和胃肠道均有作用，也可引起肝损害，高剂量甲氨蝶呤还可能引起肾衰竭、肾小管坏死、间质性肺炎等。用药后需监测肝肾功能，如尿素氮、肌酐不正常，ALT/AST 大于正常值 10 倍时，应推迟用药。

(三)注意事项

(1)肿瘤溶解综合征预防。①别嘌呤醇：给药剂量为 50～100 mg/(m^2·次)，口服，2～3 次/日，直到确认肿瘤负荷明显下降；②水化：2000～3000 mL/m^2 持续静脉均匀滴注。

(2)使用柔红霉素后需监测心功能。一旦心功能检测提示心脏射血分数 < 55% 或轴缩短分数<28%，且与细菌感染无关时，需暂停使用该类药物。该药物用药后 1～2 天尿液可为红色。

(3)在使用大剂量环磷酰胺，应同时予以水化碱化，维持至用药后 24 小时，并及时予以美司钠预防出血性膀胱炎。

(4)大多数化疗药物都可引起胃肠道反应，通常在给药前予以 5-HT$_3$ 受体阻断剂予以预防。

(四) 用药教育

(1) 对于首次使用门冬酰胺酶的患儿, 用药前应予以皮试, 应用门冬酰胺酶前后应避免暴饮暴食, 高脂饮食, 防止发生急性胰腺炎。

(2) 巯嘌呤宜睡前服用, 避免与食物同服, 以免影响药物吸收。

(3) 为预防患儿在使用大剂量甲氨蝶呤过程中出现口腔黏膜炎, 用药后需加强口腔黏膜护理, 患儿每次进食后应使用 0.9% 氯化钠溶液漱口, 0.25% 甲硝唑含漱预防厌氧菌感染, 予以 2.5% 碳酸氢钠溶液含漱预防真菌感染。若发生口腔黏膜炎, 可考虑予以表皮生长因子促进溃疡面愈合。

(4) 为防止出血性膀胱炎发生, 应鼓励患儿用药后多喝水, 多排尿。

七、超说明书用药

1. 分子靶向药物治疗

核苷类似物如氯法拉滨和奈拉滨, 现在已经成为治疗白血病的化疗药物之一, 费城染色体阳性患儿使用甲磺酸伊马替尼和其他 ABL 激酶抑制药治疗是白血病分子治疗的典范。利妥昔单抗(抗 CD20)、阿仑单抗(抗 CD52)和依帕珠单抗(抗 CD22)已经进入一些临床试验中, 新的抗体衍生物和重组免疫毒素也已开发供临床使用。

2. 细胞免疫治疗

利用基因工程技术表达靶向嵌合抗原受体(chimeric antigen receptor, CAR)T 细胞的过继免疫治疗在复发难治 B 系 ALL 中取得突破性进展, 嵌合型抗原受体 T(CAR-T)细胞治疗是一种具有特异性杀伤功效、不良反应可控的抗肿瘤免疫治疗新技术, 是目前除了放化疗以外可选择的杀伤肿瘤的方法, 其中表达 CD19、CD20、CD22 的 CAR-T19、CAR-T20、CAR-T22 等已进入临床试验。

(曾瑜)

第九节　急性早幼粒细胞白血病

急性早幼粒细胞白血病(acute promyelocytic leukemia, APL), 是一种特殊类型的急性髓细胞白血病, 占儿童急性髓细胞性白血病的 10%, 5 年无病生存率可达 90% 以上。

一、病因

APL 发病机制可能与病毒感染、理化因素及遗传因素有关。近年来, 学者研究发现, ALP 主要是由于人类 15 号染色体与 17 号染色体的易位引起, 位于第 15 号染色体长臂上的维 A 酸受体 α(retinoic acid receptor α, RARα)基因与第 17 号染色体长臂上的早幼粒细胞白血病蛋白(promyelocytic leukemia, PML)基因发生易位, 形成 APL-RARα 融合基因所引发。

二、临床表现

主要表现是骨髓造血衰竭以及白血病细胞浸润器官组织。

三、辅助检查

1. 血常规　外周血涂片可以找到异常早幼粒细胞，血红蛋白和红细胞可呈现不同程度降低，血小板可呈降低，白细胞通常增高，也可正常或减低。

2. 凝血功能　APL 患儿通常凝血功能存在异常，表现为 PT 延长，APTT 延长，FIB 降低；D-二聚体及 FDP 增高，若患儿同时存在血小板减少，提示患儿发生 DIC 风险增加。

3. 骨髓象检查

（1）形态学：细胞大小不一，外形不规则，细胞胞浆中可发现嗜天青颗粒。骨髓以异常早幼粒细胞增生。

（2）免疫分型：APL 经典的免疫表型特征为 CD33、CD13、CD117、MPO 表达、HLA-DR、CD11b、CD14、CD64、CD56 不表达或弱表达。

（3）细胞遗传学检查：染色体 G 带或 R 带分析，可检出特征性 t(15；17) 易位；FISH 检查或 PCR 方法，可检出 *PML-RARα* 融合基因。

四、诊断

APL 患儿骨髓增生明显活跃，以异常早幼粒细胞明显增多为主，有特异 t(15；17)(q22；q21)染色体异位，分子水平上为 17 号染色体形成特异的 *PML-RARα* 融合基因。

五、治疗反应评估

1. 临床危险度分层

（1）低危组：WBC$<10\times10^9$/L。

（2）高危组：WBC$\geq10\times10^9$/L；或 *FLT3-ITD* 基因突变者；或低危组维持治疗前未达到分子生物学缓解。

2. 缓解状态评估

（1）血液学缓解（HCR）：临床无白血病浸润的症状和体征，外周血血常规中性粒细胞$\geq1.5\times10^9$/L、血小板计数 $\geq100\times10^9$/L、不存在白血病细胞，以及骨髓中原始细胞$\leq5\%$。

（2）分子生物学缓解（MCR）：初诊时阳性的 *PML-RARα* 或其他融合基因转为阴性。

六、治疗参考

（一）诱导治疗

1. 低危组：全反式维 A 酸（ATRA）+砷剂［三氧化二砷（ATO）或复方黄黛片（RIF）］

（1）ATRA：该药物可与白血病细胞核内维 A 酸受体结合，调控关键酶及癌基因表达，可以靶向 *PML-RARα* 融合蛋白并诱导原始细胞分化，抑制其恶性克隆作用，该药诱导期给药剂量为 15~25 mg/(m^2·d) 口服第 1~28 天；一旦患儿怀疑为 APL 后，应立即使用该药物。

（2）ATO：该药物有诱导分化和凋亡作用，给药剂量为 0.15 mg/（kg·d）（最大给药剂量为 10 mg/d）静脉滴注第 1~28 天；或 RIF 给药剂量为 50~60 mg/（kg·d），口服第 1~28 天。分子生物学检测 *PML-RARα* 融合基因阳性时，建议一周内给药。

2. 高危组：ATRA+砷剂+蒽环类药［去甲氧柔红霉素（IDA），或柔红霉素（DNR）］

（1）ATRA 与砷剂给药时间及给药剂量同低危组。

（2）IDA 给药剂量为 10 mg/（m²·d），静脉滴注，隔天给药 1 次，共给药 2~3 次；或 DNR，给药剂量为 40 mg/（m²·d），静脉滴注，隔天给药 1 次，共给药 2~3 次。该类药物可通过插入 DNA 螺旋结构的碱基对中，抑制 DNA 和 RNA 的合成，达到治疗作用。

3. 减积治疗　初诊白细胞或诱导后，白细胞计数仍大于 $10×10^9/L$ 的患儿，需进行减积治疗。减积治疗方案可选药物如下。

（1）羟基脲：该药物可选择性抑制 DNA 合成并能直接损伤 DNA，作用于 S 期，常用于癌细胞部分同步化的增敏性药物，该药在减积治疗中的给药剂量为 10~40 mg/（kg·d），口服，每天分 2~3 次给药，一般使用疗程不超过 2 周。

（2）阿糖胞苷：该药通过与三磷酸脱氧胞苷竞争，抑制 DNA 多聚酶合成，该药在减积治疗中的给药剂量为 40~100 mg/m²，静脉滴注，每日 1 次或隔 12 小时给药 1 次，一般使用疗程不超过 7 天。

（3）高三尖杉酯碱：给药剂量为 1 mg/m²，静脉滴注，每日 1 次，一般使用不超过 5 天。

（二）缓解后巩固治疗

1. 低危组：ATRA+砷剂（ATO/RIF）

（1）ATRA：25 mg/（m²·d），口服，第 1~14 天服药。

（2）ATO：0.15 mg/（kg·d），静脉滴注，第 1~14 天服药；或复方黄黛片（RIF）：50~60 mg/（kg·d），口服，第 1~14 天服药。

2. 高危组：ATRA+砷剂（ATO/RIF）+蒽环类药物

（1）ATRA：25 mg/（m²·d），口服，第 1~14 天服药。

（2）ATO：0.15 mg/（kg·d），静脉滴注，第 1~14 天给药；或复方黄黛片（RIF）：50~60 mg/（kg·d），口服，第 1~14 天服药。

（3）IDA：10 mg/（m²·d）静脉滴注，隔天给药 1 次，共给药 1~2 次；或 DNR：40 mg/（m²·d），静脉滴注，隔天给药 1 次，共给药 1~2 次。

注意事项：如果高危组诱导治疗后，分子生物学转阴，可不需要使用蒽环类药物。

3. 巩固后评估

（1）评估时间：低危组和高危组均在用药后第 28 天行骨穿及融合基因评估。

（2）评估结果：分子生物学（*PML-RARα*）缓解，转为维持治疗。若分子生物学（*PML-RARα*）不缓解，重复巩固治疗方案 1 次，用药后第 28 天再评估。分子生物学转阴，进入维持治疗；分子生物学仍阳性，进入强化方案。

（三）强化治疗方案

1. 原低危组：IDA 给药剂量为 10 mg/（m²·d），静脉滴注，隔天给药 1 次，共给药 2~3 次；或给予 DNR 40 mg/（m²·d），静脉滴注，隔天给药 1 次，共给药 2~3 次。

原高危组：给予 IDA 10 mg/（m² · d），隔天给药 1 次，共给药 3 次，给予阿糖胞苷（Ara-C）100 mg/m²，静脉滴注，隔 12 小时给药 1 次，疗程 7 天。

2. 强化治疗后评估

（1）分子生物学缓解，进入维持治疗。

（2）若分子生物学仍阳性，原低危组可重复 1 次高危组强化方案（IDA+Ara-C），原高危组患儿建议血干细胞移植或给予更强化疗。

（四）缓解后维持治疗

1. 缓解后维持治疗

（1）ATRA：给药剂量为 15~25 mg/（m² · d），口服 1 周，停 1 周，依次循环。

（2）ATO：给药剂量为 0.15 mg/（kg · d），静脉滴注 2 周，停 2 周，依次循环；或给予复方黄黛片（RIF）50~60 mg/（kg · d），口服 2 周，停 2 周，依次循环。

疗程：每 8 周为一个疗程。低危组和高危组均为 4 个疗程。

2. 维持阶段 *PML-RARα* 融合基因出现转阳情况处理

（1）IDA：10 mg/（m² · d），隔天给药 1 次，共给药 3 次，与 ATO+ATRA（维持方案）交替使用，循环 2~3 次。

（2）根据融合基因监测结果调整用药方案，总 ATO 不应超过 6 疗程。如监测持续阳性，建议异基因造血干细胞移植。

3. 停药阶段出现 *PML-RARα* 融合基因转阳情况　建议进行异基因造血干细胞移植。

七、药学监护

APL治疗方案思维导图

（一）疗效评估

（1）治疗期间须每天监测患儿体温、肝脾肿大、淋巴结肿大的改变。

（2）复查血常规，按期做骨髓检查，必要时进行微小残留检查。

（3）使用全反式维 A 酸时，须注意维 A 酸综合征、高白细胞综合征、高颅内压综合征、高组胺综合征的发生。

（4）应用 ATO 期间须注意消化道反应、关节肌肉酸痛、皮肤色素沉着情况，监测肝肾功能是否有损害。

（二）不良反应

1. 蒽环类药物　常见不良反应为消化道反应、骨髓抑制、肝肾损害、心脏毒性等。心脏毒性可表现为 ST-T 改变、QT 间期延长、房室传导阻滞等。用药后需监测心电图，停药后也需长期随访心功能，监测血常规、肝肾功能等。

2. 砷剂　常见不良反应为消化道反应、手足麻木、水肿、肝肾损害、心电图异常等。

3. ATRA　常见不良反应为口干、唇裂、皮肤过度角化、口腔炎、呕吐、头痛、肝损、高氨血症、维 A 酸综合征等。使用时应监测血常规、肝肾功能、凝血功能。

（三）注意事项

1. 分化综合征（differentiation syndrome，DS）　主要出现在诱导期，使用分化剂（ATRA、砷剂）后出现，一般在用药后 2～3 天发生，临床可表现为外周血白细胞增高、呼吸困难、发热、肺部浸润、充血性心力衰竭、肝肾功能异常等，严重者可危及生命。

若患儿用药后出现 DS，应立即使用类固醇激素对症治疗，常用药物为地塞米松，给药剂量为 10 mg/（m^2·d），最大给药剂量不应超过 10 mg/d，分 1～2 次使用。症状好转立即减停，一般疗程不超过 2 周。若无明显好转，必要时要减量或暂停诱导剂，单独使用砷剂治疗。

2. DIC 的预防及治疗　患儿一旦发现凝血功能异常，应尽早予以 ATRA 治疗并监测凝血功能。必要时输注新鲜血浆、冷沉淀和凝血因子、血小板等。若患儿疑似出现颅内出血的表现，应立即做影像学检查，警惕患儿发生颅内出血。

（四）用药教育

（1）服用 ATRA 时，若出现不良反应时，应及时调整使用剂量或与谷维素、维生素 B$_1$、维生素 B$_6$ 等同服，以减轻头痛等症状。

（2）诱导期使用砷剂应每周至少监测 2 次心电图、血糖、电解质、血细胞计数和凝血功能，加强期至少每周监测 1 次。

八、禁忌证

（1）严重骨髓抑制患者、心功能不全患者、严重心律失常患者、存在严重感染患者禁用蒽环类药物。肝功能异常者可延长蒽环类药物排泄，应根据肝功能情况，调整蒽环类药物使用剂量。

（2）使用砷剂过程中，应监测患者心功能，根据心电图结果调整砷剂使用量，如果用药过程中出现扭转性心动过速，应该永久禁用砷剂。

（曾瑜）

第十节　霍奇金淋巴瘤

霍奇金淋巴瘤（Hodgkin lymphoma，HL），是一种慢性进行性、无痛的淋巴组织恶性肿瘤，原发瘤可起源于一个或一组淋巴结，逐渐蔓延至邻近的淋巴结及组织，常见侵犯组织包括脾、肝、骨髓和肺等。

一、病因

HL 的病因尚未完全阐明，目前认为基因及蛋白质通路转录调控缺陷、EB 病毒感染以及细胞因子作用与 HL 发病相关。

二、临床表现

主要表现为发热，淋巴结受侵犯表现，结外淋巴组织及脏器侵犯。

三、辅助检查

1. 实验室检查　可表现为非特异的血象异常包括白细胞升高、淋巴细胞减少、嗜酸粒细胞增多以及单核细胞增多。1%～2%患儿可以合并副瘤表现，多为自身免疫性疾病。

活动性 HL 患儿可能伴有细胞免疫功能缺陷，需要测定细胞及体液免疫功能，还应进行包括人类免疫缺陷病毒（human immunodeficiency virus，HIV）筛查在内的相关感染性筛查。

所有晚期（临床Ⅲ期或Ⅳ期）或症状明显（B 症状）以及复发需要重新分期的患者都应进行骨髓活检。

2. 影像学检查　常用的影像检查方法：CT、MRI、PET/CT、超声和内镜等。

（1）CT：仍然是目前淋巴瘤分期、再分期、疗效评价和随诊的最常用影像学检查方法。

（2）MRI：对于中枢神经系统、骨髓和肌肉部位发生病变的患儿，首选 MRI 检查；对于不宜行增强 CT 患儿，也可考虑选择或者首选 MRI 对肝、脾、肾脏、子宫等实质器官病变进行检查，MRI 也作为 CT 发现可疑病变后的进一步检查项目。

（3）PET/CT：目前是儿童霍奇金淋巴瘤分期与再分期、疗效评价和预后预测的最佳检查方法。临床应用较多，PET/CT 对判断肿瘤恶性程度和病变活动特异性高。

（4）超声：常用于浅表淋巴结检查及随诊，根据淋巴结结构有无破坏和血流情况可协助判断肿大淋巴结的良恶性。但是腹部、盆腔肿大的淋巴结和器官易漏诊。可与 CT 检查互补。

3. 病理学检查　病理学检查是淋巴瘤诊断的主要手段。取较大的整个淋巴结或者肿物做病理检查。病理形态学特征为：典型的 HRS 肿瘤细胞、稀少的肿瘤细胞以及大量的炎性背景细胞。找到 HRS 细胞是诊断本病的依据。

四、诊断

（1）诊断应为临床、影像及病理组织检查综合考虑后作出，其中最重要的是取得肿瘤病理组织的检查结果。

（2）鉴于 HL 肿瘤细胞相对较少，异质性强，建议需要有经验的病理专家共同会诊阅片以保证诊断无误。

（3）分期：Ann Arbor 分期是当前儿童 HL 应用最广泛分期方法。

（4）危险程度分层：

1）低危组　ⅠA、ⅡA 且无巨大瘤灶。

2）中危组　ⅠB、ⅢA 且无巨大瘤灶。

3）高危组　ⅡB、ⅢB、Ⅳ期或（各期）伴巨大瘤灶者；受累大于 4 个淋巴结区（即分期、B 组症状、巨大瘤灶均为危险因素）。

五、治疗参考

1. 化疗方案   成人及既往儿童普遍应用的化疗方案见表 8-13。

表 8-13   霍奇金淋巴瘤化疗方案表

低危组

ABVE/PC—COPP/ABV—ABVE/PC—COPP/ABV 共 4 个疗程

《儿童霍奇金淋巴瘤诊疗规范》推荐 ABVE/PC	环磷酰胺：为细胞周期非特异性药物，能与核酸结合，抑制 DNA、RMA 和蛋白质合成，从而杀死肿瘤细胞。其给药剂量为 600 mg/($m^2 \cdot d$)，静脉滴注，第 1 天给药，水化碱化 2 天
	长春新碱：其作用机制见第八章第八节朗格汉斯细胞组织增生症，给药剂量为 1.4 mg/($m^2 \cdot d$)，静脉推注，每次使用不应超过 2 mg，第 1、8 天给药
	多柔比星：为蒽环类药物，可影响核酸代谢和 DNA，RNA 的合成，对肿瘤细胞造成破坏而发生作用。给药剂量为 25 mg/($m^2 \cdot d$)，静脉滴注，第 1、2 天给药
	博来霉素：该药能抑制胸腺嘧啶渗入 DNA，阻止其与 DNA 结合，使 DNA 单链断裂，达到阻止 DNA 合成的目的。给药剂量为 5 IU/($m^2 \cdot d$)，静脉滴注，第 1 天给药；第 8 天给药 10 IU/($m^2 \cdot d$)，静脉滴注
	依托泊苷：其作用机制见第八章第七节噬血细胞综合征，给药剂量为 75 mg/($m^2 \cdot d$)，静脉滴注，第 1~5 天给药，输注时间大于 1 小时
	泼尼松：给药剂量为 40 mg/($m^2 \cdot d$)，口服，第 1~8 天给药
	G-CSF：给药剂量为 5 μg/(kg·d)，皮下注射，1 次/d，第 6 天开始给药，直至 ANC>1000/mm^3。
《诸福棠实用儿科学》推荐 COPP/ABV	环磷酰胺：600 mg/($m^2 \cdot d$)，静脉滴注，第 1 天给药，第 2 天水化碱化
	长春新碱：1.4 mg/($m^2 \cdot d$)，静脉推注(每次最大给药剂量不超过 2 mg)，第 1 天给药
	甲基苄肼：该药物能使 DNA 解聚，影响 DNA、RMA 和蛋白质合成，为细胞周期非特异性药物。给药剂量为 100 mg/($m^2 \cdot d$)，口服，第 1~7 天给药
	泼尼松：40 mg/($m^2 \cdot d$)，每日 2 次，第 1~14 天给药
	多柔比星：35 mg/($m^2 \cdot d$)，静脉滴注，第 8 天给药
	博来霉素：10 U/($m^2 \cdot d$)，静脉推注，第 8 天给药
	长春花碱：6 mg/($m^2 \cdot d$)，静脉推注，第 8 天给药

注：每 21 天为一个疗程，无严重感染，肝肾功能及心脏功能正常，中性粒细胞绝对值大于 750/mm^3 继续予下一个疗程化疗。两个疗程结束后评估治疗反应。4 个疗程后最终评估有残留局部放疗，无残留停药

中危组

Cycle A—COPP/ABV—Cycle C—Cycle A—COPP/ABV—Cycle C

续表8-13

Cycle A	阿糖胞苷：该药物通过与三磷酸脱氧胞苷竞争，抑制DNA多聚酶，进而抑制DNA合成，此外该药物还具有细胞毒性，为强力免疫抑制药。给药剂量为2 g/(m²·d)，静脉滴注3小时，间隔12小时给药，共给药4次
	依托泊苷：给药剂量为150 mg/(m²·d)，静脉滴注大于1小时，给药间隔12小时给药，第1、2天给药，依托泊苷在静脉滴注完阿糖胞苷后给予，共给药4次
	G-CSF：5 μg/(kg·d)，皮下注射，1次/d，第3天开始给药，直至ANC>1000/mm³
COPP/ABV	剂量同低危组
Cycle C	环磷酰胺：1000 mg/(m²·d)，静脉滴注20分钟，第1、2天给药 美司钠：400 mg/(m²·d)，于CTX的第0、4、8小时应用，水化碱化4天
	长春新碱：1.4 mg/(m²·d)，静脉推注(没有最大剂量)，第1天给药
	多柔比星：25 mg/(m²·d)，静脉滴注，第1、2、3天给药
	甲泼尼龙：250 mg/(m²·d)，静脉滴注，第1天给药，给药间隔6小时，共给药4次
	泼尼松：60 mg/(m²·d)，口服，每天3次，第2~4天给药
	G-CSF：5 μg/(kg·d)，皮下注射，每天1次，第4天开始给药，直至ANC>1000/mm³

注：每21天为一个疗程，无严重感染，肝肾功能及心脏功能正常，中性粒细胞绝对值大于750/mm³继续予下一个疗程化疗。共6个疗程。第2、4疗程结束后评估治疗反应

高危组

Cycle A—COPP/ABV—小评估 Cycle C—Cycle A—中期评估—COPP/ABV—Cycle C
若B组症状突出者可以先用Cycle C方案，调整化疗顺序为 Cycle C—Cycle A—COPP/ABV—Cycle C—Cycle A—COPP/AB

Cycle A (Ara-C/VP16)	阿糖胞苷：3 g/(m²·d)，静脉滴注3小时，给药间隔为12小时，第1、2天给药，共给药4次
	依托泊苷：200 mg/(m²·d)，静脉滴注1小时，给药间隔为12小时，第1、2天给药(依托泊苷在静脉滴注完阿糖胞苷后给予)，共给药4次
	G-CSF：5 μg/(kg·d)，皮下注射，每天1次，第3天开始给药直至ANC>1000/mm³
COPP/ABV	剂量同前
Cycle C (CHOP)	环磷酰胺：1200 mg/(m²·d)，静脉滴注20分钟，1次/d，第1、2天给药 美司钠：400 mg/(m²·d)，于CTX的第0、4、8小时应用，水化碱化4天
	长春新碱：1.4 mg/(m²·d)，静脉推注(没有最大剂量)，第1天给药
	多柔比星：25 mg/(m²·d)，静脉滴注，第1、2、3天给药，每天1次
	甲泼尼龙：250 mg/(m²·d)，静脉滴注，给药间隔为6小时，第1天给药
	泼尼松：60 mg/(m²·d)，口服，每天3次，第2~4天给药
	G-CSF：5 μg/(kg·d)，皮下注射，每天1次，第4天开始给药直至ANC>1000/mm³

注：每21天为一个疗程，无严重感染，肝肾功能及心脏功能正常，中性粒细胞绝对值大于750/mm³继续予下一个疗程化疗

2. 放疗方案

目前对儿童 HL 以全身化疗为主，联合肿瘤浸润野低剂量放疗（18～25 Gy）为标准治疗。对中高危患儿来说，化疗联合放疗疗效优于单纯化疗，建议化疗疗程结束后序贯肿瘤浸润野放疗。

3. 难治及复发 HL 治疗原则

目前没有统一的治疗方案，可以采用强化剂量的 BEACOPP 或 ICE 等大剂量化疗辅以局部放疗，综合考虑初治失败方案的治疗反应及药物累积量以及患儿的一般情况等做相应调整。

该治疗方案对低危组或治疗负荷相对低的患者再治疗疗效较好，对高危组或原已接受高治疗负荷者再治疗预后较差。

霍奇金淋巴瘤治疗思维导图

六、药学监护

（一）疗效评估

根据肿块、肝脾及骨髓情况，评估治疗效果。①完全缓解所有疾病症状消失；②部分缓解监测病变消退，且无新发病灶；③稳定未能达到部分缓解目的或存在进展；④复发或进展出现新发病灶或病灶最低水平增长≥50%。

（二）不良反应

1. 多柔比星　常见不良反应为消化道反应、骨髓抑制、心脏毒性等。该药心脏毒性应引起足够重视，急性心脏毒性可表现为心律失常、充血性心力衰竭等，多可逆。但发生慢性心脏损害为该药物不可逆的不良反应，此不良反应多与用药剂量有关。

2. 环磷酰胺　常见不良反应为胃肠道反应、脱发等，骨髓抑制、免疫抑制作用较明显，大剂量环磷酰胺可能会引起出血性膀胱炎，必要时可加用利尿药。监测尿常规、血常规、肝肾功能、电解质等。

3. 博来霉素　常见不良反应为皮疹、脱发、色素沉着、口腔炎、肺纤维化等，骨髓抑制较轻。

4. 甲基苄肼　常见不良反应为白细胞、红细胞及血小板减少，胃肠道反应，头晕，感觉异常等，偶尔会出现复视、视网膜出血等。

（三）注意事项

（1）使用多柔比星前后应检测心功能，注意计算该药物累积剂量，要求其总给药剂量应<300 mg/m²，停药后也需长期随访心功能。

（2）使用环磷酰胺后，若患儿肿瘤负荷较大时，可予以补液，碱化尿液，若患儿尿酸较高时，可考虑使用别嘌醇，防止出现高尿酸血症及尿酸性肾病。大剂量使用该药物时，应及时予以美司钠，防止出现出血性膀胱炎。

（3）使用博来霉素前可考虑予以糖皮质激素减轻不良反应，用药后定期复查肝肾功能及肺部摄片，监测肺功能，如出现肺部病变应及时停药，予以糖皮质激素治疗。同时接受放射线治疗的患儿，诱发间质肺炎、肺纤维化的可能性增加。

(四) 用药教育

使用甲基苄肼时,应尽量避免食用如奶酪、香蕉及腌制食物等富含酪氨酸的食物,防止中枢神经兴奋及血压升高。

七、禁忌证

(1)服用甲基苄肼时,应避免与苯丙胺、麻黄碱等拟交感神经药物联用。与苯巴比妥、抗组胺类药物、麻醉性镇静药联用时,应减少使用剂量,避免对中枢神经产生抑制作用。

(2)博来霉素禁用于严重肺部疾病、严重弥漫性肺纤维化的患儿。

八、超说明书用药

新型药物治疗,CD30 抗体偶联微管蛋白抑制药(brentuximab vedotin)在成人高危 HL 患者中治愈率较高,但该药在儿童中尚未批准进入适应证。有研究表明靶向免疫药物 PD-1 抗体用于治疗难治 HL 有效,目前国内外已有多家机构进行临床试验研究。

(曾瑜)

第九章

神经肌肉系统疾病及其药物治疗

第一节　热性惊厥

热性惊厥(febrile seizure，FS)通常由发热引起，在有上呼吸道感染或其他传染病的初期，体温大于 38.5℃时出现惊厥。年龄越小发病率越高，大多数儿童 6 岁后不再发病，是儿童时期常见的惊厥类型。

一、病因

FS 病因较为复杂，普遍认为受遗传因素和环境因素影响。该病具有明显的家族遗传倾向。

二、临床表现

根据临床特点可以分为单纯型和复杂型两种，见表 9-1。

表 9-1　热性惊厥的分类

特点	单纯型 (必须符合以下所有项目)	复杂型 (符合以下一项或多项)
惊厥持续时间	短(<15 分钟)，自限性	长(>15 分钟)
惊厥类型	全面强直-阵挛发作	局灶性发作
惊厥频率	24 小时内仅 1 次	1 次发热性疾病中反复发作
起病前神经系统异常	无	有
惊厥发作后病理性异常	无	有(偏瘫或嗜睡)

三、辅助检查

单纯性 FS 不推荐常规进行实验室检查、脑电图检查及神经影像学检查。复杂性 FS 应积极寻找发热原因，进行血液生化检测，CT 或 MRI 检查可寻找潜在的脑损伤，由于脑电图检查对某些病毒性脑炎有较高的提示价值，应尽早进行。

四、诊断

热性惊厥主要是根据特定的发生年龄以及典型的临床表现来诊断，最重要的是要排除可能导致发热期惊厥的其他各种疾病，如中枢神经系统感染、感染中毒性脑病、急性代谢紊乱等。

五、治疗参考

1. 一般治疗　患儿应保持呼吸道通畅，及时吸氧、监护生命体征，建立静脉输液通路。针对高热建议选用对乙酰氨基酚或布洛芬进行退热处理，《诸福棠实用儿科学（第 9 版）》建议给药剂量为乙酰氨基酚 10~15 mg/kg、布洛芬 5~10 mg/kg，口服。退热药物无法预防 FS 再次发作，应积极寻找病因，对因治疗。

2. FS 发作时的治疗　通常 FS 可在 10 分钟以内很快自行缓解，持续超过 5 分钟需要应用止惊药。目前多数首选地西泮，可给予地西泮溶液灌肠或静脉给予地西泮止惊，或给予 10% 水合氯醛 0.5 mL/kg 保留灌肠。地西泮是一种苯二氮草类药物，具有抗焦虑、镇静、肌肉松弛、抗惊厥等作用。用于 FS 时，可用 0.5 mg/kg 地西泮灌肠或者静脉输注。地西泮无效者，可选用咪达唑仑或其他静脉用止惊药（苯妥英钠、氯硝西泮等）。

UpToDate 临床顾问建议，对于持续时间超过 5 分钟的热性惊厥，应进行治疗。对于多数病例，静脉给予苯二氮草类药物（地西泮 0.1~0.2 mg/kg 或劳拉西泮 0.05~0.1 mg/kg）可有效终止发作。若发作持续，可能需要额外给予 1 剂。应仔细监测患儿的呼吸及循环状况，如果开始出现通气不足的情况，应进行高级气道干预（如，气囊-面罩通气、喉罩通气、确定性人工气道）。

3. FS 复发的预防

（1）复发风险：FS 复发率为 30%~40%。复发的危险因素包括：①有 FS 家族史；②首次发病年龄小于 18 个月；③FS 时体温为低热；④发热早期出现惊厥。无上述 4 个危险因素者复发率为 14%，具有的危险因素越多，发病率越高。

（2）预防。

1）发热时间歇性应用地西泮：主要适用于首次 FS 后有复发危险因素者，或已有复发者。方法为只在发热时应用抗惊厥药，给药剂量为每次 0.5 mg/kg，静脉或灌肠使用，8 小时后仍发热，可再次直肠注入，必要时 8 小时后重复第 3 次给药。为防止药物蓄积，24 小时内给药不超过 4 次。疗程一般为 2 年，或用至患儿 4~5 岁。

2）长期口服抗癫痫药：FS 患儿长期口服抗癫痫药尚存在争议。对于复杂型 FS 或频繁发作（每年 5 次以上）、用间歇短程预防治疗无效者，可选择苯巴比妥 3~5 mg/（kg·d）或丙戊酸钠 20~30 mg/（kg·d），口服，疗程一般持续到 3~4 岁。

3）UpToDate 建议：对于有长时间热性惊厥病史的儿童，家中应备用苯二氮草类药物，家长或照料者可在家中对患儿使用地西泮直肠凝胶（0.5 mg/kg），可教授他们如何在家中安全给药，经直肠给予一次的剂量并不会导致呼吸抑制。有条件的情况下，在家中也可使用咪达唑仑鼻喷雾剂来替代经直肠给予地西泮。另外，对于大多数患者，抗癫痫药治疗的风险超过潜在益处。

六、药学监护

热性惊厥治疗思维导图

(一)疗效评估

对于 FS 持续状态的患儿，在给予止惊药物后，应观察惊厥是否在短时间内停止，若无效应更换其他止惊药物，并寻找病因对因治疗。

(二)不良反应监护

1. 地西泮　不良反应小，安全范围大。连续用药可引起嗜睡、头昏、乏力。过量可致共济失调、思维紊乱、震颤、心动过缓，低血压等。偶可引起过敏反应如荨麻疹、红斑、白细胞减少。也有报道长期使用地西泮，偶可引起急性青光眼、眼球震颤、对光反射迟钝及结膜过敏等反应。

2. 苯巴比妥　最常见的不良反应是小儿易兴奋不安，活动多。药物过敏并不多见，若出现皮疹、高热等应立即停药。

3. 布洛芬　常见的不良反应有麻疹、哮喘、皮疹、水疱等过敏反应。对于有胃溃疡风险或有胃溃疡病史的患者，可能导致胃出血等胃肠道反应。

(三)注意事项

1. 地西泮　静脉注射地西泮可引起呼吸抑制，严重者可致呼吸、心搏骤停，为避免上述情况的发生，静脉注射速度宜慢，给药剂量不应超过 5 mg/(mL·min)。

2. 苯巴比妥　有严重肝肾功能不全者，禁用静脉注射。苯巴比妥虽戒断反应较轻，仍需逐渐减量停用。

3. 布洛芬　可能引起严重的过敏反应，尤其是对阿司匹林过敏的患者。如果发生过敏反应，应立即停药。本药物不应与其他非甾体抗炎药一同服用，会加重胃出血的风险。

(四)用药教育

1. 地西泮　长期服用地西泮可产生耐受性、习惯性及成瘾性，成瘾后突然停药可引起失眠、兴奋、呕吐、出汗、焦虑、震颤等戒断症状，故不宜长期服用，并避免突然停药。

2. 苯巴比妥　虽戒断反应较轻，仍需逐渐减量停用。

3. 布洛芬　若服用后出现胃部不适，可与食物或牛奶一同服用。

七、禁忌证

1. 地西泮　对地西泮过敏的患者禁用；6 个月以下儿童禁用；妊娠期女性禁用；重症肌无力、严重呼吸功能不全、严重肝肾功能不全和睡眠呼吸暂停综合征患者禁用。

2. 布洛芬/对乙酰氨基酚　对任一非甾体抗炎药过敏的患者禁用。

（欧阳曾旭）

第二节　化脓性脑膜炎

化脓性脑膜炎是由细菌引起的脑膜急性炎症病变，部分患者病变累及脑实质。该病起病急、进展快，常伴有不同程度的神经系统后遗症，但绝大多数发生儿童时期，尤其是婴幼儿时期为最常见的中枢神经系统感染性病变。

一、病因

根据我国文献报道，2个月以上儿童化脓性脑膜炎主要致病菌是肺炎链球菌、流感嗜血杆菌和脑膜炎奈瑟菌，新生儿化脓性脑膜炎常见致病菌为 B 族溶血性链球菌、大肠埃希菌、李斯特菌、肺炎克雷伯菌等，金葡菌脑膜炎可因创伤、手术、先天畸形而并发。

二、临床表现

各种细菌所致化脓性脑膜炎的临床表现很大程度上取决于患儿的年龄，主要临床表现有发热、颈项强直、意识改变和惊厥。

三、辅助检查

脑脊液常规、涂片、培养是确诊本病的重要依据，见表 9-2。涂片革兰氏染色检查致病菌简单易行，脑脊液培养可明确病原菌，对于诊断和指导治疗均有重要意义。

表 9-2　化脓性脑膜炎的脑脊液改变特点

	颅内压力/kPa	外观	潘氏试验	白细胞/$9 \times 10^6 \cdot L^{-1}$	蛋白/$g \cdot L^{-1}$	糖/$mmol \cdot L^{-1}$	氯化物/$mmol \cdot L^{-1}$	查找病原
正常状态	0.69~1.96	清亮透明	-	0~10	0.2~0.4	2.8~4.5	117~127	
化脓性脑膜炎	增高	米汤样浑浊	+~+++	数百至数千，多核细胞为主	明显增高	明显降低	多数降低	涂片或培养可发现致病菌

头颅 CT 及 MRI 有助于化脓性脑膜炎及其并发症的诊断与监测。头颅 MRI 较 CT 能更清晰地反映出脑实质病变，在病程中多次复查能发现并发症并指导干预措施的实施。

四、诊断

对急性起病、发热伴有急性脑功能障碍、颅压增高、脑膜刺激征表现时，应考虑化脓性脑膜炎诊断，脑脊液常规生化均符合化脓性改变者，可确定诊断。血和脑脊液培养可进一步明确病原菌。

许多中枢神经系统感染的临床表现与化脓性脑膜炎相似，因而不能仅从症状、一般体征来诊断化脓性脑膜炎。应根据病史、急性感染和神经系统症状体征，结合周围血象和脑脊液检查作出临床诊断。同时要与以下疾病相鉴别，包括病毒性脑膜炎、结核性脑膜炎和隐球菌性脑膜炎等。

五、治疗参考

1. 抗菌治疗　病原菌未明确之前可根据不同年龄、季节结合临床分析何种致病菌可能性大，选择 1~2 种有效抗菌药物。应选择脂溶性大、离子化程度小、血浆蛋白结合率低和小分子量药物。《儿童社区获得性细菌性脑膜炎诊断与诊疗专家共识》推荐治疗方案见表 9-3、表 9-4；《诸福棠实用儿科学(第 9 版)》推荐治疗方案见表 9-5。

表 9-3　儿童社区获得性细菌性脑膜炎抗菌药物治疗方案

细菌类型	药敏结果	标准治疗	替代治疗	疗程/天
肺炎链球菌	青霉素敏感	青霉素或阿莫西林	头孢曲松或头孢噻肟	10~14
	青霉素耐药			
	三代头孢菌素敏感	头孢曲松或头孢噻肟	美罗培南或头孢吡肟	10~14
	头孢菌素不敏感	万古霉素+头孢曲松和(或)头孢噻肟或利福平+头孢曲松和(或)头孢噻肟或万古霉素+头孢曲松和(或)头孢噻肟+利福平	利奈唑胺和(或)万古霉素+莫西沙星	10~14
脑膜炎奈瑟菌	青霉素敏感	青霉素或阿莫西林	头孢曲松或头孢噻肟	7
	青霉素耐药	头孢曲松或头孢噻肟	头孢吡肟或美罗培南或氯霉素或环丙沙星	7
李斯特菌	无	阿莫西林或氨苄西林	复方新诺明或莫西沙星或美罗培南或利奈唑胺	≥21
流感嗜血杆菌	β-内酰胺酶阴性	阿莫西林或氨苄西林	头孢曲松或头孢噻肟	7~10
	β-内酰胺酶阴性且氨苄西林耐药	头孢曲松或头孢噻肟+美罗培南	环丙沙星	7~10
	β-内酰胺酶阳性	头孢曲松或头孢噻肟	头孢吡肟或氯霉素或环丙沙星	7~10
金黄色葡萄球菌	甲氧西林敏感	氟氯西林或萘夫西林或苯唑西林	万古霉素或利奈唑胺或利福平或磷霉素	≥14
	甲氧西林耐药	万古霉素	复方新诺明或利奈唑胺或利福平或磷霉素	≥14
	万古霉素耐药	利奈唑胺	利福平或磷霉素或达托霉素	≥14

续表9-3

细菌类型	药敏结果	标准治疗	替代治疗	疗程/天
大肠埃希菌	三代头孢菌素敏感	头孢曲松或头孢噻肟	头孢吡肟或美罗培南或氨曲南或复方新诺明或阿米卡星	≥21
	头孢菌素不敏感	美罗培南	阿米卡星或氨曲南或复方新诺明	≥21
无乳链球菌	无	青霉素G或氨苄西林	头孢曲松或头孢噻肟或阿米卡星	14~21

注：具体用药需要参照药敏结果；部分药物涉及超说明书使用，使用前应充分告知；李斯特菌单药效果不好时，可根据临床需要考虑添加氨基糖苷类抗菌药物；针对大肠埃希菌以及无乳链球菌，可根据临床需要考虑添加氨基糖苷类抗菌药物；鉴于氨基糖苷类抗菌药物的耳毒性等不良反应，应谨慎使用，尤其是4岁以下的患儿，更应严格掌握适应证，密切监测不良反应，并根据现有的医疗规章制度予以充分告知；利福平、复方新诺明和磷霉素不建议作为单药治疗；氯霉素、喹诺酮类可作为耐药性肺炎链球菌、脑膜炎球菌、流感嗜血杆菌等为病原菌的替代治疗方案，但鉴于其不良反应以及超说明书应用等情况，应尽量避免使用；如肺炎链球菌对头孢曲松或头孢噻肟高耐药，即最低抑菌浓度≥4.0 mg/L，可考虑加利福平；对耐甲氧西林的葡萄球菌脑膜炎，选择万古霉素时，可考虑加用利福平。

表9-4　儿童社区获得性细菌性脑膜炎常用抗菌药物推荐剂量

抗菌药物	剂量	用法
头孢曲松	100 mg/(kg·d)，最大剂量4 g/d	q12 h
头孢噻肟	300 mg/(kg·d)，最大剂量8至12 g/d	q6 h
万古霉素	60 mg/(kg·d)，实现10~15 mg/L的谷浓度	q6 h
青霉素G	30~40万 U/(kg·d)，最大剂量2400万 U/d	q4~6 h
氨苄西林	200~300 mg/(kg·d)，最大剂量12 g/d	q4~6 h
美罗培南	120 mg/(kg·d)，最大剂量6 g/d	q6~8 h
阿米卡星	15~30 mg/(kg·d)，最大量1.5 g/d	q8 h
利福平	20 mg/(kg·d)，最大量600 mg/d	q12 h
利奈唑胺	30 mg/(kg·d)，≥12岁600 mg/d	<12岁，q8 h；≥12岁，q12 h

注：最大剂量不超过成人剂量。

表9-5　化脓性脑膜炎抗菌药物治疗方案

细菌	药物	剂量	给药方法(静脉滴注)	备注
肺炎链球菌	青霉素	80万 U/(kg·d)	分4次	
	氨苄西林	300 mg/(kg·d)	分4次	
	万古霉素	60 mg/(kg·d)	分4次	
	头孢三嗪噻肟	100 mg/(kg·d)	分1~2次	用于耐药菌株
	头孢氨噻肟	200 mg/(kg·d)	分4次	

续表9-5

细菌	药物	剂量	给药方法(静脉滴注)	备注
链球菌	青霉素	40万 U/(kg·d)	分4次	
流感杆菌	氨苄西林	300 mg/(kg·d)	分4次	用于耐药菌株
	头孢三嗪噻肟	100 mg/(kg·d)	分1~2次	
	头孢氨噻肟	200 mg/(kg·d)	分4次	
	头孢呋肟	150~200 mg/(kg·d)	分4次	
大肠埃希菌	氨苄西林	300 mg/(kg·d)	分4次	
	头孢三嗪噻肟	100 mg/(kg·d)	分1~2次	
	头孢氨噻肟	200 mg/(kg·d)	分4次	
	头孢呋肟	150~200 mg/(kg·d)	分4次	
	庆大霉素或	5000~7000 U/(kg·d)	分3次	可加鞘注
	妥布霉素或	3~5 mg/(kg·d)	分3次	
	阿米卡星+	15 mg/(kg·d)	q8 h	加鞘注
金黄色葡萄球菌	苯唑青霉素	300 mg/(kg·d)	分4次	同时使用2~3种抗菌药物
	万古霉素	60 mg/(kg·d)	分4次	
	乙氧萘青霉素	300 mg/(kg·d)	分4次	
	甲氧苯青霉素	200 mg/(kg·d)	分4次	
	红霉素	60~80 mg/(kg·d)	分4次	
	利福平	10~25 mg/(kg·d)		口服
	SMZ+	100 mg/(kg·d)	分2次	口服
	TMP	20 mg/(kg·d)	分2次	
细菌不明	2~3月龄	①氨苄青霉素+头孢氨噻肟或头孢三嗪噻肟 怀疑金葡菌加甲氧苯青霉素或青霉素 怀疑绿脓加庆大霉素头孢噻甲羧肟 ②氨苄青霉素+庆大霉素或丁胺卡那霉素或妥布霉素 ③氨苄青霉素+氯霉素		
	>3月龄	①青霉素+氯霉素 ②氨苄青霉素+氯霉素 ③头孢三嗪噻肟或头孢氨噻肟		

2. 抗炎治疗　当细菌被杀死或溶解后,释放出内毒素、肽聚糖等物质促进细胞因子介导炎症反应,加重脑水肿和粒细胞浸润。

3. 对症治疗

(1)控制惊厥:频繁惊厥必须控制,以免发生脑缺氧及呼吸衰竭。除用脱水药降低颅压,常规补钙外,对症治疗可采用安定、水合氯醛、苯巴比妥等抗惊厥药物。

（2）降低颅内压：治疗脑水肿和颅内压增高可选用渗透性利尿药如20%甘露醇、甘油和高张盐水（9 g/L）。

（3）并发症的治疗：常见并发症包括硬膜下积液、脑室管膜炎和脑积水。少量硬膜下积液可在1～2月内自行吸收，无须处理；积液量大时需穿刺放液，必要时可手术引流。脑室管膜炎需进行侧脑室穿刺引流，同时可由脑室内注入适宜抗菌药物。

化脓性脑膜炎治疗思维导图

六、药学监护

（一）疗效评估

（1）对使用抗菌药物的化脓性脑膜炎患儿应密切监护其血象、临床症状、细菌培养结果等，根据病情变化调整抗菌药物治疗方案。

（2）甘露醇用药后注意观察患儿颅内压是否还有增高，头痛、呕吐等症状是否消失。

（二）不良反应监护

1. 抗菌药物的使用过程中应注意不良反应的监护

（1）青霉素的过敏反应，婴儿使用大剂量青霉素时应密切监护，警惕青霉素脑病（表现为肌肉阵挛、抽搐、昏迷等）。

（2）首次使用头孢类抗菌药物的患儿应观察其是否出现药物过敏的症状，输液部位有无肿胀、疼痛或渗出，定期监测其肝肾功能。

（3）万古霉素的不良反应较多且较重，如休克、肾毒性、耳毒性、肝肾功能损害、骨髓抑制等，新生儿用药期间应进行血药浓度监测，维持谷浓度在10～20 mg/L。

（4）我国有关部门已明确规定<6岁小儿禁用氨基糖苷类抗菌药物，若药物敏感试验提示病原菌仅对该类药物敏感并取得家长知情同意的情况下可考虑使用，但不作为首选和常规使用。

2. 糖皮质激素使用过程应注意的监护　对于使用糖皮质激素的患儿，用药时注意监测患儿的电解质、血压、血糖、眼压，积极预防感染。

（三）注意事项

抗菌药使用前应详细询问患者过敏史。静脉给药应选择合适的溶媒现配现用。在给药过程中应控制滴注时间，如万古霉素滴注时间应在60分钟以上，青霉素给药速度不能超过50万 U/min。糖皮质激素有免疫抑制的作用，可能诱发或加重感染，用于化脓性脑膜炎患儿时应给予足量抗菌药物。甘露醇遇冷易结晶，用药前若有结晶，可用力震荡或泡于热水中待结晶溶解后再使用。

（四）用药教育

（1）糖皮质激素可加重感染，增加食欲影响能量代谢，故应嘱家属加强对患儿的防护，控制饮食，调整饮食结构。

（2）嘱咐家属在甘露醇的用药过程中，密切观察患儿神志、瞳孔变化，留意尿量，警惕患儿脑水肿加重和肾功能损伤的出现。

七、禁忌证

（1）对青霉素过敏的患者禁用青霉素、氨苄西林等抗菌药物。

（2）头孢曲松不得用于高胆红素血症的新生儿和早产儿的治疗，不得与含钙制剂一同输液。

（3）美罗培南禁用于使用丙戊酸钠的患儿，有癫痫史的患儿使用美罗培南发生中枢神经系统症状的风险增加。

（欧阳曾旭）

第三节　病毒性脑炎

病毒性脑炎是指由病毒感染造成的脑实质病变。引起病毒性脑炎的病毒种类较多，它们的传播途径、临床表现和预防都有所不同，大多数患者呈自限性。

一、病因

引起病毒性脑炎的种类可大致分为肠道病毒、虫媒病毒、疱疹病毒科的病毒、副黏病毒属病毒以及其他病毒。

二、临床表现

病毒性脑炎起病急，临床表现因脑实质部位的病理改变、范围和严重程度而有所不同。大多数患儿表现为发热、反复惊厥发作、不同程度的意识障碍和颅内压增高。

三、辅助检查

1. 脑脊液检查　病毒性脑炎脑脊液葡萄糖浓度正常，蛋白质轻度或中度升高，白细胞轻度或中度增多，以单个核细胞为主，少数患儿在疾病早期中性粒细胞占优势，但大多很快消失，少部分患儿脑脊液正常或白细胞、蛋白质明显升高，见表9-7。

表 9-7　病毒性脑膜炎的脑脊液改变特点

	颅内压力/kPa	外观	潘氏试验	白细胞/9×10⁶·L⁻¹	蛋白/g·L⁻¹	糖/mmol·L⁻¹	氯化物/mmol·L⁻¹	查找病原
正常状态	0.69~1.96	清亮透明	–	0~10	0.2~0.4	2.8~4.5	117~127	
病毒性脑膜炎	正常或轻度增高	清亮	–~+	正常或数百，以淋巴细胞为主	正常或轻度增高	正常	正常	特异性抗体阳性，病毒分离可阳性

2. 病毒学检查　脑脊液中病毒核酸的 PCR 检查已成为病毒性脑炎常用诊断方法。对疑为病毒性脑炎患者的血清和脑脊液都应检测病毒特异性 IgM 抗体，若脑脊液中某种病毒的 IgM 抗体呈阳性，一般可确定诊断。

3. 影像学检查　MRI 较 CT 更为清晰准确，通常可发现弥漫性脑水肿，皮质、基底节、脑桥、小脑的局灶性异常。

四、诊断

对急性起病，发热伴有头痛、呕吐表现，外周血检查、脑脊液常规生化均符合病毒性改变者，可确定诊断。此外还可通过脑脊液病毒分离或血清学检查检测病原体。

病毒性脑炎的诊断应根据症状、体征、流行病学及实验室检查综合分析。患者需与化脓性、结核性脑膜炎，脑脓肿，脑真菌、支原体等感染相鉴别，也需与 Reye 综合征、颅内血肿、脑肿瘤等进行鉴别。

五、治疗参考

1. 一般治疗

病毒性脑炎患儿须住院治疗，危重患儿应收入重症监护病房。支持治疗是病毒性脑炎治疗的重要基础，应注意监测患者呼吸、心律、体液平衡及并发症的发生，包括脑梗死、脑静脉血栓形成、血管升压素异常分泌综合征、吸入性肺炎、上消化道出血、尿道感染和弥散性血管内凝血、下肢深静脉血栓形成和继发性细菌感染等，及时对症处理。严重免疫抑制、狂犬病脑炎、发疹性脑炎、传染性病毒引起的脑炎注意隔离。

2. 抗病毒治疗

（1）经验抗病毒药物的选择 很多病毒可引起脑炎，但病毒性脑炎特异性抗病毒治疗通常只适用于由疱疹病毒引起的疾病，尤其是单纯疱疹病毒脑炎。越早开始对单纯疱疹病毒脑炎进行治疗，导致死亡或严重后遗症的可能性会越低，在等待诊断结果的同时，应尽快对所有疑似病毒性脑炎患者使用阿昔洛韦。

（2）已证实某种病毒性脑炎时，抗病毒药物的选择见表 9-8。肠道病毒、虫媒病毒、腺病毒、蜱媒病毒、流行性腮腺炎病毒、风疹病毒等无特异性抗病毒药物，主要为支持治疗。单纯疱疹病毒、水痘带状疱疹病毒应用阿昔洛韦。巨细胞病毒、人类疱疹病毒 6 型应用更昔洛韦和膦甲酸钠。流感病毒可应用奥斯米韦。

表 9-8　儿童病毒性脑膜炎不同病毒类型药物选择

病原体	治疗药物	剂量	疗程
单纯疱疹病毒	阿昔洛韦	月龄<3 个月患儿：20 mg/kg，静脉滴注，隔 8 小时给药 1 次；3 个月~12 岁患儿：500 mg/m^2，隔 8 小时给药 1 次；>12 岁患儿：10 mg/kg，隔 8 小时给药 1 次	免疫功能正常者，至少 14 天；免疫功能低下者，至少 21 天

续表9-8

病原体	治疗药物	剂量	疗程
人类疱疹病毒6型、巨细胞病毒	更昔洛韦和膦甲酸钠	诱导治疗：更昔洛韦（5 mg/kg，隔12小时给药1次）+膦甲酸钠（60 mg/kg 隔8小时给药1次），均为静脉滴注 维持治疗：更昔洛韦（5 mg/kg，1次/d）+膦甲酸钠（60~120 mg/kg，1次/d）	免疫功能正常者，21天；免疫抑制患者，42天
水痘-带状疱疹病毒	阿昔洛韦	同单纯疱疹病毒	7~14天

3. 其他治疗

（1）糖皮质激素的应用：对重症、急性期的病例，可考虑用肾上腺皮质激素如地塞米松，可减轻炎症、水肿，降低血管通透性。但不宜长期使用，一般不超过5天。

（2）丙种球蛋白的应用：少量临床研究表明 IVIG 对病毒性脑炎可能有一定的治疗作用，但试验设计并非完全随机对照实验且样本量少，丙种球蛋白的确切效果还需要进一步大样本研究。

（3）抗癫痫药物的应用：静脉注射抗癫痫药物如苯巴比妥钠控制癫痫发作，癫痫发作频繁患者可以考虑应用卡马西平、奥卡西平等抗癫痫药物。癫痫持续状态患者可以应用咪达唑仑。

病毒性脑炎治疗思维导图

六、药学监护

（一）疗效评估

密切观察患儿临床症状是否好转，脑脊液检查是否正常，可通过脑脊液 PCR 检查和病毒核酸定量检测评估疗效。

（二）不良反应监护

1. 阿昔洛韦　常见不良反应有静脉炎、皮疹、胃肠道反应、肝肾功能异常、骨髓抑制等。用药时应监测肝功能及全血细胞计数。

2. 更昔洛韦　主要不良反应为三系血细胞减少，并易引起出血和感染。用药时应定期监测全血细胞计数和血小板计数、肝肾功能。

3. 膦甲酸钠　不良反应有发热、寒战、脓毒症、皮疹、局部刺激、肾功能损害、电解质紊乱、惊厥、胃肠道反应、中枢及周围神经系统症状、精神失调、血象异常等。用药时应密切监测肝肾功能、电解质、血常规，并观察患儿精神状态。

（三）注意事项

1. 阿昔洛韦　滴注时间应在1小时以上，防止药物在肾小管结晶沉淀，输注时防止外漏造成静脉炎。

2. 膦甲酸钠　膦甲酸钠具有较大肾毒性，使用前应进行水化，输液量为 2.5 L/d。

(四)用药教育

阿昔洛韦和膦甲酸钠在滴注期间及之后，应嘱家属让患儿充分饮水，防止药物沉积在肾小管造成肾脏损伤。

七、禁忌证

1. 膦甲酸钠　过敏的患者禁用，有 QT 间期延长病史的患者、正在服用已知可延长QT 间期的药物的患者应谨慎使用。

2. 阿昔洛韦、更昔洛韦　过敏的患者禁用，肝肾功能不全者慎用。

（欧阳曾旭）

第四节　癫痫

癫痫是一种由多种病因引起的慢性脑部疾病，以脑神经元过度放电导致反复性、发作性和短暂性的中枢神经系统功能失常为特征。

一、病因

癫痫的发生是内在遗传因素和外界环境因素在个体内相互作用的结果。癫痫的遗传学病因主要有四种表现形式：单基因遗传性癫痫、多基因遗传性癫痫、遗传性多系统疾病中的癫痫、细胞(染色体)遗传异常所造成的癫痫。癫痫的常见获得性病因包括：海马硬化、出生前及围产期脑损伤、中枢神经系统感染、脑肿瘤、颅脑损伤、脱髓鞘病变等。

二、临床表现

癫痫发作的临床表现取决于同步化放电的癫痫灶神经元所在脑部位和痫样放电的扩散途径。分为局灶性发作和全面性发作。

三、辅助检查

1. 脑电图检查　是癫痫患者最重要的检查，对于癫痫的诊断以及发作类型、综合征分型都至关重要。脑电图异常可分为发作间期和发作期，发作间期主要可见到棘波、尖波、棘慢波、尖慢波散发或出现各种节律等，发作期可以看到一个从开始到结束的具有演变过程的异常发作性脑电图异常事件，可以是全导弥漫性的或者局灶性的。

2. 影像学检查　CT 和 MRI 是癫痫患者寻找病因的常用检查手段。头颅 MRI 在发现引起癫痫的病灶方面具有更大的优势。

四、诊断

癫痫的诊断可分为 5 个步骤：①判断是否为癫痫；②确定癫痫发作类型；③确定癫痫综合征类型；④寻找癫痫病因；⑤确定残障和共患病的情况。为增加临床实践诊断癫痫的可操作性，国际抗癫痫联盟（International League Against Epilepsy，ILAE）于 2014 年发布了癫痫的临床实用性定义，提出诊断癫痫的条件：①至少两次间隔>24 小时的非诱发性发作（或反射性发作）；②1 次非诱发性（或反射性发作），在未来 10 年再发风险与两次非诱发性发作再发风险相当（至少 60%）；③诊断某种癫痫综合征。

五、治疗参考

随着医学的进步，针对癫痫已出现了多种治疗方案，可在不同情况下进行优化选择或采取综合性干预措施，重在对疾病长期全面的管理。癫痫的主要治疗方案包括药物治疗、外科治疗、生酮饮食及神经调控治疗等。

1. 抗癫痫药物（AEDs）治疗　　AEDs 是目前癫痫治疗中最主要的治疗方案，常作为首选方案。抗癫痫药物使用前需与患者或监护人充分讨论，达成一致，开始治疗的原则如下。①第二次癫痫发作后；②已有 2 次发作，发作间隔期 1 年以上，可暂时推迟药物治疗；③有下述情况者，首次发作后即需开始治疗：脑功能缺陷；脑电图明确痫样放电；不能承受再次发作风险；头颅影像检查显示脑结构损害。药物选择需要依据癫痫发作分类、癫痫综合征及患者的个体情况确定。指南推荐常用传统 AEDs 与新型 AEDs 依据发作类型选择方案的总结见表 9-9、表 9-10。

表 9-9　根据癫痫发作类型选择 AEDs

癫痫发作类型	一线药物	二线药物	可能会加重发作的药物
全面性强直-阵挛发作	拉莫三嗪、丙戊酸钠、卡马西平、奥卡西平	左乙拉西坦、托吡酯	卡马西平、奥卡西平、苯妥英钠
强直或失张力发作	丙戊酸钠	拉莫三嗪、托吡酯	卡马西平、奥卡西平
失神发作	乙琥胺、拉莫三嗪、丙戊酸钠	氯硝西泮、左乙拉西坦、托吡酯、唑尼沙胺	卡马西平、奥卡西平、苯妥英钠
肌阵挛发作	左乙拉西坦、丙戊酸钠、托吡酯	氯硝西泮、唑尼沙胺	卡马西平、奥卡西平、苯妥英钠
局灶性发作	卡马西平、拉莫三嗪、左乙拉西坦、奥卡西平、丙戊酸钠	托吡酯、苯妥英钠、苯巴比妥、唑尼沙胺	

表 9-10　根据癫痫综合征选择 AEDs

癫痫综合征	一线药物	二线药物	可能加重发作的药物
儿童失神癫痫、青少年失神癫痫	丙戊酸钠、拉莫三嗪	左乙拉西坦、托吡酯	卡马西平、奥卡西平、苯妥英钠
青少年肌阵挛癫痫	丙戊酸钠、拉莫三嗪	左乙拉西坦、托吡酯、氯硝西泮	卡马西平、奥卡西平、苯妥英钠
仅有全面性强直-阵挛发作的癫痫	丙戊酸钠、拉莫三嗪、	左乙拉西坦、托吡酯、苯巴比妥	
Lennox-Gastaut 综合征	丙戊酸钠、托吡酯、拉莫三嗪	左乙拉西坦、氯硝西泮	卡马西平、奥卡西平
儿童良性癫痫伴中央颞区棘波	丙戊酸钠、卡马西平、拉莫三嗪、奥卡西平	左乙拉西坦、托吡酯	
West 综合征（婴儿痉挛症）	ACTH、泼尼松、氨己烯酸	托吡酯、丙戊酸钠、拉莫三嗪	卡马西平、奥卡西平
Dravet 综合征	丙戊酸钠、托吡酯	氯硝西泮、左乙拉西坦、氯巴占	卡马西平、奥卡西平
癫痫性脑病伴慢波睡眠期持续性棘慢波、Landau-Kleffner 综合征	丙戊酸钠、氯硝西泮、ACTH	左乙拉西坦、拉莫三嗪、托吡酯	卡马西平、奥卡西平

药物治疗的总体原则为：依据发作类型与综合征选药；尽可能单药治疗；对于儿童、妇女等特殊人群须考虑患者特点；第一种药物治疗失败后需考虑选用不同机制、药代动力学及不良反应无相互增加、具有疗效协同增强作用的"合理的多药治疗"；治疗中需关注抗癫痫药物不良反应，儿童常用抗癫痫药物的使用方法及有效血药浓度见表 9-11；如合理使用一线抗癫痫药物仍有发作，拟判断为药物难治性癫痫前需严格评估癫痫的诊断。

表 9-11　儿童常用口服抗癫痫药物的使用方法及有效血药浓度

药物名称		起始剂量	增加剂量	维持剂量	最大剂量	有效浓度/mg·L⁻¹	服药次数/次
卡马西平		5~10 mg/(kg·d)	每 3~5 日增加 5~10 mg/kg	10~30 mg/(kg·d)		4~12	2~3
乙琥胺	<6 岁	5 mg/kg	逐渐加量	10~20 mg/kg	500 mg		2
	>6 岁	0.25 g/d	0.25 g/(4~7d)	至控制发作	1.5 g/d		
苯巴比妥		1~1.5 mg/kg	按需调整	2.5~4 mg/(kg·d)（1个月~12岁）、60~180 mg/(kg·d)（12~18岁）	5 mg/(kg·d)		1~2

续表9-11

药物名称		起始剂量	增加剂量	维持剂量	最大剂量	有效浓度/mg·L^{-1}	服药次数/次
丙戊酸钠		15 mg/(kg·d)	每隔一周增加 5~10 mg/kg	20~30 mg/(kg·d)	60 mg/kg 或总量不超过 2 g		2~3
苯妥英钠		5 mg/kg	按需调整	4~8 mg/kg	250 mg/d		2~3
拉莫三嗪		0.3 mg/(kg·d)	0.6 mg/(kg·d)	1~10 mg/(kg·d)	15 mg/kg		1~2
左乙拉西坦	1~6 月龄婴儿	7 mg/kg，每天 2 次	逐渐加量	10~20 mg/kg，每天 2 次	21 mg/kg		2
	6 月龄以上 (BW≤50 kg)	5~10 mg/kg，每天 2 次	每 2 周 10 mg/kg		30 mg/kg		2
	12~18 岁或 BW≥50 kg	250 mg/次，每天 2 次	每 2 周增加至 500 mg/次，每天 2 次		1500 mg/次，每天 2 次		2
奥卡西平		8~10 mg/(kg·d)	10 mg/(kg·d)	20~30 mg/(kg·d)	46 mg/(kg·d)		2
托吡酯		0.5~1 mg/(kg·d)	0.5~1 mg/(kg·d)	3~6 mg/(kg·d)			2
唑尼沙胺		2~4 mg/(kg·d)	2~4 mg/(kg·d)	4~8 mg/(kg·d)	12 mg/kg		1~3

2. **癫痫外科治疗** 手术是除药物以外一项最主要的治疗方案。手术适应证包括：药物难治性癫痫；病变相关性癫痫，如局灶性脑皮质发育不良、海马硬化等。拟行手术者，术前需严格评估确定致痫区的准确部位及周围大脑皮层重要功能区的分布，需在有经验的癫痫专科中心完成。

3. **其他治疗** 如生酮饮食，可用于难治性儿童癫痫、葡萄糖转运体 I 缺陷症、丙酮酸脱氢酶缺乏症的治疗。神经调控治疗，如迷走神经刺激术、经颅电刺激、经颅磁刺激术均可作为辅助治疗的选择。

4. **癫痫持续状态** 是神经科常见的急危重症，目前定义为全面性惊厥发作超过 5 分钟，或者非惊厥性发作或部分性发作持续超过 15 分钟或者 5~30 分钟内两次发作间歇期意识未完全恢复者。

癫痫治疗思维导图

癫痫持续状态临床处理流程

六、药学监护

(一)疗效评估

可通过以下几项来评估疗效：①发作频率；②发作程度，持续时间；③服药剂量；④脑电图结果。

(二)不良反应监护

所有的 AEDs 都可能产生不良反应，其严重程度在不同个体间有很大差异。AEDs 的不良反应是导致治疗失败的另一个主要原因。大部分不良反应是轻微的，但也有少数会危及生命。

最常见的不良反应包括对中枢神经系统的影响(镇静、嗜睡、头晕、共济障碍、认知、记忆等)、对全身多系统的影响(血液系统、消化系统、体重改变、生育问题、骨骼健康等)和特异体质反应。可以分为以下四类。

1. 剂量相关的不良反应　例如苯巴比妥的镇静作用，卡马西平、苯妥英钠引起的头晕、复视、共济失调等与剂量有关。应从小剂量开始缓慢增加剂量，尽可能不要超过说明书推荐的最大治疗剂量以减轻这类不良反应。

2. 特异体质的不良反应　一般出现在治疗开始的前几周，与剂量无关。部分特异体质不良反应虽然罕见，但是有可能危及生命。几乎所有的传统 AEDs 都有特异体质不良反应的报道，主要有皮肤损害、严重的肝毒性、血液系统损害。新型的 AEDs 中的拉莫三嗪和奥卡西平也有特异体质不良反应的报道。特异体质不良反应一般比较轻微，在停药后迅速缓解。部分严重的不良反应需要立即停药，并积极对症处理。

3. 长期的不良反应　与累计剂量有关，应给予患者能够控制发作的最小剂量，若干年无发作后可考虑逐渐停药或减量，有助于减少 AEDs 的长期不良反应。

4. 致畸作用　有癫痫病史的妇女后代的畸形发生率是正常妇女的 2 倍。大多数研究者认为 AEDs 是造成后代畸形的主要原因。妊娠女性在服用 AEDs 时应选择安全性高的药物。

(三)注意事项

应合理选用抗癫痫药，对于单纯型癫痫一般选用一种药物控制即可，从小剂量开始逐渐增加剂量至满意疗效，并长期维持该治疗剂量。治疗过程中不可突然停药或改变剂量，至少应服用至两年没有癫痫发作，才能逐渐慢慢停药。

(四)用药教育

应嘱咐患儿家属定时定量给予患儿抗癫痫药物，坚持长期用药，不可随意停药换药。同时应密切观察药物不良反应，定期复查患儿脑电图，定期监测血，尿常规，肝、肾功能等。

七、禁忌证

1. 丙戊酸钠　禁用于有肝病或肝功能不全的患儿，禁用于有核基因编码的线粒体酶聚合酶 γ 突变引起的线粒体疾病的患儿，禁用于有尿素循环障碍的患儿。

2. 卡马西平　不宜用于曾有骨髓抑制，对该药过敏或已知对任何三环化合物敏感的患儿。

3. 苯巴比妥　禁用于有明显或潜在卟啉病、有明显肝功能损害或有明显呼吸困难或梗阻的呼吸系统疾病的患儿。

（欧阳曾旭）

第五节　吉兰-巴雷综合征

吉兰-巴雷综合征（Guillain-Barré syndrome，GBS）又称急性感染性多发性神经根神经炎，是当前我国和多数国家小儿常见的急性周围神经系统疾病，主要以肢体对称性、弛缓性瘫痪为主要特征。

一、病因

GBS病因尚未充分阐明。约70%的GBS患儿发病前8周内有前驱感染史，少数患儿有手术史或疫苗接种史。许多病毒或细菌与GBS有关。

二、临床表现

主要表现为运动障碍、感觉障碍和自主神经功能障碍。

三、辅助检查

1. 脑脊液检查　大部分患儿会出现脑脊液蛋白细胞分离现象，即脑脊液蛋白含量升高，白细胞数多$<10 \times 10^6/L$，50% GBS患者在起病1周内出现该现象，至第3周蛋白细胞分离现象可达到75%。

2. 神经传导功能测试　以髓鞘脱失为病理改变者，主要呈现运动和感觉神经传导速度减慢、远端潜伏期延长和反应电位时程增宽，波幅减低不明显。

3. 血清免疫检查　通常GBS患者可检测到抗神经节苷脂抗体，优于IgM抗体可在体内长期存在，因此IgG抗体较IgM抗体更有意义。不同的GBS类型可能对应不同的抗体亚型。

四、诊断

诊断标准：根据《中国吉兰-巴雷综合征诊治指南》（2010版），诊断GBS的必要条件有以下几点。

（1）呈急性起病，常有前驱感染史，病情逐渐进展加重，2周左右达高峰。

（2）对称性肢体、颅神经支配的肌肉无力，腱反射减弱或消失，严重者可累及呼吸功能。

（3）伴或不伴有轻度感觉及自主神经功能异常。

（4）脑脊液存在蛋白-细胞分离现象。

（5）神经电生理检查显示周围神经传导速度减慢、传导潜伏期延长、F 波异常、传导阻滞、异常波形离散，严重者出现轴索受损的表现。

（6）病程有自限性。

GBS 不同亚型有各自的特点：急性炎症性脱髓鞘性多发性神经病（AIDP）基本符合上述诊断标准，急性运动感觉轴索性神经病（AMSAN）则出现感觉和运动神经同时受累的表现，轴索受损明显。急性运动轴索性神经病（AMAN）突出特点为几乎纯运动神经受损，轴索损害明显。急性泛自主神经病（ASN）主要为感觉神经动作电位波幅下降或消失。急性泛自主神经病主要表现为广泛交感神经和副交感神经受累。miller fisher 综合征（MFS）主要表现为眼外肌瘫痪、共济失调和腱反射减弱或消失。

五、治疗参考

1. 加强护理　病程呈自限性，大多可完全恢复，应积极做好护理和支持治疗。

2. 免疫治疗

（1）免疫球蛋白治疗：《中国吉兰-巴雷综合征诊治指南》（2010 版）指出有条件者应尽早应用 IVIG。使用方法为静脉滴注 IVIG，给药剂量为 400 mg/（kg·d），每日 1 次，连用 3~5 天。若患儿在一个疗程后病情无好转或恢复后复发，可以选择增加一个疗程。《儿科学（第 9 版）》推荐：IVIG 治疗的总剂量为 2 g/kg，分 2 日 21 g/（kg·d）或 5 日 2400 mg/（kg·d）给予。

（2）血浆置换（PE）：该方法可清除病理性抗体和补体，它不能同时与 IVIG 使用或在其之后使用，因为会清除输入体内的 IVIG。使用方法：每次血浆置换量为 30~50 mL/kg，在 1~2 周内进行 3~5 次。

（3）糖皮质激素：有研究表明激素治疗 GBS 的有效率为 55.88%，IVIG 治疗有效率为 81.25%，激素加 IVIG 治疗有效率 83.33%，联合治疗有效率高，但与单独治疗相比无统计学差异，不推荐联合使用。

吉兰巴雷综合征治疗思维导图

六、药学监护

（一）疗效评估

通过患儿四肢肌张力水平、感觉障碍的恢复情况以及神经麻痹、呼吸麻痹的恢复情况来评估疗效。复查神经传导功能测试、脑脊液检查等。

（二）不良反应监护

IVIG 的常见不良反应有头痛、发热、轻度高血压、恶心、呕吐、关节痛以及皮疹、瘙痒等过敏反应。在输注过程中应全程观察患儿的一般情况和生命体征，必要时减慢或暂停输注。

（三）注意事项

IVIG 血液制品应单独输注，不得与其他药物混合，输注速度不宜过快，最快不得超过 3 mL/min（60 滴/min）。

（四）用药教育

IVIG 用药前应告知患儿家属相关风险，签署知情同意书。嘱患儿家属 IVIG 是一种血液制品，可能含有潜在的传染性病原体，风险较高，应在医生的指导下慎重使用，不得擅自用药。

七、禁忌证

IVIG：对人免疫球蛋白过敏或有其他严重过敏史的患儿、有 I 型或 II 型高脯氨酸血症以及有抗 IgA 抗体的选择性 IgA 缺乏的患儿禁用。

PE：严重感染、心律失常、心功能不全、凝血系统疾病等禁用。

（欧阳曾旭）

第六节　重症肌无力

重症肌无力（myasthenia　gravis，MG）是由自身抗体介导的获得性神经-肌肉接头传递障碍的自身免疫性疾病。

一、病因

病变部位在神经-肌肉接头的突触后膜，该膜上乙酰胆碱受体（Ach-R）受到损害后，受体数目减少，同时体内存在抗 Ach-R 抗体，导致乙酰胆碱 Ach 与受体结合的概率变小，很快被胆碱酯酶水解，表现出全身或部分骨骼肌容易疲劳。

二、临床表现

临床上无力性运动障碍典型表现为"晨轻暮重"，即无力症状在睡眠或长时间休息后缓解，活动后加重。

1. 儿童期重症肌无力　临床主要表现有 3 种类型：眼肌型、脑干型、全身型。约 2% 的患儿有家族史，提示这些患儿的发病与遗传因素有关。

2. 新生儿期重症肌无力　分为新生儿暂时性重症肌无力和先天性重症肌无力。

三、辅助检查

1. 药理学检查　甲硫酸新斯的明试验：肌内注射 0.02~0.04 mg/kg 新斯的明，最大给药剂量不超 1.0 mg。选取肌无力症状最明显的肌群，记录 1 次肌力，注射后每 10 分钟记录 1 次，持续记录 60 分钟。按照下列公式计算相对评分作为试验结果判定值。相对评分=（试验前该项记录评分-注射后每次记录评分）/试验前该项记录评分×100%。相对评分≤24% 为阴性，24%~60% 为可疑阳性，≥60% 为阳性。

2. 肌电图检查　表现为重复电刺激中反应电位波幅的快速降低，对本病诊断较有特异性。

3.血清抗体检查　50%~60%的眼肌型 MG 患者、85%~90%的全身型 MG 患者血清中可检测到 Ach-R 抗体。需要注意的是 Ach-R 抗体检测结果为阴性时不能排除 MG 诊断。

4.胸腺影像学检查　约 80%的 MG 患者伴有胸腺异常，包括胸腺增生及胸腺瘤。CT 为常规检测胸腺方法，胸腺瘤检出率可达 94%；MRI 有助于区分一些微小胸腺瘤和以软组织包块为表现的胸腺增生；必要时可行 CT 增强扫描；PET-CT 有助于区别胸腺癌和胸腺瘤。

四、诊断

在具有典型 MG 临床特征（波动性肌无力）的基础上，满足以下 3 项中的任意 1 项即可做出诊断：①药理学检查；②电生理学特征；③血清抗 Ach-R 等抗体检测。同时需排除其他疾病。所有确诊 MG 患者需进一步完善胸腺影像学检查（纵隔 CT 或 MRI），进一步进行亚组分类。

五、治疗参考

重症肌无力是慢性病，多数患者需要治疗数月或数年后才自然缓解，也有持续到成年者，因此须长期服药治疗。主要的治疗药物有以下几种。

1.胆碱酯酶抑制药　为青少年眼肌型 MG 的初始治疗药物，此型易自行缓解，如不缓解再用免疫治疗法。首选药物为溴吡斯的明，口服，新生儿每次给药剂量为 5 mg，婴幼儿每次给药剂量为 10~15 mg，年长儿每次给药剂量为 20~30 mg，每次最大剂量不超过 60 mg，每日 3~4 次。根据症状控制的需求和是否有腹痛、黏膜分泌物增多、瞳孔缩小等毒蕈碱样不良反应发生，可适当增减每次剂量与间隔时间。

2.糖皮质激素　具有强大的抗炎和免疫抑制作用，基于自身免疫性疾病的发病机制，推荐口服泼尼松为首选治疗药物。《儿科学（第 10 版）》推荐泼尼松给药剂量为 $1~2$ mg/(kg·d)，口服，症状完全缓解后再维持 4~8 周，然后逐渐减量达到能够控制症状的最小剂量，每日或隔日 5~10 mg 清晨顿服，随病情波动可适当增减，尽可能减少长期不良反应，总疗程 2 年。病情较重者可选择大剂量甲泼尼龙冲击治疗。《中国重症肌无力诊断和治疗指南（2020 版）》推荐：醋酸泼尼松按体重 0.5~1.0 mg/(kg·d) 清晨顿服，最大剂量不超过 100 mg/d，一般 2 周内起效，6~8 周效果最为显著。

3.免疫抑制药　对于眼肌型 MG，如果皮质激素治疗无效，需要长期治疗但是不能减到安全剂量以及出现不可耐受的激素不良反应时，应该开始非类固醇类免疫抑制药治疗，常用的药物有硫唑嘌呤、环孢素 A、吗替麦考酚酯、他克莫司，其他如环磷酰胺、甲氨蝶呤、利妥昔单克隆抗体等也有报道。

（1）他克莫司：通过抑制钙神经素发挥免疫调节作用，耐受性较好，肾毒性小。他克莫司适用于不能耐受激素和其他免疫抑制药不良反应或对其疗效差的 MG 患者，特别是 RyR 抗体阳性者。他克莫司起效快，一般 2 周左右起效，疗效呈剂量依赖性。使用方法，3.0 mg/d，分两次空服口服，或给药剂量为 0.05~0.1 mg/(kg·d)，口服。建议于服药或者调整药物剂量 3~4 天后筛查血药浓度，理想谷浓度为 2~9 ng/mL。

（2）吗替麦考酚酯：为次黄嘌呤单核苷酸脱氢酶（IMPDH）抑制药，抑制有丝分裂原和同种特异性刺激物引起的 T 和 B 淋巴细胞增殖，还可抑制 B 淋巴细胞产生抗体，抑制淋巴细胞和单核细胞糖蛋白的糖基化，因此可抑制白细胞进入炎症和移植物排斥反应的部位。本品相对安全，耐受性好，长期使用可使大多数患者达到药物缓解或完全缓解。给药起始剂量 0.5~1.0 g/d，分 2 次口服，维持剂量 1.0~1.5 g/d，症状稳定后每年减量不超过 500 mg/d。

（3）环磷酰胺：用于其他免疫抑制药治疗无效的难治性及伴胸腺瘤的 MG。与激素联合使用可显著改善肌无力症状，并在 6~12 个月时使激素用量减少。给药剂量为 3~5 mg/（kg·d），分 2 次口服（每天不超过 100 mg），好转后减量为 2 mg/（kg·d）。

（4）利妥昔单抗：为人鼠嵌合的单克隆抗体，通过靶向 B 细胞膜分子 CD20 实现特异性清除 B 细胞，用于对激素和免疫抑制药疗效差的难治性全身型重症肌无力，特别是 MuSK-MG，对部分 AChR-MG 有效。利妥昔单抗用药方案目前尚无统一标准，通常为诱导治疗、序贯维持治疗。

4. IVIG、血液置换　主要用于重症全身型 MG 患者或 MG 危象的抢救。IVIG 给药剂量为 400 mg/（kg·d），静脉滴注，连用 5 天。循环中抗 ACh-R 抗体滴度增高者可能疗效更佳。

5. 胸腺切除术　MG 合并胸腺瘤患者，AchR-Ab 阴性可考虑胸腺切除术。血清抗 ACh-R 抗体滴度增高和病程不足 2 年者常有更好的疗效。

6. 肌无力危象的识别与抢救　治疗过程中患儿可发生两种肌无力危象。

（1）肌无力危象：指 MG 患者临床症状迅速恶化，并出现危及生命迹象，或因辅助通气引起气道受损或延髓功能障碍。注射新斯的明可使症状迅速改善。

（2）胆碱能危象：由胆碱酯酶抑制药过量引起，除明显肌无力外，尚有面色苍白、腹泻、呕吐、高血压、心动过缓、瞳孔缩小及黏膜分泌物增多等严重毒蕈碱样症状。可采用肌内注射 1 mg 依酚氯铵的方法来鉴别两种肌无力危象，胆碱能危象者会出现症状短暂加重，应立即予阿托品静脉注射以拮抗 ACh 的作用；肌无力危象者则会因用药而减轻。

六、药学监护

（一）疗效评估

观察患儿每天不同时间肌力水平变化，其中眼肌型症状最易观察，通过比较眼睑位置和眼睛大小判断恢复情况。复查肌电图、血清抗体检查评估疗效。

Mg治疗思维导图

（二）不良反应监护

1. 溴吡斯的明　常见不良反应有恶心、呕吐、腹泻、腹部绞痛、唾液分泌增加、瞳孔缩小、出汗、肌肉痉挛、肌束颤动。治疗过程中若出现面色苍白、腹泻、呕吐、高血压、心动过缓、瞳孔缩小及黏膜分泌物增多等严重毒蕈碱样症状，应立即给予阿托品以拮抗 Ach 作用。

2. 糖皮质激素　常见不良反应有高血压、高血糖、眼压升高、骨质疏松、消化性溃疡、类库欣综合征等。患儿治疗期间应监测其血压、血糖及眼压，每日补充维生素 D 及钙剂，调整饮食。糖皮质激素能够抑制机体免疫反应，在治疗原发病的同时可诱发各种感染，或使已有感染加重扩散,故应预防感染出现。

3.他克莫司 主要不良反应包括血糖升高、血镁降低、震颤、肝肾功能损害以及罕见的骨髓抑制,应定期监测血糖变化,血常规及肝肾功能。

4.环孢素 主要不良反应包括肾功能损害、血压升高、震颤、牙龈增生、肌痛和流感样症状等。服药期间至少每个月监测患者血常规、肝肾功能1次,严密监测血压。

5.吗替麦考酚酯 常见不良反应为恶心、呕吐、腹泻、腹痛等胃肠道反应,以及白细胞减低,泌尿系统感染及病毒感染等,用药后的前6个月,应每个月监测血常规及肝肾功能,此后每3个月监测血常规及肝肾功能。

6.环磷酰胺 不良反应包括白细胞减少、脱发、恶心、呕吐、腹泻、出血性膀胱炎、骨髓抑制、致畸以及远期肿瘤风险等,每次使用前均需要复查血常规和肝肾功能。

(三)注意事项

(1)他克莫司不良反应较多,治疗窗较窄,建议筛查血药浓度,可于服药或者调整药物剂量,服药3~4天后筛查血药浓度。

(2)环孢素使用的注意事项与他克莫司相同,使用过程中应监测血浆环孢素药物浓度。

(四)用药教育

(1)注意长期应用激素可能抑制肾上腺功能,应告知家长激素的规范服用方法,切忌擅自突然停药,以免病情复发。还须定期监测患儿血压、血糖、血脂及血电解质状况,防止骨折,每天补充钙剂和维生素D制剂,注意控制患儿饮食,避免食欲亢奋摄入过多的热卡。

(2)免疫抑制药相对不良反应较多,程度通常和剂量相关。用药期间应定期监测血常规、肝肾功能等。

七、禁忌证

1.溴吡斯的明 禁用于机械性肠梗阻或尿路梗阻患者,支气管哮喘患者用药时应特别小心。

2.糖皮质激素 对肾上腺皮质激素类药物有过敏史患者、真菌和病毒感染者,有高血压、血栓症、胃与十二指肠溃疡、精神病、电解质代谢异常、心肌梗死、内脏手术、青光眼等患者不宜使用糖皮质激素。

3.环磷酰胺 膀胱炎症、尿路阻塞、急性感染患者及妊娠期、哺乳期妇女不宜使用环磷酰胺。

4.免疫抑制药 肝肾功能异常、有严重感染、高血压不受控制的患者慎用他克莫司、环孢素等免疫抑制药。

(欧阳曾旭)

第十章

内分泌疾病及其药物治疗

第一节　糖尿病

糖尿病(diabetes mellitus，DM)是由于胰岛素分泌绝对缺乏或相对不足所造成的糖、脂肪、蛋白质代谢紊乱症，分为原发性和继发性两类。原发性糖尿病可分为 1 型糖尿病(type 1 diabetes mellitus，T1DM)、2 型糖尿病(type 2 diabetes mellitus，T2DM)、青年成熟期发病型糖尿病、新生儿糖尿病。本节主要介绍 T1DM。

一、病因

T1DM 病因和发病机制尚不清楚，目前认为与遗传因素、环境因素和自身免疫因素密切相关。

二、临床表现

T1DM 起病急，多因感染、饮食不当或情绪激惹而诱发起病。表现为"三多一少"的典型症状，即多饮、多食、多尿和体重减轻。婴幼儿多饮多尿常不易被发觉而很快发展为脱水及酮症酸中毒。学龄儿童可发生夜间遗尿，部分患儿食欲正常或减低，表现为体重减轻、消瘦、乏力及精神萎靡。少数患儿起病缓慢，以精神呆滞、软弱、体重下降等为主要临床表现。

三、辅助检查

(一)血液检查

1. 血糖　糖尿病患儿空腹血糖≥7.0 mmol/L；随机血糖≥11.1 mmol/L。

2. 糖化血红蛋白(HbA1c)　HbA1c 可作为患儿在以往 2~3 个月内的血糖平均水平。正常人 HbA1c<7%，治疗良好的糖尿病患儿应<7.5%，HbA1c 为 7.5%~9%提示病情控制一般，如>9%则表示血糖控制不理想。

3. 血脂　代谢紊乱时血清胆固醇、甘油三酯均增高。

4. 血电解质　糖尿病酮症酸中毒(diabetic ketoacidosis，DKA)时血电解质紊乱，应监测血 Na、K、Cl、CO_2CP、血 pH、血浆渗透压。

（二）口服葡萄糖耐量试验（oral glucose tolerance test，OGTT）

一般 T1DM 患者不需要做此实验。仅用于无明显症状、尿糖偶尔阳性而血糖正常或稍高患儿。糖尿病患儿 OGTT 2 小时血糖水平≥11.1mmo/L。

（三）尿液检查

1. 尿糖　血糖超过肾阈值（>8.0~10 mmol/L）尿糖呈阳性。
2. 尿酮体　DKA 呈阳性。
3. 尿蛋白　持续的 30~299 mg/24 h 蛋白尿是 T1DM 患者早期糖尿病肾病的主要表现。

（四）胰岛自身抗体

主要用于 T1DM 的诊断和鉴别诊断，包括谷氨酸脱羧酶抗体、胰岛素自身抗体、酪氨酸磷酸化酶自身抗体和胰岛细胞自身抗体。

（五）内分泌其他激素监测

如甲状腺素、促肾上腺皮质激素、皮质醇等。

四、诊断

具有以下 4 项葡萄糖代谢异常表现之一，即可诊断为糖尿病：
（1）随机血糖水平≥11.1 mmol/L 且伴糖尿病症状体征；
（2）空腹血糖≥7.0 mmol/L；
（3）OGTT 试验 2 小时血糖水平≥11.1 mmol/L（诊断 T1DM 很少使用）；
（4）HbA1c≥6.5%（诊断成人 T2DM 更有用）。
符合上述标准但对于无症状者建议在随后 1 天重复检测以确认诊断。此外，空腹血糖 5.6~6.9 mmol/L 为空腹血糖受损，OGTT 试验 2 小时血糖 7.8~11.0 mmol/L 为糖耐量受损。

五、治疗参考

（一）胰岛素治疗

胰岛素是 T1DM 的主要治疗药物。胰岛素为降血糖药，主要药效为降血糖，同时影响蛋白质和脂肪代谢。T1DM 患儿一经确诊须终生依赖外源性胰岛素替代治疗，在糖尿病计划饮食的基础上合理应用。目前，国内已批准上市的基因重组胰岛素的特点及儿童使用方法，见表 10-1。

1. 胰岛素治疗方法　胰岛素治疗目标是最大程度地模拟人体生理状态下的胰岛素分泌，维持个体最佳血糖控制。理想的治疗方案为提供充足的胰岛素覆盖 24 小时的基础需要，并给予较大剂量胰岛素控制进餐后引起的血糖变化。目前的主流方案为每日多次注射（multiple daily injections，MDI）和持续胰岛素皮下注射（continuous subcutaneous insulin infusion，CSII）。

表 10-1　国内已批准上市基因重组胰岛素特点和儿童使用方法

胰岛素种类	适用年龄/岁	起效时间/小时	作用高峰/小时	作用时间/小时	使用方法
速效类似物					
门冬胰岛素	≥2	0.15~0.35	1~3	3~5	可餐前即刻注射，但餐前15分钟注射效果更好；必要时，可在餐后马上给药
赖脯胰岛素	≥12	0.15~0.35	1~3	3~5	
谷赖胰岛素	<18[a]	0.15~0.35	1~3	3~5	
常规胰岛素(RI)	无限制	0.5~1.0	2~4	5~8	餐前20~30分钟给药，紧急情况时静脉给药
中性鱼精蛋白锌胰岛素(NPH)	无限制	2~4	4~12	12~24	每日睡前1次或每日2次给药，使用前须充分摇匀
长效类似物					
甘精胰岛素	≥6	2~4	8~12	22~24	建议每日睡前或早晨给药1次；也可分为早晨及睡前2次给药
地特胰岛素	≥6	1~2	4~7	20~24	

注：RI为短效胰岛素；NPH为中效胰岛素；a安全性和有效性未定。

（1）MDI（基础-餐时）方案：MDI方案是联用维持机体基础胰岛素水平的长效胰岛素类似物与餐前/零食前注射液的短效或速效胰岛素。一般胰岛素总量的40%~60%由基础胰岛素提供，余量分次餐前给予速效胰岛素类似物或短效胰岛素。基础长效胰岛素/类似物一般于睡前或分2次早晚注射。目前认为此种强化治疗措施是最符合胰岛素生理性分泌模式的治疗方案。

（2）CSII方案（胰岛素泵）：一般选用短效或速效胰岛素类似物，将胰岛素全天总量分为基础量和餐前追加量两部分，两者用量按照1:1分配。将24小时分为日间（7:00—21:00）和夜间（21:00—次日7:00）；日夜间基础量可按2:1比例分配。餐前追加量按三餐平均分配，于每次餐前输注。可根据血糖监测结果酌情调整基础时段及餐前剂量。

（3）每日3次注射方案：早餐前用短效（或速效）与中效胰岛素混合剂，午餐前单用短效（或速效）胰岛素，晚餐或睡前用短效（或速效）与中效胰岛素混合剂注射，或其他类似的方案。

（4）每日2次注射方案：短效（或速效）胰岛素与中效胰岛素的混合剂分别于早餐前和晚餐前注射。其中，短效（或速效）与中效胰岛素的比例大约为1:2，早餐前胰岛素量为每日总量的2/3，晚餐前用量为总量的1/3，目前已应用较少。

2.胰岛素剂量　胰岛素需求量取决于患儿体重、年龄和青春期阶段等因素。新诊断患儿一般起始给药剂量为0.5~1.0 U/(kg·d)，皮下注射给予。但3岁以下患儿建议起始给药剂量为0.5 U/(kg·d)；蜜月期通常给药剂量<0.5 U/(kg·d)，青春期前（部分缓解期外）给药剂量为0.7~1.0 U/(kg·d)；青春期给药剂量为1.0~1.5 U/(kg·d)，个别给药

剂量达 2 U/(kg·d)。儿童不建议使用动物源性胰岛素和预混胰岛素，我国目前可使用的基因重组胰岛素见表10-1。一般 1 U 胰岛素覆盖碳水化合物参考量如下：对于多数年幼儿童(1~6 岁)，20 g 碳水化合物；对于年纪较大的但未到青春期的儿童，10~12 g 碳水化合物；对于青春期青少年，8~10 g 碳水化合物。

3. 胰岛素剂量调整　根据三餐前、后 2 小时和夜间血糖指标进行调整。①早餐前高血糖：增加晚餐前或睡前中效胰岛素或长效胰岛素类似物；②早餐后高血糖：增加早餐前短效或速效胰岛素；③晚餐前高血糖：增加早餐前中效胰岛素或午餐前短效或速效胰岛素；④晚餐后高血糖：增加晚餐前短效或速效胰岛素。

4. 胰岛素注射笔　是普通注射器的改良，用喷嘴压力和极细针头推进胰岛素注入皮下，可减少皮肤损伤和注射精神压力。所用制剂为短效胰岛素、长效胰岛素以及中效胰岛素，其成分和比例随笔芯的不同而不同。皮下注射部位应选择：①腹部，即耻骨联合以上约 1 cm，最低肋缘以下约 1 cm 处，脐周 2.5 cm 以外的双侧；②双侧大腿前外侧上 1/3 处；③双侧臀部外上侧；④上臂外侧的中 1/3 处。按顺序轮番注射，1 个月内不要在同一部位注射 2 次，两针间距 2.0 cm 左右，以防日久局部皮肤组织萎缩，影响疗效。餐时短效胰岛素最好选择腹部注射；希望减缓胰岛素吸收速度时，可选择臀部注射；儿童患者注射中长效胰岛素时，最好选择臀部或者大腿。

(二)医学营养治疗

根据患者年龄及具体情况做到饮食个体化，合理分配每日所需的能量、营养素、微量元素和膳食纤维，调配多样化饮食。患儿不宜食用肥肉、油炸食品、糖果、含糖饮料、含糖高的水果、粉丝、粉条、凉粉等。

(三)运动治疗

运动时肌肉对胰岛素的敏感性增高，从而增强葡萄糖的利用，有利于血糖控制。儿童患者病情稳定，血糖水平控制在<11.1 mmol/L 时，可以参加跑步、跳高、跳远、广播体操、游泳等运动。

(四)心理治疗

心理治疗是糖尿病患儿综合治疗的一部分。加强对疾病的认识、构建和谐的亲子和医护关系、积极的心理干预等能有效缓解患儿心理压力，提高其生活质量。

儿童1型糖尿病治疗思维导图

六、药学监护

(一)疗效评估

血糖水平是反应治疗效果最简单和直接的手段，HbA1c 是监测糖尿病患者病情控制是否良好的指标，反应患儿在以往 2~3 个月期间血糖平均水平。国际青少年糖尿病联盟(ISPAD)与美国糖尿病协会(ADA)建议的 HbA1c 和血糖控制目标值见表 10-2。

表 10-2　ISPAD 和 ADA 建议的 HbA1c 及血糖控制目标值

建议单位	HbA1c/%	血糖/mmol·L⁻¹			
		餐前	餐后	睡前	夜间
ISPAD	<7.0	4.0~7.0	5.0~10.0	4.4~7.8	4.5~9.0
ADA	<7.5	5.0~7.2	–	5.0~8.3	–

注：ISPAD 为国际青少年糖尿病联盟；ADA 为美国糖尿病协会；HbA1c 为糖化血红蛋白，–为无推荐参考值。

(二)不良反应

胰岛素不良反应有低血糖、过敏反应、局部反应、低钾血症、头痛、恶心、腹泻等。低血糖是最常见不良反应，儿童常表现为头晕、颤抖、发汗、饥饿、无力等，应尽快以 0.3 g/kg 的剂量口服补充葡萄糖片或含糖饮料，15 分钟后测血糖。严重低血糖伴意识丧失、抽搐者，可使用胰高血糖素(12 岁以下儿童给药剂量为 0.5 mg，12 岁以上儿童给药剂量为 1 mg)肌内注射，可迅速缓解低血糖。

(三)注意事项

1. 血糖监测

(1)指尖血糖监测：初发患儿建议每日 3 餐前、餐后 2~3 小时、睡前和夜间 2：00—3：00、加餐前后测量血糖 6~10 次；剧烈运动前、中、后需加测，以确定是否需要加餐；有低血糖症状时，纠正后及时复测。蜜月期或慢性期血糖平稳者可酌情减少测量次数，在每天不同时间段轮流测以减少痛苦。

(2)HbA1c 及糖化血清蛋白监测：HbA1c 建议每 3 个月随访 1 次，一年至少随访 4 次；糖化血清蛋白反映过去 2~3 周的平均血糖水平，用于短期血糖控制水平评价，对合并患有其他可导致红细胞寿命异常疾病的患儿也可采用。

(3)动态血糖系统(continuous glucose monitoring system，CGMS)：指将含有传感器的导管或小塑胶片插入皮下，连续监测组织间液血糖，血糖传感器可将血糖水平数据传输至接收器或胰岛素泵。可提供全天血糖的动态变化情况，发现隐匿性高血糖、低血糖以及血糖异常持续的时间，有助于及时调整胰岛素治疗方案。

2. 胰岛素使用的注意事项

(1)患者饮食应严格控制。

(2)剂量应个体化，根据尿糖、血糖予以调整，一般从小剂量开始，逐渐加量，病情稳定后减至最低维持量。

(3)少量胰岛素可被注射器吸附，含量越低吸附越高，使用时应考虑此因素。

(4)定期监测尿糖、血糖、尿常规、肝肾功能，静脉滴注时需 1 小时监测 1 次血糖。

(5)忌与水解蛋白在同一溶液中给药。

(6)与异烟肼、保泰松、口服降糖药有协同作用；与肾上腺皮质激素合用有拮抗作用，宜增加两药的剂量。

(7)水杨酸盐及磺胺类药物可使游离胰岛素水平增加。

（四）用药教育

（1）使用胰岛素时应注意药物保存温度，具体事项参照使用药物说明书。

（2）患儿运动时宜将胰岛素改为臀部或腹壁皮下注射，以免运动时吸收过快，而易发生低血糖。

（3）患者之间切勿共用胰岛素注射笔、胰岛素注射器或胰岛素泵等胰岛素注射装置。

七、禁忌证

低血糖发作期间及对胰岛素或其任何成分过敏的患者禁用胰岛素。

（孙莉）

第二节 先天性甲状腺功能减退症

先天性甲状腺功能减退症（congenital hypothyroidism），简称先天性甲减，是指因甲状腺激素合成不足或其受体缺陷导致的一种疾病。

一、病因

包括甲状腺发育不良，甲状腺激素合成缺陷，对促甲状腺激素（TSH）无反应以及下丘脑-垂体性甲减。

二、临床表现

主要临床特征为生长发育落后、智能低下和基础代谢率降低。症状出现的早晚及严重程度与甲状腺缺乏程度和持续时间相关。

三、辅助检查

由于先天性甲减发病率高，在生命早期对神经系统功能损害严重，但其治疗容易且疗效佳，因此早期诊断、早期治疗至为重要。

1. 新生儿筛查　多采用出生后 2~3 天的新生儿足跟血干血滴纸片检测 TSH 浓度的方法进行初筛，结果大于 15~20 mU/L（须根据所筛查实验室阳性切割值决定）时，再检测血清甲状腺素（T_4）、TSH，以排除暂时性高 TSH 血症。该法操作简单，目前已广泛开展，但该方法无法检出中枢性甲减以及 TSH 延迟升高。因此，对筛查阴性病例，如有可疑症状，仍应采血检测甲状腺功能；对于低或极低出生体重儿，可在生后 2~4 周或体重超过 2500 g 时重新采血测定甲状腺功能。

2. 血 T_4、T_3、TSH 测定　任何新生儿筛查结果可疑或临床可疑的儿童均应检测血清 T_4、TSH 浓度，如 T_4 降低、TSH 明显升高即可确诊。血清三碘甲腺原氨酸（T_3）浓度可降低或正常。

3. TRH 刺激试验   若血清 T_4、TSH 均低，则疑促甲状腺激素释放激素（thyrotropin-releasing hormone，TRH）、TSH 分泌不足，可进行 TRH 刺激试验：静脉注射 TRH 7 μg/kg，于注射前及注射后 30、60、120 分钟分别测血 TSH 浓度，正常者在注射 30 分钟后 TSH 增高 5~40 mU/L（5~40 μU/mL）。如不增高，应考虑垂体病变；如增高，则提示下丘脑病变。

4. X 线检查   患儿骨龄常明显落后于实际年龄。

5. 心电图   显示低电压，窦性心动过缓，P 波与 T 波幅度降低，T 波低平或倒置，偶有 P-R 间期延长及 QRS 波时限增加。

6. 甲状腺成像   甲状腺超声检查或放射性核素摄取和成像可以提供基础病因的信息。核素检查推荐儿童使用 ^{99m}Tc 或 ^{123}I，可检测甲状腺发育不良、缺如或异位。

四、诊断

根据典型的临床症状和甲状腺功能测定进行诊断。但在新生儿期不易确诊，应对新生儿进行群体筛查。年长儿应与下列几种疾病鉴别，包括先天性巨结肠、21-三体综合征、佝偻病、骨骼发育障碍的疾病。

五、治疗参考

治疗原则为早期诊断、早期治疗、终身用药，从小剂量开始逐渐加至足量。定期复查，维持甲状腺正常功能。

首选治疗方法为口服左甲状腺素。该药含有的合成左甲状腺素与自然分泌的甲状腺素相同。它同内源性激素一样，在外周器官中转化为 T_3，然后通过与 T_3 受体结合发挥其特定作用。甲状腺素替代治疗的时机和剂量都很重要。

先天性甲状腺功能减退症
治疗思维导图

（一）给药时机

对于新生儿筛查结果明显为阳性的婴儿，抽取确诊用血液样本后应立即开始治疗，而不是等到确诊后再开始治疗。如果筛查试验结果处于临界值，可在得到确诊性血清检测结果后再做治疗决策。

（二）给药剂量

1. 足月儿   左甲状腺素推荐起始给药剂量为 10~15 μg/(kg·d)，口服，为方便给药，给药剂量常定为 37.5 μg/d 或 50 μg/d。

2. 早产儿和其他低出生体重儿   推荐起始给药剂量为 10~15 μg/(kg·d)，口服，但对于病情较轻者，表现为 TSH 延迟升高，推荐起始给药剂量为 8~12 μg/(kg·d)。

3. 重度甲减   治疗前血清总 T_4<5 μg/dL（65 nmol/L）或 FT_4<0.4 ng/dL（5 pmol/L）的婴儿，建议给药剂量为 12.5~15 μg/(kg·d)，口服。

4. 轻度甲减   确诊性血清 TSH 为 5~20 mU/L，FT_4 处于临界低值或正常的婴儿，建议起始给药剂量为 8~10 μg/(kg·d)，口服。

左甲状腺素治疗甲减的给药剂量见表 10-3。

表 10-3 各年龄段患者左甲状腺素的剂量

不同年龄段患者	每日剂量/$\mu g \cdot kg^{-1}$
0~6 个月	10~15
7~11 个月	6~8
1~5 岁	5~6
6~10 岁	4~5
11~20 岁	1~3
成人	1~2

注：数据来自《诸福棠实用儿科学（第8版）》。

六、药学监护

(一)疗效评估

(1)血清 TSH 恢复正常，血清 T_4 正常或偏高，以备 T_4 转变为 T_3。

(2)新生儿在治疗的第 2~4 周内血清 T_4 上升至正常值，第 6~9 周内血清 TSH 水平降至正常。

(3)临床表现恢复：食欲好转，腹胀消失，大便性状及次数正常，心率正常，智能及体格发育改善。

(4)监测血清 TSH、T_4 水平，及时调整药物剂量，并监测患者智能和体格发育状况。

(二)不良反应

左甲状腺素药物过量可致甲亢，出现心悸、手震颤、多汗、体重减轻、神经性兴奋性升高和失眠症状。治疗过度、时间过长可致颅缝早闭、骨龄超前。故在治疗过程中不仅要注意观察症状体征的改善情况，还要观察患儿有无甲状腺功能亢进的表现。若出现上述情况，应减少患儿服药剂量或停药几天，症状消失后，再从小剂量开始恢复治疗。

(三)注意事项

为确保左甲状腺素最佳给药剂量，推荐按下述间隔监测血清 FT_4(或 T_4)和 TSH，对于 3 岁以下的患儿还应每几个月进行一次临床评估。

(1)开始左甲状腺素治疗后 2 周监测 1 次 T_4，直到血清 TSH 水平恢复正常。

(2)1 岁前每 1~2 个月监测 1 次，中至重度甲减患儿每月 1 次。该年龄段的婴儿生长迅速，通常需要频繁调整剂量，中至重度甲减患儿尤其需要调整剂量。

(3)1~3 岁期间每 1~3 个月监测 1 次。

(4)此后每 6~12 个月监测 1 次直到停止生长发育。

(5)在调整剂量或换为不同品牌的左甲状腺素后，每 4~6 周监测 1 次。

(6)怀疑患者的依从性较差或检查结果异常时，应增加监测频率。

(四)用药教育

(1)服用左甲状腺素,剂量必须严格遵医嘱。

(2)铁、钙补充剂和抗酸剂等药物会降低左甲状腺素的吸收。患儿在服用上述药物前后4小时内不要服用左甲状腺素。

(3)婴儿给药方式:左甲状腺素推荐于早餐前半小时,空腹将一日剂量一次性用适当液体(如半杯水)送服。与食物和配方奶粉同服时左甲状腺素的吸收稍有降低,但在儿童中考虑到依从性,可建议患儿家属采用固定的给药方式(包括每日的给药时间和是否与食物同服),而不要求患儿空腹用药。随后可根据血清 FT_4(或 T_4)及 TSH 水平调整左甲状腺素的剂量。左甲状腺素和以下某种物质同用可能减少药物吸收,包括大豆配方奶粉、含铁或含钙制剂、抗酸剂(氢氧化铝)或婴儿肠绞痛滴剂(西甲硅油)。

七、禁忌证

以下情况禁用左甲状腺素:

(1)未经治疗的肾上腺功能减退、垂体功能不足和甲状腺毒症。

(2)急性心肌梗死、急性心肌炎和急性全心炎。

(3)妊娠期间,不与抗甲状腺药物联用治疗甲状腺功能亢进。

(孙莉)

第三节　中枢性尿崩症

尿崩症(diabetes insipidus,DI)是由于患儿完全或部分丧失尿液浓缩功能,以多饮、多尿、尿比重低为特点的临床综合征。造成尿崩症的原因很多,其中较多见的是由于抗利尿激素(antidiuretic hormone,ADH)又名精氨酸加压素(arginine vasopressin,AVP)分泌或释放不足引起,称中枢性尿崩症。

一、病因

中枢性尿崩症(下丘脑性,神经元性尿崩症)是由于 AVP 分泌或释放不足引起。可分为特发性、器质性(继发性)、家族性(遗传性)三类。

二、临床表现

中枢性尿崩症发病常比较急,可发生于任何年龄,以烦渴、多饮、多尿为主要症状。

三、辅助检查

1.尿液检查和血生化检查　包括血浆渗透压和血钠、钾、氯、铬及 BUN 和尿液分析,监测尿渗透压、尿比重、尿糖。血浆渗透压>300 mOsm/kg,尿渗透压<300 mOsm/kg 即为

中枢性尿崩症。

2. 限水试验　血浆渗透压>270 mOsm/kg 时进行限水试验。患者禁止饮水 8 小时或更长时间后开始记录体重、血压、血 Na、血浆渗透压和每小时尿量、尿比重、尿渗透压。每 4 小时测 1 次血浆渗透压，如血浆渗透压>300 mOsm/kg，尿渗透压<600 mOsm/kg 超过 10 小时，考虑有尿崩症。如尿渗透压>600 mOsm/kg 并稳定 1 小时以上，可排除尿崩症。相邻两次尿渗透压之差连续两次<30 mmol/L，或体重下降达 5%，再次测血浆渗透压、血钠，终止限水试验，行加压素试验。

3. 加压素试验　限水试验结束后，皮下注射垂体加压素 1 U/m² 后，每 15 分钟排尿 1 次，测渗透压。如尿渗透压峰值上升超过给药前的 50%，则为中枢性尿崩症。

4. 影像学检查　必要时行 MRI 检查下丘脑和垂体以排除颅内病变，进一步查找病因。

四、诊断

尿崩症的诊断可根据临床烦渴、多饮、多尿症状，以及血、尿渗透压测定，禁水和加压素实验及血浆 AVP 定量结果来分析判定。需与强迫性多饮（又称精神性多饮）鉴别。

五、治疗参考

对有原发病的患儿必须针对病因治疗。肿瘤可手术切除。特发性中枢性尿崩症，应检查有无其他垂体激素缺乏情况。具体治疗方法如下。

（一）去氨加压素（dDAVP）

dDAVP 是合成的 AVP 类似物，通过和 AVP V2 受体结合起加压素的作用，从而促进肾小管水的重吸收，浓缩尿液，减少尿量和渴感。dDAVP 是中枢性尿崩症的首选药物，有液体剂型（经鼻给药）、口服片剂和胃肠外剂型。过去使用的肌内注射鞣酸加压素油剂目前已不再使用，因其存在须肌内给药及并产生抗血管加压素抗体，从而继发 AVP 抵抗性尿量增加两个问题。dDAVP 给药剂量如下。

1. 12 岁以上儿童　口服或经鼻给药的剂量同成人，具体如下：

口服起始给药剂量为睡前 0.05 mg，逐渐调整剂量直到达到期望的反应，日给药剂量上限为 1.2 mg（分 2~3 次给药）。

经鼻给药起始给药剂量为睡前 5 μg，逐渐调整剂量直至达到期望的反应，日给药剂量上限为 40 μg（分 2 次给药）。

2. 12 岁以下儿童　起始给药剂量与 12 岁以上儿童相同，但口服药物的日给药剂量上限为 0.8 mg（分 2~3 次给药），经鼻给药剂型的日给药剂量上限为 30 μg（分 2 次给药）。

3. 婴幼儿　可皮下给予，起始给药剂量为 0.01 μg/d，视治疗反应调整剂量。有症状的 1 岁左右患儿可将低剂量鼻内给予去氨加压素作为初始治疗，同时需频繁足跟采血进行监测。

（二）其他药物

包括噻嗪类利尿药、氯磺丙脲、卡马西平、氯贝丁酯和非甾体抗炎药。这些药物的不良反应比去氨加压素更多，且效果通常较弱，仅能减少 25%~60% 的尿量。需要注意的是，氯磺丙脲、卡马西平和氯贝丁酯因其显著的不良反应和有限的疗效不应当用于儿童。噻嗪类利尿药通过抑制肾髓质及升支部的钠和氯的重吸收，减少近端肾小管水的重吸收从而减少尿量。噻嗪类药物给药剂量如下。

1. 青少年所用治疗剂量同成人　氢氯噻嗪给药剂量为 1 次 25 mg，口服，每日 1 次或 2 次，或其等效剂量的其他药物。

2. 6 月龄以下的婴儿　口服氢氯噻嗪给药剂量为 2~3 mg/(kg·d)，分 2 次用药，最大给药剂量为 37.5 mg/d。

3. 6 月龄以上的婴幼儿　给药剂量为 2 mg/(kg·d)，口服，分 2 次给药。

(三)低溶质膳食

低溶质膳食(主要适合低钠和低蛋白质，蛋白质会被代谢为尿素)可与噻嗪类利尿药联用。婴儿和幼儿常用的两种治疗方法为：低溶质膳食联合噻嗪类利尿药，鼻内或皮下应用去氨加压素。噻嗪类利尿药联合低钠膳食可用于诱导轻度容量不足，进而减少尿量。对于依赖乳膳食的婴儿，优选母乳喂养。

六、药学监护

中枢性尿崩症患者治疗思维导图

(一)疗效评估

观察患儿的临床情况，记录患儿体重、饮水量、尿量，血浆渗透压和血钠、钾、氯、铬及 BUN 和尿液分析，尿渗透压，尿比重，尿糖。

(二)不良反应

dDAVP 不良反应小，常见不良反应有头痛、恶心、鼻充血，偶见血压升高。氢氯噻嗪常见不良反应为水、电解质紊乱，高血糖症，高尿酸症，过敏反应等。

(三)注意事项

1. 对使用 dDAVP 治疗的婴幼儿采取以下方法行药学监护

(1)给予首剂去氨加压素和进行任何剂量调整之后，应至少每日监测血清钠水平。

(2)如果血清钠水平在第 1~2 日时正常，则建议在第 3~4 日时复查，因为一些患儿会出现迟发性低钠血症。

(3)如果有任何一次血清钠测量值低于正常水平，则应减少去氨加压素的剂量，并且在 1~2 日后复查血清钠水平。

(4)对于去氨加压素剂量稳定的患儿，应每 1~2 年测定血清钠水平。

(5)应频繁监测患儿的体重，因为体重增长超过预期提示可能出现水潴留和低钠血症。

(6)接受去氨加压素治疗的较大龄儿童和成人不太可能出现低钠血症，因为治疗目标是仅部分控制日间多尿，从而降低水潴留的风险。

2. 对接受低溶质膳食联合噻嗪类利尿药治疗的婴幼儿采取以下监护方案

(1)开始治疗时应至少每日检测血清钠水平。

(2)如果在第 1~2 日其血清钠水平正常，建议在第 3~4 日复查，之后在每次就诊时复查。若多尿未缓解且血清钠升高，应增加液体摄入量，并且连续监测血清钠水平直至其稳定在正常范围内。

（3）只要患儿的临床状态发生变化就应立即监测血清钠水平，特别是当并发疾病损害液体摄入和（或）增加液体丢失时，这两种情况往往会导致血清钠水平升高。

（4）应频繁测量患儿体重，因为在常规血清钠浓度检测的间期，体重减轻或增长没有达到预期，提示可能有水分丢失和高钠血症。正常健康婴儿在出生后第 1 周，其体重会比出生时减轻约 10%，减轻的体重最晚在出生后 2 周内会恢复。此后，健康婴儿在 3 个月内体重增加约为 30 g/d，3~6 个月体重增加约为 20 g/d，6~9 个月约为 15 g/d，9~12 个月约为 12 g/d，1~3 岁约为 8 g/d。

3. 吲哚美辛可加强患儿对 dDAVP 的反应

一些可引起释放抗利尿激素的药物，如氯丙嗪、卡马西平等，可增加抗利尿激素的作用，并有引起水潴留的危险。

（四）用药教育

过量服用去氨加压素会增加水潴留和低钠血症的危险，用药期间应注意控制饮水量，避免发生水中毒。若出现低钠血症，应及时就医，治疗建议如下。

（1）对无症状的低钠血症患儿，应停药并限制饮水。

（2）对有症状的患儿，除采用上述措施外，可多输入等渗氯化钠或高渗氯化钠溶液。

（3）液体储留的严重患儿（抽搐或神志不清）须加服呋塞米。

七、禁忌证

去氨加压素禁忌证：

（1）习惯性即精神性烦渴症者。

（2）不稳定性心绞痛患者。

（3）代偿失调的心功能不全者。

（4）2B 型血管性血友病患者。

（5）需服用利尿药的其他疾病患者。

（作者：孙莉）

第四节 生长激素缺乏症

由于腺垂体合成和分泌的生长激素（growth hormone，GH）部分或完全缺乏，或由于 GH 分子结构异常等导致的生长发育障碍性疾病称为生长激素缺乏症（growth hormone deficiency，GHD）。患儿身高处于同种族、同年龄、同性别正常健康儿童生长曲线第 3 百分位数以下或低于平均数减两个标准差，呈匀称性身材矮小，智力发育正常。发生率为 20/100000~25/100000。

一、病因

GHD 的病因分为原发性、继发性和暂时性。其中原发性病因最为常见，占 50%~70%，包括遗传因素、发育异常、下丘脑功能异常等；继发性病因多为器质性损伤。

二、临床表现

主要表现为生长落后，智力发育正常，患儿头颅呈圆形，面容幼稚，皮肤细腻，头发纤细，下颌和颏部发育不良，骨骼发育落后，多数患儿青春期发育延迟，并且部分患儿同时伴有一种或多种其他垂体激素缺乏。

三、辅助检查

1. GH 刺激试验　GHD 的诊断依靠 GH 水平的测定。但生理状态下 GH 分泌呈脉冲式，半衰期短，随机取血检测 GH 无诊断价值。因此，临床上多采用药物激发试验来判断垂体分泌 GH 的状况。但该试验存在一定局限性，不应将其结果作为唯一的诊断标准，应结合发育学表现、骨龄以及胰岛素样生长因子-1（insulin-like growth factor-1，IGF-1）和 IGF 结合蛋白（IGF binding proteins，IGFBPs）浓度等进行解读。

GH 刺激试验依赖于使用生理性或药物性刺激，均应在整夜禁食后进行。生理性刺激试验在儿童中难以获得可靠的资料。GH 药物激发试验常用药物有可乐定、精氨酸、胰高血糖素、胰岛素、左旋多巴等，用药前及用药后 30、60、90 和 120 分钟取血测 GH，峰值≥10 μg/L 为正常。两种药物刺激试验的 GH 峰值均<10 μg/L 为生长激素缺乏，介于 5~10 μg/L 为部分缺乏，<5 μg/L 为完全缺乏。

2. IGF-1 和 IGFBP-3 的测定　IGF-1 主要以蛋白结合的形式（IGFBPs）存在于血液循环中，其中以 IGFBP-3 为主（95%以上）。IGF-1 和 IGFBP-3 呈非脉冲式分泌，半衰期长（12~16 小时），较少日夜波动，血液循环中的水平比较稳定。IGF-1 水平在出生后早期非常低，随后在儿童期缓慢升高，青春发育期升高显著。IGFBP-3 的水平变动与其相似，但变化较小。目前认为 IGF-1、IGFBP-3 可作为 5 岁至青春发育期前儿童生长激素缺乏症筛查指标，但该指标有一定的局限性。营养不良，GHD 以外的其他疾病，如甲状腺功能减退症、糖尿病、肾衰竭及癌症等，血清 IGF-1 水平也可能较低。因此，必须建立不同性别和年龄组儿童的正常参考值范围。

3. 其他辅助检查　X 线腕骨片测骨龄，常落后于实际年龄 2 岁及以上；头颅 MRI 检查下丘脑-垂体发育异常及器质性病变，尤其对检测肿瘤有重要意义。

4. 其他内分泌检查　根据临床表现可选择测定促甲状腺激素（TSH）、甲状腺素（T$_4$）或促甲状腺素释放激素（TRH）刺激试验和促性腺激素释放激素（GnRH）刺激试验来判断下丘脑-垂体-甲状腺轴和性腺轴的功能。

5. 染色体检查　对体态发育异常者应进行核型分析，尤其是女性矮小伴青春期发育延迟者，应常规行染色体分析，排除常见的染色体疾病如 Turner 综合征等。

6. 基因检测　可进行与腺垂体发育缺陷相关的基因（HESX1、LHX3、LHX4、PROP1、POU1F1）和与 GH-IGF-1 轴缺陷相关的基因（GH1、GHR、IGF1、IGFR、STAT5b、IGF-ALS）分析。

四、诊断

诊断依据如下：

（1）匀称性身材矮小，身高落后于同年龄、同性别正常健康儿童生长曲线第 3 百分位数以下者（或低于平均数减两个标准差者）。

（2）生长缓慢，生长速率<5 cm/年。

（3）骨龄落后于实际年龄 2 岁或 2 岁以上。

（4）两种药物激发试验结果均显示 GH 峰值低下（<10 μg/L）。

（5）智力正常。

（6）排除其他影响生长的疾病。

五、治疗参考

GHD 主要采用基因重组人生长激素（recombinant human growth hormone，rhGH）替代治疗方法。rhGH 具有与人生长激素同等的作用，即能促进骨骼、内脏和全身生长，促进蛋白质合成，影响脂肪和矿物质代谢，在人体生长发育中起关键性作用。

1. 初始用法用量　对大多数患儿，推荐一日给药 1 次 rhGH 制剂，起始给药剂量约为 35 μg/（kg·d）（即每周 0.24 mg/kg）。对重度生长激素缺乏症患儿，推荐使用较低的起始剂量，约为 20 μg/（kg·d），因为该剂量对这些患儿已有较好疗效。在总剂量相同的情况下，每日给药的效果优于一周 3 次。建议晚间给予 rhGH，因为能更好地模拟人体的生长激素分泌模式，即夜间睡眠时分泌更多。

2. 调整剂量　根据血清 IGF-1 水平、患者的生长反应来调整 rhGH 的剂量。

（1）根据 IGF-1 反应调整剂量：在开始 rhGH 治疗或调整剂量后约 4 周测量 IGF-1 水平。将 IGF-1 的目标水平定在正常范围的上半部分，即均值至均值+两个标准差（standard deviations，SD）。若 IGF-1 水平低于这个目标范围，可增加 rhGH 的剂量（如增加 10%~20%）。若 IGF-1 水平高于这个目标范围（>均值+2 SD），可减少 rhGH 的剂量（如减少 10%~20%）。

（2）对 rhGH 治疗的生长反应：对于 IGF-1 水平在目标范围内的患儿，须每 4~6 个月（1 岁以下患儿每 2~3 个月）复查一次身高或身长，并计算身高增长速度以确定是否有足够的生长反应。

3. 青春期用法用量　若青春期前患儿最初对 rhGH 治疗反应良好，但之后未能达到青春期生长突增预期的身高生长速度，建议暂时增加 rhGH 剂量，如增至 70~100 μg/（kg·d）。但基于安全性和有效性尚未确定，2016 年《生长激素缺乏指南》不推荐常规使用这种给药模式，因此，在使用这种大剂量时应十分谨慎。此外，若患儿青春期才开始进行 rhGH 治疗，由于生长板可能已大部分闭合而疗效不佳时，不推荐使用促性腺激素释放激素激动药（gonadotropin-releasing hormone，GnRH）或芳香酶抑制药（针对男孩）作为辅助治疗，因其有效性和安全性尚未得到严格评估证实。

4. 治疗持续时间　通常至少持续到身高生长速度降低到 2.0~2.5 cm/年，部分青少年可提前终止治疗。

生长激素缺乏症治疗思维导图

六、药学监护

(一)疗效评估

GHD 患者经 rhGH 替代治疗后约 50% 能达到正常成人身高 2 个标准差以内,第一年效果最佳,身高可平均增长 8~12 cm。

(二)不良反应

rhGH 替代治疗通常很安全,不良反应发生率小,偶见轻度过敏反应,如注射部位发红、发痒,伴轻微头痛,个别患儿可出现水肿、关节疼痛。此外,有使用 rhGH 发生良性颅高压、影响糖代谢、甲状腺功能低下、股骨头滑脱、脊柱侧弯、诱发肿瘤、色素痣、手脚变大等不良反应的报道。目前临床资料未显示 rhGH 替代治疗会增加肿瘤发生、复发的危险或导致糖尿病的发生,但恶性肿瘤及严重糖尿病患者不推荐使用 rhGH 治疗。

(三)注意事项

(1)rhGH 替代治疗前应进行以下几项检查:①常规行头颅 MRI 检查,以排除颅内肿瘤;②查空腹血糖、胰岛素水平,必要时行 OGTT 试验,排除糖尿病及糖代谢异常;③测甲状腺功能,若存在甲状腺功能低下,须治疗待甲状腺功能正常后才开始 rhGH 治疗。

(2)一般每 3 个月复查身高、体重,监测反应 IGF-1 和 IGFBP-3,根据 IGF-1、IGFBP-3 水平和生长发育情况调整 rhGH 剂量。还应监测血糖、甲状腺激素水平,必要时补充甲状腺素,每 6~12 月测 1 次骨龄,必要时监测肝肾功能、肾上腺皮质功能等。

(3)同时使用糖皮质激素可能抑制激素的反应,故在生长激素治疗中糖皮质激素剂量通常不得超过与氢化可的松相当的给药剂量 10~15 mg/m^2。

(4)生长激素过量导致的良性颅内高压通常是可逆性的,停药或减少剂量后症状会消失。症状重且必要时可采取降颅压措施,如给予小剂量的脱水剂或利尿药等。大部分患者可以再次用药。

(四)用药教育

(1)使用生长激素可能需要调整抗糖尿病治疗方案,需要患儿报告低血糖或高血糖的体征/症状。

(2)患儿还应监测并报告痣的生长或异常变化。

(3)建议患儿轮换注射部位。

七、禁忌证

rhGH 禁忌证:

(1)已知对人生长激素过敏者。

(2)活动性肿瘤和(或)活动性颅内损伤,或有任何进展或复发迹象的原有的颅内损伤患者。

(3)接受心内直视手术或腹部手术出现并发症的危重患者,多发性损伤或急性呼吸衰竭的患者。

（4）增生期或增生前期糖尿病视网膜病变患者。

（5）妊娠和哺乳期妇女。

（6）在罕见情况下，生长激素缺乏可能是脑瘤的早期征兆，开始生长激素治疗前应排除这种类型的肿瘤。任何已有肿瘤应是非活动性的，并且在开始本品治疗前应结束其治疗。

八、超说明书用药

重组人生长激素注射液：用于特发性矮小症，剂量因人而异，推荐给药剂量为 43~70 μg/（kg·d），皮下注射剂量为 0.125~0.2 U/（kg·d）。用于 2~4 岁小于胎儿龄未实现追赶生长的患儿剂量因人而异，推荐给药剂量为 35~70 μg/（kg·d），皮下注射剂量为 0.10~0.2 U/（kg·d）。

（孙莉）

第十一章

风湿性疾病及其药物治疗

第一节　过敏性紫癜

过敏性紫癜又称亨-舒综合征（anaphylactoid purpura，HSP），是以小血管炎为主要病变的系统性血管炎。临床特点为血小板不减少性紫癜，常伴关节肿痛、腹痛、便血、血尿和蛋白尿。

一、病因

本病的病因尚未明确，近年来大量的基础及临床研究发现，本病发病机制中由于辅助性 T 淋巴细胞及 B 淋巴细胞活性增强，产生大量 IgA 免疫复合物，沉积在全身小血管壁而致血管炎。病因可能与感染、过敏以及遗传因素有关。

二、临床表现

起病前 1~3 周患者常有上呼吸道感染史，大多以皮肤紫癜为首发症状，也可伴有低热、食欲缺乏、乏力、头痛、腹痛及关节疼痛等非特异性表现。30%~60%患者有肾脏受损。

三、辅助检查

本病无特异性实验室检查，相关辅助检查有助于了解病程和并发症。

1. 血常规　白细胞计数正常或升高，中性和嗜酸性粒细胞可增高，血小板计数正常甚至升高，出血和凝血时间正常，血块退缩试验正常，部分患儿毛细血管脆性试验阳性。血沉正常或增快，C-反应蛋白及抗链球菌溶血素可呈阳性，咽培养可见 β 溶血性链球菌。

2. 尿常规　尿中可有红细胞、蛋白、管型。

3. 大便隐血试验　有消化道症状的患儿，大便隐血试验阳性，急性腹痛和消化道出血者，行胃镜检查可见紫癜样改变。

4. 免疫学检查　血清 IgA 可升高，IgG、IgM 正常，亦可轻度升高；C3、C4 正常或升高；抗核抗体（ANA）及类风湿因子（RF）阴性；重症血浆黏度增高。

5. 腹部超声波检查　有利于早期诊断肠套叠；对有中枢神经系统症状患者可予头颅 MRI 确诊；肾脏症状较重和迁延患者可行肾穿刺活检以便诊疗。

四、诊断

目前儿童 HSP 的诊断依据 2010 年国际风湿病联盟（EULAR）和儿童风湿病国际研究组织（PRINTO）和欧洲儿科风湿病协会（PRES）共同制定的标准，详见表 11-1。

表 11-1　过敏性紫癜诊断标准（EULAR/PRINTO/PRES，2010）

1. 皮肤紫癜　分批出现可触性紫癜，或下肢出现明显的瘀点，无血小板减少
2. 腹痛　急性弥漫性腹痛，可出现肠套叠或胃肠道出血
3. 组织学检查　以 IgA 免疫复合物沉积为主的白细胞碎裂性血管炎，或以 lgA 沉积为主的增殖性肾小球肾炎
4. 关节炎或关节痛
（1）关节炎：急性关节肿胀或疼痛伴有活动受限
（2）关节痛：急性关节疼痛不伴有关节肿胀或活动受限
5. 肾脏受累
（1）蛋白尿：>0.3 g/24 h，或晨尿样本白蛋白肌酐比>30 mmol/mg
（2）血尿，红细胞管型：每高倍视野红细胞>5 个，或尿潜血≥++，或尿沉渣见红细胞管型

注：其中第 1 条为必要条件，加上 2~5 中的至少一条即可诊断为 HSP；非典型病例，尤其在皮疹出现之前已出现其他系统症状时易误诊，需注意鉴别诊断。

部分患儿仅表现为单纯皮疹而无其他症状，2012 年长沙儿童过敏性紫癜诊治专家座谈会根据国内情况建议：对于典型皮疹急性发作的患儿排除相关疾病可以临床诊断，对于皮疹不典型或未见急性期发作性皮疹者，仍需严格按标准诊断，必要时行皮肤活检。

五、治疗参考

HSP 目前尚无特效疗法。主要采取支持和对症治疗。

（一）一般治疗

急性发作期患儿应卧床休息，注意液体量、营养及电解质平衡；有胃肠道表现或大便隐血试验阳性者给予流质饮食，消化道出血者暂禁食；寻找和祛除病因，避免接触变应原，停止使用可疑的药物和食品；积极治疗感染及抗过敏。

（二）对症治疗

根据临床表现进行对症治疗，包括缓解关节痛、皮疹、腹痛及胃肠道出血的症状。

1. 皮肤损害的治疗　有荨麻疹样皮疹和血管神经性水肿时，应用抗组胺药和钙剂，也可用 H_2 受体拮抗药治疗本病，对控制皮疹及减轻内脏损伤有益。

2. 糖皮质激素和免疫抑制药　糖皮质激素对急性期腹痛和关节痛可予缓解，但不能预防肾脏损害的发生，亦不能影响预后，因此不建议使用糖皮质激素预防紫癜发生。如出现消化道出血、血管性水肿、严重关节炎等，建议使用泼尼松每日 1~2 mg/kg，分次口服，或用地塞米松，或甲泼尼龙每日 5~10 mg/kg 静脉滴注，症状缓解后即可停用。严重过敏性

紫癜肾炎可在激素使用基础上加用免疫抑制剂如环磷酰胺、硫唑嘌呤等。

《诸福棠实用儿科学(第8版)》建议单独皮肤或关节病变时，无须使用肾上腺皮质激素。以下几种情况是用激素的指征：①有严重消化道病变，如消化道出血时，可服泼尼松1~2 mg/(kg·d)，分次口服，或用地塞米松、甲基泼尼松龙静脉滴注，症状缓解后即可停用；②表现为肾病综合征者，可用泼尼松1~2 mg/(kg·d)不短于8周；③急进性肾炎可用甲基泼尼松龙冲击治疗。激素治疗无效者，可加用免疫抑制剂，如环磷酰胺。

3. 抗凝治疗

(1)阻止血小板聚集和血栓形成的药物：阿司匹林每日3~5 mg/kg，或每日25~50 mg，每天1次服用；双嘧达莫每日3~5 mg/kg，分次服用。

(2)本病可有纤维蛋白原沉积、血小板沉积及血管内凝血的表现，北京协和医院儿科报道使用小剂量肝素预防过敏性紫癜性肾炎。

《儿科学(第9版)》推荐：如伴明显高凝状态，可予低分子肝素治疗，每次0.5~1 mg/kg，每日1次，持续7天，同时检测凝血功能。

其他：钙通道拮抗药如硝苯地平每日0.5~1.0 mg/kg，分次服用；非甾体抗炎药(如萘普生)，每日10~15 mg/kg，分次服用，均有利于关节炎的恢复。中成药如黄芪颗粒、复方丹参片、银杏叶片等，口服3~6个月，可补肾益气和活血化瘀。

《诸福棠实用儿科学(第8版)》建议对严重病例可用大剂量丙种球蛋白冲击治疗，剂量400 mg/(kg·d)，静脉滴注，连用2~3天。对急进性肾炎可进行血浆置换疗法。

六、药学监护

(一)药物疗效

对有细菌、真菌、病毒感染者，应在使用足量敏感抗菌药物的同时谨慎使用糖皮质激素，与抗菌药并用时，应先使用抗菌药，以免掩盖症状，延误治疗。因糖皮质激素非特异性广泛抑制机体免疫反应，在治疗原发病的同时可诱发各种感染，或使已有感染加重扩散，故应监测原有感染治疗疗效，预防新的感染出现。

过敏性紫癜治疗思维导图

(二)不良反应

糖皮质激素长期大剂量使用可能会产生以下不良反应。

(1)代谢紊乱，可出现明显库欣貌，肌肉萎缩无力，伤口愈合不良，蛋白质营养不良，高血糖，尿糖，水钠潴留，高血压，尿中失钾，高尿钙等症状。应定期监测患者血压、血糖、血脂及血电解质状况，防止骨折，注意控制患儿饮食，避免食欲亢奋摄入过多的热卡，引起库欣综合征的过早或过度发生。

(2)消化性溃疡和精神欣快感、失眠甚至呈精神病癫痫发作等；还可引起白内障、无菌性股骨头坏死，高凝状态，生长停滞等。

(3)易发生感染或诱发结核灶的活动，故须监测原有感染治疗疗效，及时评估并注意调整治疗方案，预防新的感染出现。

(4)急性肾上腺皮质功能不全，戒断综合征等。不可骤停激素，减量须逐渐进行。甲

泼尼龙冲击治疗时不良反应为高血压和心律不齐，须进行心电监护。

(三)注意事项

(1)糖皮质激素可加重高凝状态，而本病有高凝状态，须谨慎选用。

(2)使用抗凝药物除须常规监测血小板计数、凝血指标以达到目标要求外，还须关注与出血相关的不良反应的发生，一旦出现，须权衡利弊，决定是否继续抗凝治疗以及是否进行药物调整。应定期监测患者血压、血糖、血脂及血电解质状况，防止骨折，注意控制患儿饮食，避免食欲亢奋摄入过多的热卡，引起库欣综合征的过早或过度发生。

(四)用药教育

由于过敏性紫癜使用糖皮质激素治疗时间较长，应告知患儿家长激素的规范服法，出院后一定要随诊，在医生指导下逐渐减药，切忌擅自突然停药，以免病情复发。

七、禁忌证

(1)对肾上腺皮质激素类药物有过敏史患者、真菌和病毒感染者禁用糖皮质激素。

(2)有高血压、血栓症、胃与十二指肠溃疡、精神病、电解质代谢异常、心肌梗死、内脏手术、青光眼等患者不宜使用糖皮质激素。

(3)膀胱炎症、尿路阻塞、急性感染患者、孕妇或哺乳期妇女不宜使用环磷酰胺。

(夏利新)

第二节　幼年特发性关节炎

幼年特发性关节炎(juvenile idiopathic arthritis，JIA)是儿童时期常见的风湿性疾病，以慢性关节滑膜炎为主要特征，伴全身多脏器功能损害。JIA 是小儿残疾或失明的重要原因。2001 年国际风湿病学会联盟(ILAR)儿科常委专家会议，将"儿童时期(16 岁以下)不明原因关节肿胀、疼痛持续 6 周以上者"命名为幼年特发性关节炎(JIA)。

一、病因

病因至今尚不明确，可能与多种因素有关，包括感染因素、遗传因素以及免疫学因素。

二、临床表现

(一)全身型幼年特发性关节炎

全身型幼年特发性关节炎(systemic juvenile idiopathic arthritis，SJIA)大部分起病于 5 岁以前，发热 2 周以上，呈弛张高热，每天体温波动在 37~40℃，伴有关节炎，既可首发，又可在急性发病数月或数年后才出现。同时伴一项或更多症状。

(二)多关节型类风湿因子阴性(polyarthritis RF negative)

发病的高峰期在 1~3 岁和 8~10 岁,女孩多见,受累关节≥5 个,多为对称性,波及大小关节。颞颌关节受累时可致张口困难,小颌畸形。有 10%~15% 患者最终出现严重关节炎。

(三)多关节炎型类风湿因子阳性(polyarthritis RF positive)

以女孩多见,多于儿童后期起病。临床表现基本上与成人 RA 相同。

(四)少关节型关节炎(oligoarthritis)

以女孩多见,多在 5 岁前发病。受累部位以膝、踝、肘或腕等大关节为主,常为非对称性。可发生慢性虹膜睫状体炎引起视物障碍,甚至失明。

(五)与附着点炎症相关的关节炎(enthestis related arthritis,ERA)

以男孩多见,多发病于 6 岁以上儿童。四肢关节炎常为首发症状,常发于下肢大关节如髋、膝、踝关节,可见肿、痛和活动受限以及骶髂关节病变。

(六)银屑病性关节炎(psoriatic arthritis)

儿童罕见,女性占多数,表现为关节受累数量不定,多为不对称性。

三、辅助检查

(一)炎症反应指标检查

血沉明显加快,但少关节型患者的血沉结果多数正常。在多关节型和全身型患者中急性期反应物(C-反应蛋白、IL-1 和 IL-6 等)增高。

(二)自身抗体检查

1.类风湿因子(RF)　RF 阳性提示严重关节病变。RF 阴性者中约 75% 患儿能检出隐匿型 RF。

2.抗核抗体(ANA)　40% 的患儿出现低中滴度的 ANA。

(三)其他检查

1.关节液分析和滑膜组织学检查　可鉴别化脓性关节炎、结核性关节炎、类肉瘤病、滑膜肿瘤等。

2.血常规　常见轻、中度贫血,外周血白细胞总数和中性粒细胞增高,全身型 JIA 可伴类白血病反应。

3.X 线检查　早期(病程 1 年内)X 线仅显示软组织肿胀,关节周围骨质疏松,关节附近呈现骨膜炎。晚期可见到关节面骨破坏,以手腕关节多见。

4.其他影像学检查　骨关节彩超和 MRI 检查均有助于发现骨关节损害。

四、诊断

16 岁以下儿童不明原因关节肿胀，持续 6 周以上者，诊断为幼年特发性关节炎。各型幼年特发性关节炎的分类定义见表 11-2。

表 11-2　JIA 的分类标准

分类	定义
全身型 （systemicarthritis）	1 个以上的关节炎症伴有发热至少 2 周以上（每日持续发热，至少 3 天）。同时存在以下 1 项或更多表现：①红斑样皮疹；②全身淋巴结肿大；③肝和（或）脾肿大；④浆膜炎。a、b、c、d 除外
多关节型 RF 阴性 （polyarthritis RF negative）	发病最初 6 个月累及关节≥5 个，RF（-）。a、b、c、d、e 除外
多关节炎型 RF 阳性 （polyarthritis RF positive）	发病最初 6 个月累及关节≥5 个，RF（+）。［最初 6 个月内至少 2 次（间隔 3 个月）阳性］。a、b、c、e 除外
少关节型关节炎 （oligoarthritis）	发病最初 6 个月累及 ≤ 4 个关节，有 2 个亚型：持续性，整个疾病过程中关节受累数<4 个；扩展性，病程 6 个月后关节受累数≥5 个。a、b、c、d、e 除外
与附着点炎症相关的关节炎 （enthesis related arthritis，ERA）	关节炎合并附着点炎症或关节炎或附着点炎症，伴有以下情况中至少 2 项：①骶髂关节压痛和（或）炎症性腰骶部疼痛；②HIA-B27 阳性；③6 岁以上发病的男性患儿；④急性（症状性）前葡萄膜炎；⑤一级亲属有强直性脊柱炎、附着点炎症相关的关节炎或骶髂关节炎，伴有炎症性肠病，瑞特综合征（Reiter 综合征）或急性前葡萄膜炎。需除外 a、d、e
银屑病性关节炎 （psoriatic arthritis）	关节炎合并银屑病或关节炎合并以下情况至少 2 项：①指（趾）炎；②指甲点状凹陷或剥离；③一级亲属中有银屑病史。b、c、d、e 除外
分类不明的关节炎 （undifferenltiated arthritis）	不符合上述任何 1 项或符合上述 2 项以上类别的关节炎

注：a.银屑病或一级亲属有银屑病史；b.6 岁以上发病的 HLA-B27 阳性的男性患儿；c.强直性脊柱炎、附着点炎症相关的关节炎或骶髂关节炎，伴有炎症性肠病、瑞特综合征（Reiter 综合征）或急性前葡萄膜炎，或者一级亲属中有上述疾病；d.3 个月中至少 2 次 RF-IgM 阳性；e.全身型 JIA。

五、治疗参考

治疗原则：控制病情发展，减退关节疼痛和肿胀；预防感染和关节炎症的加重；预防关节功能不全和残疾；恢复关节功能及生活与劳动能力。

（一）一般治疗

除急性发热期，患儿适当的运动，正常生活。应定期进行裂隙灯检查预防虹膜睫状体炎。加强心理疏导。

(二)药物治疗

主要包括非甾体抗炎药(non-steroid anti-inflammatory drugs，NSAIDs)、糖皮质激素(glucocorticoid，GC)、生物制剂[白细胞介素(IL)-1受体拮抗药、IL-6受体拮抗药、肿瘤坏死因子(TNF)-α拮抗药]和化学合成类的缓解病情抗风湿药(disease modifying antirheumatic drugs，DMARDs)等。

1. NSAIDs　对于轻度系统性红斑狼疮患儿或有严重感染而暂不能应用免疫抑制药的患儿，本类药物仍是首选的一线药物，对于皮疹、关节疼痛有效果，不良反应相对较轻。

(1)萘普生:通过抑制COX活性，从而抑制PG合成而产生抗炎镇痛和解热作用。给药剂量为$10\sim15$ mg/(kg·d)，分2次口服，用于2岁以上儿童。

(2)布洛芬:抑制前列腺素的合成从而发挥解热、镇痛、消炎作用。《全身型幼年特发性关节炎诊断与治疗中国专家共识(2019版)》建议:给药剂量为$30\sim40$ mg/(kg·d)，分$3\sim4$次口服，用于6个月以上SJIA患儿。《儿科学(第9版)》建议:每天给药剂量为50 mg/kg，分$2\sim3$次口服，$1\sim2$周内见效，病情缓解后逐渐减量，最后以最低临床有效剂量维持，可持续数月至数年。

(3)双氯芬酸钠:可抑制环氧酶从而减少前列腺素的合成，以及一定程度上抑制脂氧酶而减少白三烯、缓激肽等产物的生成而发挥解热、镇痛及抗炎作用。《全身型幼年特发性关节炎诊断与治疗中国专家共识(2019版)》建议:给药剂量为$1\sim3$ mg/(kg·d)，分3次口服，用于6个月以上SJIA患儿。

2. DMARDs　因为应用这类药物后至出现临床疗效之间所需时间较长，故又称慢作用抗风湿药(slow acting anti-rheumatic diseases drugs，SAARDs)。具有免疫抑制和抗炎作用。常用的有甲氨蝶呤、羟氯喹、柳氮磺吡啶、来氟米特、沙利度胺、环孢霉素A等。

(1)甲氨蝶呤(methotrexate，MTX):给药剂量为$7.5\sim10$ mg/m²，每周1次顿服。最大给药剂量为每周15 mg/m²，服药$3\sim12$周即可起效。用于SJIA患儿的治疗，给药剂量为$10\sim15$ mg/m²，每周1次，口服或肌内注射，应用MTX 24小时后口服叶酸$2.5\sim5.0$ mg。

(2)羟氯喹(hydroxychloroquine):给药剂量为$5\sim6$ mg/(kg·d)，不超过0.25 g/d，分$1\sim2$次服用。疗程3个月~1年。

(3)柳氮磺吡啶(sulfasalazine):具有抗炎、免疫调节、抗叶酸代谢的作用。给药剂量为50 mg/(kg·d)，服药$1\sim2$个月即可起效。

(4)来氟米特(leflunomide):用于SJIA患儿，口服治疗剂量为，体重<20 kg者，给药剂量为10 mg，隔天1次;体重$20\sim40$ kg者，给药剂量为10 mg，每天1次;体重>40 kg者，给药剂量为$10\sim20$ mg，每天1次。

(5)沙利度胺(thalidomide):SJIA患儿给药剂量为$1.5\sim2.0$ mg/(kg·d)，分2次口服。有文献报告沙利度胺能减少SJIA患者活动关节计数和减少GC剂量。

(6)环孢霉素A(cyclosporine A，CsA):《诸福棠实用儿科学(第9版)》推荐，SJIA患儿给药剂量为$2\sim3$ mg/(kg·d)，分2次服。

(7)其他:包括青霉胺(D-penicilla mine)、金制剂(gold)，如硫代苹果酸金钠(myochrysine)，因不良反应明显，现已少用。

3. 肾上腺皮质激素　可减轻JIA关节炎症状，但不能阻止关节破坏，长期使用不良反应大，不宜首选或单独使用。对银屑病性关节炎不主张用肾上腺皮质激素。

（1）全身型：对 NSAIDs 或其他治疗无效的全身型 JIA 患者可加服泼尼松 0.5～1 mg/(kg·d)，一次顿服或分次服用。一旦体温得到控制逐渐减量至停药。

泼尼松：用于治疗 SJIA 患儿，口服，给药剂量为 1.5～2.0 mg/(kg·d)(≤60 mg/d)。当系统症状严重或可能发生 MAS 时，可选择静脉注射甲基泼尼松龙（给药剂量为 15～30 mg/(kg·d)，≤1 g/d，连续用药 3 天），继以口服足量泼尼松控制全身炎症。足量 GC 治疗时间为 2～4 周，根据病情活动性评估结果逐渐减量，总疗程 3～6 个月。如果仍伴炎症活动，建议加用生物制剂治疗，以减少 GC 用量。

（2）多关节型（RF 阴性）：对 NSAIDs 和 DMARDs 未能控制 JIA 的严重患儿，可加服小剂量泼尼松 0.2～0.3 mg/(kg·d)，一次顿服或分次服用。一旦得到控制即逐渐减量而停药。

（3）少关节型：不主张用肾上腺皮质激素全身治疗，可酌情在单个病变关节腔内抽液后，注入得宝松或地塞米松局部治疗。

（4）虹膜睫状体炎：轻者可用扩瞳剂及肾上腺皮质激素类眼药水点眼。对严重影响视力患者，除局部滴注肾上腺皮质激素眼药水，还需要加用小剂量口服泼尼松。

4. 生物制剂　抗肿瘤坏死因子(TNF)-α 单克隆抗体对多关节型 JIA 有效，IL-6 受体单克隆抗体对难治性全身型 JIA 抗炎效果明显。IL-1 和 IL-6 受体拮抗药：IL-1β 单抗和托珠单抗可治疗 SJIA。目前在中国仅有托珠单抗获批准用于 2 岁及以上 SJIA 患者的治疗。

（1）托珠单抗：体重≥30 kg 儿童每次给药剂量为 8 mg/kg，体重<30 kg 儿童每次给药剂量为 12 mg/kg，每 2 周 1 次静脉滴注（最大给药剂量≤400 mg）。建议至少连续使用 3 个月，临床缓解后可适当延长用药间隔时间：4～6 周 1 次直至停药。

（2）TNF-α 拮抗药：对于全身症状缓解而有关节炎表现者，亦可考虑使用 TNF-α 拮抗药如依那西普(etanercept)或阿达木单抗(adalimumab)。

（3）依那西普(etanercept)：为重组人可溶性 TNF 受体融合蛋白，能可逆性地与 TNF-α 结合，有竞争性抑制 TNF-α 的作用。对 MTX 治疗反应差的多关节型 JIA 患者，推荐给药剂量为 0.4 mg/kg，每周 2 次，皮下注射。

SJIA 依那西普给药剂量为每周 0.8 mg/kg（每次剂量≤50 mg），分 1～2 次皮下注射。

阿达木单抗给药剂量为每次 24 mg/m²(≤40 mg)，每 2 周 1 次皮下注射。

5. 其他中药制剂　白芍总苷胶囊。

（三）物理治疗

物理治疗对保持关节活动能力、肌肉强度是极为重要的。患者应尽早开始保护关节活动及维持肌肉强度的锻炼，有利于预防关节残疾，改善关节功能。

幼年特发性关节炎
药物治疗思维导图

六、药学监护

（一）非甾体抗炎药

1. 疗效评估　NSAIDs 能缓解关节疼痛红肿、晨僵、发热，最快 4 周起效，部分患者 8～

12周起效，若长时间无效，考虑换用另一种 NSAIDs，但要避免2种 NSAIDs 同时应用，以免增加不良反应。

2. 不良反应　本类药物易致肝功能损害，同时还可引起肾小球滤过率降低，血清肌酐上升，诱发间质性肾炎，故合并肾脏损害者应慎用。儿童应用 NSAIDs 时胃肠道不良反应较轻，大部分患儿均可耐受，若患儿胃肠道对 NSAIDs 难以耐受，可以选用 COX-2 抑制药。

（1）阿司匹林：使用时应排除其他非甾体抗炎药过敏及有活动性溃疡病或其他原因引起的消化道出血、血友病或血小板减少等禁忌证。其不良反应监护要点主要有：①可直接刺激胃黏膜，引起恶心、呕吐、上腹部不适或疼痛，长期服用可引起胃肠道出血或溃疡，隐性出血患者可导致缺铁性贫血。②长期服用可使凝血酶原减少，导致凝血时间延长，全身出血倾向增加，如同时服维生素 K，可防止（给药剂量为 2～4 mg/d）。③还可引起粒细胞减少、血小板减少和再生障碍性贫血等。④可引起可逆性耳鸣、听力下降、头晕、头痛、精神障碍等。长期使用不良反应大，目前少用。

（2）布洛芬：少数患儿有恶心、呕吐、上腹部不适或疼痛、胃肠道出血或溃疡症状。

3. 注意事项

（1）个别患儿可能对 NSAIDs 过敏，须询问其过敏史。

（2）阿司匹林可能引起瑞氏综合征，感染水痘或者流感的患儿可暂缓应用，或在严密监测下使用。接种水痘疫苗患儿6周内不宜应用阿司匹林。

4. 用药教育　用药期间如发现患儿黑便、腹痛、皮疹等不适症状，及时告知医生。

（二）慢作用抗风湿药物

1. 疗效评估　慢作用抗风湿药物缓解关节疼痛、红肿、晨僵等临床症状慢，甲氨蝶呤、柳氮磺吡啶及来氟米特的起效时间均为 1～2 个月；羟氯喹需要 2～4 个月。治疗目标是尽早达到缓解或降低疾病活动度，每 1～3 个月随访 1 次，并调整治疗方案。

2. 不良反应

（1）甲氨蝶呤：不良反应有恶心、口炎、腹泻、脱发、皮疹，少数患者出现骨髓抑制、听力损害和肺间质病变。对多关节型 JIA 安全有效。长期使用注意监测肿瘤发生的风险。

（2）柳氮磺吡啶：不良反应有恶心、呕吐、厌食、消化不良、腹痛、腹泻、皮疹、无症状转氨酶增高和可逆性精子减少，偶有白细胞、血小板减少，对磺胺过敏者禁用。

（3）来氟米特：不良反应有腹泻、瘙痒、高血压、肝酶增高、皮疹、脱发和一过性白细胞下降等。

（4）羟氯喹：可有视网膜炎、白细胞减少、肌无力和肝功能损害等不良反应。建议定期（6～12 个月）眼科随访。

3. 注意事项

（1）患者应经常复诊以观察药物的疗效和不良反应，监测肝肾功能。在疾病的急性期间，1～3 个月复诊检查一次，疾病稳定期间，每半年进行复查。

（2）使用免疫抑制药前必须注意排除患者可能存在的活动性感染（特别是活动性肝炎、结核）、肿瘤等情况；一般不能两种以上的免疫抑制药同时使用。治疗效果不佳或反复复发的患者，应积极寻找诱因，包括潜在隐性感染、血栓栓塞、严重水肿、用药不当等。

（3）羟氯喹：肝肾功能不全、心脏病、重型多型红斑、卟啉病、银屑病及精神病患者慎用；耐氯喹者效果不佳。

（4）柳氮磺吡啶：患者应多饮水，保持高尿流量，以防结晶尿，治疗中至少每周检查尿常规 2~3 次，如发现结晶尿或血尿给予碳酸氢钠并饮用大量水，直至结晶尿和血尿消失。失水、休克患者应用本品易致肾损害，应慎用或避免应用本品。

（5）环孢霉素：肝功能不全、高钾血症、感染、肠道吸收不良、肾功能不全者慎用。

4. 用药教育　使用本类药物，临床起效时间需 1~6 个月，应规范服药，切忌擅自停药。若出现消化道反应，可加服胃黏膜保护剂；若出现口腔溃疡，应注意口腔卫生。预防感染。

（三）糖皮质激素

1. 药物疗效　观察患儿的临床症状如关节疼痛红肿、晨僵、发热是否得到缓解，各项检查（如血沉、白细胞、血小板和尿蛋白等）是否恢复正常，调整用药。

2. 不良反应　见本章第一节过敏性紫癜：糖皮质激素不良反应。

3. 注意事项　避免骤停激素，若需减量也需缓慢进行。大剂量使用时会对下丘脑-垂体-肾上腺轴产生抑制作用，应避免使用对该轴影响较大的地塞米松等长效和超长效激素。因激素可抑制患儿的生长和发育，长期使用应采用短效或中效制剂。

4. 用药教育　告知患儿家属，该药物一定程度上会影响患儿的生长发育及免疫力。激素药物可能改变患儿饮食习惯，注意维持营养平衡，避免出现肥胖等合并症。激素和免疫抑制药治疗期间禁止活疫苗的免疫接种。

（四）生物制剂

主要不良反应包括中性粒细胞减少、肝酶升高和严重感染等。

（五）沙利度胺

不良反应可见多发性周围神经炎。患儿一旦出现手足末端麻木或感觉异常，应立即停药。

（六）白芍总苷

可作为 JIA 的辅助用药，对肝功能损害者有一定疗效。

七、禁忌证

1. 糖皮质激素　禁用于全身性真菌感染及对已知成分过敏者。

2. 柳氮磺吡啶　对磺胺及水杨酸盐过敏、有肠梗阻或泌尿系统梗阻、卟啉症、2 岁以下者禁用。

3. 来氟米特　辅料中含乳糖，乳糖不耐受患儿禁用；肝功能受损、骨髓功能严重受损或重度的贫血、白细胞减少、中性粒细胞减少或因类风湿关节炎以外原因导致血小板减少的患儿，严重感染的患儿，中度至重度肾功能不全、严重低蛋白血症者禁用。

4. 羟氯喹　禁用于对 4-氨基喹啉类化合物过敏、先前存在眼睛黄斑病变、6 岁以下者（200 mg 片剂不适用于体重小于 35 kg 的患儿）。

5. NSAIDs   禁用于服用阿司匹林或其他非甾体抗炎药后诱发哮喘、荨麻疹或过敏反应的患儿,有应用非甾体抗炎药后发生胃肠道出血或穿孔病史的患儿,有活动性消化道溃疡/出血,或者既往曾复发溃疡出血或重度心力衰竭患者。

八、超说明书用药

《山东省超药品说明书用药专家共识(2021年版)》推荐:

1. 幼年特发性关节炎   阿达木单抗儿童(≥2岁)用法用量:体重10~15 kg的儿童,每2周皮下注射1次,给药剂量为10 mg;体重15~30 kg,每2周皮下注射1次,给药剂量为20 mg;体重≥30 kg,每2周皮下注射,给药剂量为40 mg。

2. 全身型幼年特发性关节炎   依那西普,儿童(≥2岁)用法用量:体重<63 kg,每周皮下注射1次,给药剂量为0.8 mg/kg;体重≥63 kg,每周皮下注射1次,给药剂量为50 mg。

(阚宏涛)

第三节   系统性红斑狼疮

系统性红斑狼疮(systemic lupus erythematosus,SLE)是自身免疫介导的,以免疫炎症为突出表现的弥漫性结缔组织病。其特征是以血清ANA为代表的多种自身抗体和多系统受累。儿童SLE病情比成人更重,常常累及多个系统,发展迅速,预后差。

一、病因

确切的病因与发病机制尚不清楚。发病与遗传、免疫、雌性激素和环境因素(感染、紫外线辐射、药物)等因素有关。可能性机制是基于遗传易感因素的前提,外加环境作用激发机体免疫功能紊乱及免疫调节障碍而引起的自身免疫性疾病。

二、临床表现

早期常表现为低热、全身不适、乏力、食欲缺乏、体重下降、脱发等症状,以及出现皮肤和黏膜,关节、肌肉,肾脏,血液系统,神经系统,心血管系统,呼吸系统,胃肠道,肝脾及淋巴结,眼部等狼疮危象等改变。

三、辅助检查

1. 血常规   有贫血、白细胞和血小板减少症状,或表现为全血细胞减少。

2. 尿常规   出现蛋白尿,血尿。如24小时尿蛋白的定量检查超过0.5 g/d以上,则说明存在蛋白尿,肾脏已受累。

3. 自身抗体检查   ANA在病情活动时几乎100%阳性,ANA阴性时不能完全排除本病;抗ds-DNA抗体对诊断的特异性较高,但阳性率较低,抗体效价随病情缓解而下降;

抗 Sm 抗体约在 30%SLE 中呈阳性反应，因其特异性高，又称为本病的特异性抗体；对于不典型、轻型或早期病例，按 SLE 标准不足确诊者，若抗 Sm 抗体阳性，结合其他表现可确诊。其他如抗磷脂抗体及 ANCA 亦可阳性。

4. 免疫病理学检查　肾穿活检其组织切片免疫荧光提示：免疫球蛋白主要是 IgG、IgM 伴补体沉积于 SLE 肾炎的肾脏中，沉积有三种类型即系膜、内皮下、上皮下。沉积沿肾小球基膜呈颗粒状。皮肤狼疮带试验即应用免疫荧光法在患者皮肤的真皮和表皮结合部位，见到 IgG、IgM 和补体沉积，呈粒状、球状或线状排列成黄绿色荧光带。

5. 补体和蛋白质测定

（1）SLE 活动，狼疮性肾炎、溶血性贫血等急性症状出现时，补体 C3 的含量往往降低。

（2）免疫球蛋白及血生化指标测定血清中免疫球蛋白 IgG 显著升高，IgA、IgM 亦升高，γ 球蛋白升高，白/球蛋白比例可倒置，病情活动期 CRP 增加、血沉增快，也可出现血胆固醇增高，轻度胆红素升高，循环免疫复合物测定阳性，严重肾损害者血中尿素氮和肌酐升高。

四、诊断

儿童 SLE 的诊断标准与成人相同，目前多采用美国风湿病学会（ACR）1997 年修订的 SLE 诊断标准，有 11 项内容。

1. 脸颊部蝶形红斑　遍及颊部的扁平或高出皮肤的固定性红斑，常不累及鼻唇沟部位。

2. 盘状红斑　隆起的红斑上覆盖有角质性鳞屑和毛囊栓塞，旧病灶可有萎缩性瘢痕。

3. 光过敏　日光照射可引起皮肤过敏。

4. 口腔溃疡　口腔或鼻咽部无痛性溃疡。

5. 关节炎　非侵蚀性关节炎，常累及 2 个或 2 个以上的周围关节，以关节肿痛或渗液为特点。

6. 浆膜炎　胸膜炎：胸痛、胸膜摩擦音、胸膜渗液；心包炎：心电图异常、心包摩擦音或心包渗液。

7. 肾脏病变　血尿、持续性蛋白尿，尿蛋白>0.5 g/d 或+++，细胞管型。

8. 神经系统异常　非药物或代谢紊乱（如尿毒症，酮症酸中毒或电解质紊乱）所致的抽搐或精神症状。

9. 血液学异常　溶血性贫血伴网织红细胞增多；白细胞减少，至少两次测定少于 $4×10^9$/L，淋巴细胞减少，至少两次测定少于 $1.5×10^9$/L；血小板减少，少于 $100×10^9$/L（药物影响除外）。

10. 免疫学异常　抗 dsDNA 抗体阳性/抗 Sm 抗体阳性/抗磷脂抗体阳性（具备抗心磷脂抗体/或狼疮抗凝物或至少持续 6 个月梅毒试验假阳性中 1 项即可）。

11. ANA　免疫荧光法或其他相应方法检测 ANA 抗体滴度异常，并排除药物因素。

符合上述条件 4 项或 4 项以上者即可诊断为 SLE。

上述 11 条分类标准中，免疫学异常和高滴度抗核抗体的诊断意义更为重要。一旦患者免疫学异常，即使临床诊断不够条件，仍须密切随访，尽早诊断和及时治疗。

五、治疗参考

SLE 患儿的治疗原则为早期、规范、个体化治疗，尽量修复和延缓脏器损伤，尽可能减少药物不良反应及对生长发育的影响，加强随访，改善预后。

（一）一般治疗

患儿应卧床休息，加强营养，低盐饮食，避免暴晒及预防接种，慎用各种药物，以免诱发疾病活动并预防感染。

（二）药物治疗

《中国儿童系统性红斑狼疮诊断与治疗指南》推荐：

1.糖皮质激素

（1）轻度活动：羟氯喹或非甾体抗炎药等效果不佳时建议予以泼尼松，给药剂量<0.5 mg/（kg·d），或等效剂量的其他激素。

（2）中度活动：予以泼尼松，给药剂量 0.5~1.0 mg/（kg·d），或等效剂量的其他激素，当激素控制不佳或难以减量时，建议联用免疫抑制药或生物制剂。

（3）重度活动：予以泼尼松，给药剂量≥1.0 mg/（kg·d），或等效剂量的其他激素，最大给药剂量不超过 60 mg/d（联合免疫抑制药或生物制剂进行治疗）。

（4）SLE 危象：予以大剂量甲泼尼龙（15~30 mg/kg）冲击治疗，最大给药剂量为 1 g/d，每天 1 次，连续使用 3 天为 1 个疗程，每周 1 个疗程，可连用 2~3 个疗程，间隔期间及疗程结束后口服 1.5~2.0 mg/（kg·d）泼尼松，但具体疗程应视病情而定，同时密切观察患儿病情变化和生命体征。

（5）病情长期稳定：缓慢减量后采用控制疾病所需的最低给药剂量（5 mg/d）进行维持治疗，并密切监测用药不良反应，至逐渐减停。

2.抗疟药物　控制皮肤损害、光敏感及关节症状。《诸福棠实用儿科学（第 8 版）》推荐：羟氯喹给药剂量为 5~6.5 mg/（kg·d），可 1 次或分 2 次服用，用药 1~2 个月疗效达到高峰。

萘普生：通过抑制 COX 活性，从而抑制 PG 合成而产生抗炎作用。用于抗风湿疾病，《儿科学（第 9 版）》推荐给药剂量为 10~15 mg/（kg·d），分 2 次口服。

3.免疫抑制药　本类药物能抑制免疫细胞（T 细胞、B 细胞和巨噬细胞）的增殖和功能，或影响抗体形成，从而影响免疫反应。儿童 SLE 治疗常用免疫抑制药见表 11-3。

表 11-3　不同免疫抑制药治疗儿童 SLE 的优势、不良反应及常用剂量

免疫抑制药	优势	不良反应	常用剂量
环磷酰胺	对于伴有重要脏器受累或危及生命需快速控制病情的患儿，可显著提高临床缓解率	主要为胃肠道不适，如恶心、呕吐等，部分患儿可发生感染、肝肾功能损伤、骨髓抑制、出血性膀胱炎等	8~12 mg/（kg·d），每 2 周连用 2 天为 1 个疗程，6 个疗程后逐渐延长给药间隔，维持 1~3 年

续表11-3

免疫抑制药	优势	不良反应	常用剂量
霉酚酸酯	对于 LN 患儿的诱导和维持期治疗均有效，尤其是增殖性和膜性 LN，有助于改善患者远期肾功能	常见不良反应为胃肠道不适和血液系统异常，如白细胞减少，患儿易并发感染	$30 \sim 40$ mg/（kg·d），分 2 次口服，每日总剂量不超过 2 g
环孢素	可与其他免疫抑制药联合用于治疗重度或难治性 LN，能有效降低疾病活动度和缓解蛋白尿	常见为感染，部分患儿可发生血压增高、肾功能损伤、多毛症等，用药期间需监测血药浓度	$3 \sim 6$ mg/（kg·d），有效血药浓度维持在 $120 \sim 200$ mg/L
来氟米特	对传统免疫抑制药不耐受的 LN 患儿，疗效及安全性较好，尤其是增殖性 LN 的维持治疗	常见不良反应为胃肠道不适和感染，部分患儿可发生脱发、皮疹、骨髓抑制、一过性肝功能损伤等	$0.3 \sim 0.5$ mg/（kg·d），每日最大剂量不超过 30 mg
他克莫司	对重度 LN 患儿诱导和维持期治疗均有效；可用于难治性 LN，尤其是以蛋白尿为突出表现者，且不良反应风险较低	部分患儿可发生感染、胃肠道不适、肝肾功能异常、心律失常，用药期间需监测药血浓度、血糖、血压	$0.1 \sim 0.15$ mg/（kg·d），每日最大剂量不超过 4 mg，监测有效血药浓度维持于 $5 \sim 15$ μg/L
硫唑嘌呤	可用于中重度 LSE 患儿的维持治疗（通常为 24 个月）	常见为感染、血液系统损伤、胃肠道反应和肝肾功能异常，部分患儿可发生严重骨髓抑制，用药前有条件时需检测硫唑嘌呤甲基转移酶活性或基因多态性	$1 \sim 2$ mg/（kg·d），每日最大剂量不超过 150 mg
甲氨蝶呤	在改善关节、皮肤黏膜炎症和整体情况方面疗效较好	常见为感染、血液系统异常、胃肠道不适，部分患儿可发生肝功能异常	$10 \sim 15$ mg/m²，每周 1 次，用药第 2 天需口服 5 mg 叶酸

注：SLE 为系统性红斑狼疮；LN 为狼疮性肾炎；难治性 LN 指对传统治疗无效或经积极、规范的免疫抑制药治疗后未获得疾病缓解以及反复复发的 LN。

4. 生物制剂　中重度或难治性 SLE 患儿，可考虑在激素和（或）免疫抑制药的基础上联合生物制剂进行治疗。

目前仅贝利尤单抗获得我国国家药品监督管理局和美国食品药品监督管理局的批准可用于 5 岁及以上 SLE 患儿的治疗，通常用于中度活动性 SLE 患儿。

贝利尤单抗：对于活动性 SLE 患儿，在激素和（或）免疫抑制药治疗的基础上，静脉滴注，给药剂量为 10 mg/kg，前 3 次每 2 周给药 1 次，随后每 4 周给药 1 次。

利妥昔单抗：抑制 B 细胞的成熟和分化，缓解临床症状，可用于重度或难治性 SLE 患儿的治疗。当激素或免疫抑制药治疗无效，尤其是肾脏、血液及神经系统受累者可使用本品，给药剂量为每周 375 mg/m²，静脉滴注，连续使用 2~4 周为 1 个疗程。

六、药学监护

糖皮质激素、甲氨蝶呤、羟氯喹、环孢素、霉酚酯、利妥昔单抗等免疫抑制药和非甾体抗炎药的药学监护见本章第二节。

SLE的药物治疗思维导图

(一)疗效评估

治疗期间,观察患儿的临床症状是否得到缓解,各项检查指标(如血沉、白细胞、血小板和尿蛋白等)是否恢复正常。

(二)不良反应

使用免疫抑制药前必须注意排除患者可能存在的活动性感染(特别是活动性肝炎、结核)、肿瘤等情况;一般两种以上的免疫抑制药不能同时使用。常见免疫抑制药的不良反应可见表11-3。

1. 环磷酰胺　常见不良反应有食欲减退、恶心、呕吐,停药后2~3日可消失;除白细胞减少和诱发感染外,环磷酰胺冲击治疗当日需充分水化,同时可使用美司钠,防止尿路损伤。冲击治疗不良反应包括:性腺抑制(尤其致卵巢早衰)、脱发、肝功能损害、致癌作用(主要是淋巴瘤等血液系统肿瘤),出血性膀胱炎、膀胱纤维化和长期口服环磷酰胺而导致的膀胱癌。治疗中应注意避免导致白细胞过低,一般要求白细胞低谷浓度≥$3.0×10^9$/L。对于间隔期少于3周者,应更密切注意血象监测。大剂量冲击前需查血常规。

2. 贝利尤单抗　严重不良反应包括感染、消化道反应、肌肉骨骼系统损伤、输液反应等。

3. 静脉注射用人免疫球蛋白(IVIG)　其主要不良反应为:①发生在输液开始1小时内,有时出现轻微的一过性头痛、心慌、恶心等不良反应,须全程观察患者生命体征;②偶见过敏反应(如荨麻疹、喉头水肿),严重者可出现过敏性休克;③肌内注射可有轻微的局部反应(如注射部位红肿、疼痛),可自行缓解;④大剂量使用或给药速度过快时,可见头痛、心悸、恶心和暂时性体温升高。治疗中应注意观察患儿生命体征,减慢滴速。

(三)注意事项

1. 环磷酰胺　当出现肾损时,剂量改为治疗量的1/3~1/2。

2. 他克莫司　①建议餐前1小时或餐后2小时服药。②初次服药后1周查血药谷浓度,根据血药浓度调整剂量,需监测血药浓度。③有糖尿病家族史、糖耐量降低或肥胖的患儿应慎用。应注意监测患者肾功能。

3. 硫唑嘌呤　在治疗的头8周内,至少每周检查1次全血象,包括血小板。当使用大剂量该药或患者有肝和(或)肾功能不全时,血象检查和肝肾功能检查的次数应该更多。此后每月(最少每3个月)重复进行全血象的检查。

(四)用药教育

1. 激素和免疫抑制药　治疗期间禁止接种活疫苗。特别是IVIG,患儿在输注本品至少

3 个月后才能接种某些减毒活疫苗，如脊髓灰质炎、麻疹、风疹、腮腺炎以及水痘病毒疫苗等。同样，在非紧急状态下，已经接种了这类疫苗的患者至少在接种后 3~4 周才能输注本品，否则应在最后一次输注本品后 3 个月重新接种。

2. 免疫球蛋白 为血液制品，存在一定的风险，需获得患儿家长知情同意。

七、禁忌证

1. 糖皮质激素 禁用于全身性真菌感染及对已知成分过敏的患者。
2. 他克莫司 对他克莫司或其他大环内酯类药物过敏的患者禁用。
3. 吗替麦考酚酯 禁用于对吗替麦考酚酯、麦考酚酸或药物中的其他成分有超敏反应的患者。

（阚宏涛）

第四节　川崎病

川崎病（Kawasaki disease，KD）又称皮肤黏膜淋巴结综合征，主要发生于 5 岁以下儿童和婴幼儿，以全身性中、小动脉炎性病变为主要病理特征。全年均可发病，男女发病比例为 1.7：1，东亚地区的发病人数显著高于欧美国家。目前，冠状动脉病变是影响患者预后最重要的因素，是儿童时期缺血性心脏病的主要原因。

一、病因

川崎病的病因目前尚不完全清楚。但大量流行病学和临床观察提示，川崎病发病与多种病原体的感染有关，如立克次体、葡萄球菌、链球菌、反转录病毒、支原体感染。造成免疫损伤，从而导致后期血管局部平滑肌细胞和胶原组织过度增生产生动脉狭窄。

二、临床表现

1. 主要表现 发热，四肢末梢改变，皮疹或卡介苗接种处红肿，双侧眼球结膜充血，口腔及唇周改变以及颈部淋巴结非化脓性肿大。
2. 全身其他系统表现 包括心血管系统，消化系统，呼吸系统，肌肉骨骼，神经系统以及泌尿系统的改变。

三、辅助检查

1. 血液学检查 外周血白细胞增高，以粒细胞为主，轻、中度贫血，血小板早期正常，第 2~3 周增多；血沉明显增快，C-反应蛋白、ALT 和 AST 可以升高。
2. 免疫学检查 血清 IgG、IgM、IgA、IgE 和血循环免疫复合物升高。
3. 心电图 早期示窦性心动过速，非特异性 S-T 变化；心包炎时可有广泛 S-T 段抬高和低电压；心肌梗死时相应导联有 S-T 段明显抬高，T 波倒置及异常 Q 波。

4. 胸部 X 线检查　可示肺部纹理增多、模糊或有片状阴影，心影可扩大。

5. 超声心动图检查　为最重要的辅助检查手段。急性期可见心包积液，左室内径增大，二尖瓣、主动脉瓣或三尖瓣反流；可见冠状动脉异常，如冠状动脉扩张、冠状动脉瘤、冠状动脉狭窄等。

6. 冠状动脉造影超声波检查　用于检查有多发性冠状动脉瘤或心电图有心肌缺血表现者，以观察冠状动脉病变程度，指导治疗。

7. 多层螺旋 CT 检查　在检测冠状动脉狭窄、血栓形成、血管钙化方面明显优于超声心动图，可部分取代传统的冠状动脉造影。

四、诊断

川崎病为临床综合征，诊断主要依靠临床表现并结合实验室检查，并排除其他疾病。川崎病包括完全性川崎病（complete Kawasaki disease，CKD）和不完全性川崎病（incomplete Kawasaki disease，IKD）两种类型。

（一）CKD

临床表现为发热，并具有以下 5 项中至少 4 项主要临床特征：
（1）双侧球结膜充血。
（2）口唇及口腔的变化：口唇干红，草莓舌，口咽部黏膜弥漫性充血。
（3）皮疹，包括单独出现的卡疤红肿。
（4）四肢末梢改变：急性期手足发红、肿胀，恢复期甲周脱皮。
（5）非化脓性颈部淋巴结肿大。

（二）IKD

发热≥5 天，但主要临床特征不足 4 项的患儿应参考以下项目：①卡疤红肿；②血小板数显著增多；③C-反应蛋白、血沉明显增高；④冠状动脉扩张或有炎症征象；⑤心脏杂音或心包摩擦音；⑥低蛋白血症或低钠血症。

五、治疗参考

急性期治疗的目标是消除全身炎症反应、预防冠状动脉病变（coronary artery lesion，CAL）的发生和发展和冠状动脉血栓形成。治疗疗程应一直持续到全身炎症消退以及冠状动脉内径稳定不再扩张。治疗期间患者须卧床休息，加强营养，低盐饮食，避免暴晒及预防接种，慎用各种药物，预防感染，以免诱发疾病。

（一）初始治疗

明确川崎病诊断后，应尽早开始治疗。①大剂量 IVIG，2 g/kg，静脉输注时间通常控制在 10~12 小时，大体重患儿（如>20 kg）可采用每天 1 g/kg 的剂量，连用 2 天；②阿司匹林，30~50 mg/（kg·d），分 3 次口服。如果川崎病患儿延迟诊断超过 10 天，只要存在临床症状和（或）炎性指标仍异常，仍建议给予以上治疗；如果临床症状已消退、炎性指标恢复正常、超声心动图显示无 CAL，可不进行上述初始治疗，仅给予后续抗血小板治疗和随访。

　　患儿退热 48~72 小时后复查炎性指标（白细胞计数及 CRP）恢复正常，阿司匹林减量至 3~5 mg/kg 顿服，发挥抗血小板聚集作用。对于无冠状动脉损伤（coronary artery lesion, CAL）或急性期冠状动脉轻度扩张但 30 天内恢复正常的患儿，阿司匹林持续应用至病程 2~3 个月。对于存在冠状动脉后遗症患儿，参照"川崎病冠状动脉病变的临床处理建议（2020 年修订版）"给予治疗和随访。IVIG 用法用量见表 11-4。

表 11-4　IVIG 在川崎病中应用的专家共识推荐意见汇总

项目	推荐意见
IVIG 应用时机	①最佳时机为发病后 5~10 天，7 天内最佳 ②发病后 5 天内使用，可能导致 IVIG 抵抗发生率增高；病情严重者，如合并低血压、休克、血流动力学不稳定的心肌炎、麻痹性肠梗阻等仍应及时使用 ③发病超过 10 天的患儿，排除其他原因引起的持续发热并伴有 ESR 或 CRP 升高，或炎症指标升高合并 CAL 者，仍须给予 IVIG 治疗
IVIG 应用剂量	单剂量 IVIG（2 g/kg）通常在 12~24 小时内静脉滴注给药。推荐初始输注速率为 0.01 mL/（kg·min）[5% IVIG 30 mg/（kg·h）]维持 15~30 min，然后增加至 0.02 mL/（kg·min），若耐受性良好，可调整至 0.04 mL/（kg·min），最后调整至最大速度 0.08 mL/（kg·min）
IVIG 应用方案	①完全性川崎病：IVIG 剂量为 2 g/kg，12~24 小时内单次静脉输注，并配合阿司匹林口服 ②不完全性川崎病：IVIG 剂量为 2 g/kg，12~24 小时内单次静脉输注，并配合阿司匹林口服 ③复发性川崎病：IVIG 剂量为 2 g/kg，12~24 小时内单次静脉输注，并配合阿司匹林口服 ④无反应型川崎病（IVIG 抵抗型川崎病）：建议尽早再次应用 IVIG，剂量仍为 2 g/kg，12~24 小时内单次静脉输注。仍有发热者，可以在 IVIG 使用基础上联合使用糖皮质激素
IVIG 应用安全性	①婴儿和限液患者需避免低浓度制剂 ②婴儿和心血管疾病患者应注意避免使用高钠含量的 IVIG ③使用麦芽糖或葡萄糖作为稳定剂的制剂不推荐用于糖尿病及肾损伤风险患者 ④含氨基酸的制剂在特定遗传代谢异常患者中需谨慎应用
IVIG 不良反应处置	①头痛是常见的不良反应，通常在输注过程中或输注后 2~3 天发生，轻者可予非甾体抗炎药止痛 ②IVIG 治疗后出现的一过性无症状中性粒细胞减少，通常在输注后 2~4 天发生，2 周内恢复，一般无须治疗，但也有学者认为可通过糖皮质激素预防 ③IgG 亚类缺陷和高 IgM 综合征不是 IVIG 禁忌证，对曾经发生严重过敏反应的患者，可检测抗 IgA 抗体，若抗 IgA 抗体滴度高（>1/1000），IgG 替代治疗需谨慎应用 ④肾功能损害首先表现为血尿素氮或肌酐升高，其次为少尿和肾功能衰竭，在大剂量输注后 5~7 天达到高峰。已有肾功能损害患者，应缓慢输注 IVIG，适当水化，避免使用含蔗糖的 IVIG 产品 ⑤血栓事件估计发生率为 1%~16.9%，危险因素包括首次大剂量使用 IVIG，既往/目前血栓形成、既往有动脉粥样硬化疾病、高黏滞综合征、遗传性高凝状态、输注速度快，可采用预水化、速度低于 50 mg/（kg·h）、低渗 IVIG 产品（3%~6%）及预防性使用阿司匹林或低分子量肝素等措施降低高危患者的血栓发生率，已出现血栓并发症患者需接受抗血栓治疗

(二)IVIG 无应答的挽救治疗

川崎病标准初始治疗结束后 36 小时，体温仍高于 38℃者；或用药后 2 周内(多发生在 2~7 天)再次发热，并出现至少 1 项川崎病主要临床表现者，排除其他可能导致发热的原因后，称为 IVIG 无应答，挽救治疗方案如下。

再次大剂量使用 IVIG，用法同前。对于初始使用 IVIG 治疗后出现急性 KD 和持续发热的患者，首选第二个疗程的 IVIG，而不是使用糖皮质激素。

1. 糖皮质激素　具有抗炎、抗免疫、抗过敏作用，可减少炎症因子产生，控制全身血管炎性反应。但因其可促进血栓形成，增加发生冠状动脉病变及冠状动脉瘤的风险，故不宜单独应用。针对 IVIG 治疗无应答的患儿考虑早期使用糖皮质激素，并可与阿司匹林和双嘧达莫联合应用。

甲泼尼龙：给药剂量为 2 mg/(kg·d)，分 2 次静脉滴注，CRP 正常时逐渐减停；或大剂量使用甲泼尼龙，给药剂量为 10~30 mg/(kg·d)，静脉滴注冲击治疗，最大剂量 1 g/d，连用 3~5 天，继之予以泼尼松，给药剂量为 2 mg/(kg·d)，口服，并逐渐减停。总疗程为 2 周或 2 周以上，剂量及疗程根据病情严重程度以及激素反应和依赖程度而决定。部分重症患儿可选择大剂量 IVIG 和激素联合用药。

2. 英夫利昔单抗　为 TNF-α 拮抗药，在儿童甚至婴幼儿中应用耐受性均较好，作为川崎病患儿 IVIG 无应答的挽救治疗或重症川崎病 IVIG 联合用药，可起到较好的退热抗炎作用，用法为 5 mg/kg，2 小时缓慢静脉滴注，通常为单次用药，用前需排除结核、乙肝、EB 病毒以及其他全身活动性感染。存在 MAS、肝功能异常或骨髓抑制的患儿慎用。常见不良反应为皮疹，用药过程中需注意观察；肝脏增大、感染等不良反应发生率较低。

3. 其他治疗方案　对以上治疗反应均不佳或激素高度依赖的川崎病称为难治性川崎病，可选择其他免疫抑制药。

(1)环孢素 A(cyclosporin A，CsA)：钙活化 T 细胞的核因子通路的上调与川崎病发病以及 IVIG 无应答及 CAL 的发生有关，CsA 可通过靶向抑制此信号通路。给药剂量为 3~5 mg/(kg·d)，最大剂量为 150 mg/d，分 2 次口服，一般从小剂量开始，逐渐加量，根据病情决定疗程，疗程一般为 3~6 个月。

(2)血浆置换：仅限于在药物治疗均无效的情况下选用。单纯血浆置换仍需要应用其他免疫抑制药。

(三)重症川崎病治疗

诊断为川崎病休克综合征(Kawasaki disease shock syndrome，KDSS)或有发生巨噬细胞活化综合征(macrophage activation syndrome，MAS)倾向的重症川崎病患儿，或开始治疗前已经出现 CAL 尤其是 CAL 进行性进展的患儿，建议在初始治疗基础上联合其他药物治疗，主要包括糖皮质激素和英夫利昔单抗。

甲泼尼龙：给药剂量为 10~30 mg/(kg·d)，静脉滴注，连用 3~5 天，最大给药剂量 1 g/d，间隔 3~5 天后，评估治疗效果后可重复使用，冲击结束后以相当于泼尼松 2 mg/(kg·d)(总剂量<60 mg/d)的激素量分 2~3 次口服给药，并根据病情逐渐减停；糖皮质激素无法控制时可加用生物制剂或其他免疫抑制药。

急性期已经出现 CAL 且存在炎症的患儿可选择英夫利昔单抗或中小剂量糖皮质激素治疗。MAS 常规治疗后仍然存在严重心肺功能衰竭的危重症患儿可应用体外膜肺氧合等生命支持技术。

(四)急性期合并 CAL 的抗血栓治疗

(1)抗血栓治疗药物包括抗血小板、抗凝和溶栓药物。抗血小板药物包括阿司匹林、氯吡格雷和双嘧达莫；抗凝药物包括低分子肝素(low molecular weight heparin，LMWH)及华法林，溶栓药物包括组织纤溶酶原激活剂。

阿司匹林：给药剂量为 3~5 mg/(kg·d)，口服，每天 1 次。

双嘧达莫：给药剂量为 2~5 mg/(kg·d)，口服，每天 3 次。

氯吡格雷：我国尚无儿童用药说明，根据日本、美国川崎病治疗指南以及我国近 5 年临床应用给药。口服，年龄<2 岁者，给药剂量为 0.2~1.0 mg/(kg·d)；年龄≥2 岁者，给药剂量为 1 mg/(kg·d)，均为每天 1 次。

低分子肝素钠：皮下注射，年龄<1 岁者的治疗量为 300 U/(kg·d)，预防量为 150 U/(kg·d)；年龄≥1 岁者治疗量为 200 U/(kg·d)，预防量为 100 U/(kg·d)，均为每天 2 次。

华法林：本药为间接作用的香豆素类口服抗凝药。口服，给药剂量为 0.05~0.12 mg/(kg·d)，每天 1 次。3~7 天起效，调整国际标准化比值在 1.5~2.5。

组织纤溶酶原激活剂：0.5 mg/(kg·h)，微泵静脉注射，共 6 小时。

(2)冠状动脉轻度扩张或小型冠状动脉瘤(内径≤4 mm 或 Z 值为 2~5)应选用 1 种抗血小板药物；中型冠状动脉瘤(内径 4~8 mm 或 Z 值 5~10)需要 2 种抗血小板药物；巨大冠状动脉瘤(任 1 支冠状动脉内径≥8 mm 或 Z 值≥10)或多支复杂 CAL，选用 1 种抗血小板药物(阿司匹林或氯吡格雷)联合低分子肝素钠抗凝。血栓未形成，给予预防量低分子肝素钠；血栓形成，给予治疗量低分子肝素钠，直至血栓消失、动脉瘤稳定不再继续扩大，过渡至口服华法林，并调整国际标准化比值在 1.5~2.5。

(3)急性血栓栓塞导致心肌梗死，12 小时内可给予溶栓治疗，超过 12 小时可给予 2 种抗血小板药物加治疗量的低分子肝素钠。如果治疗无效，紧急情况下可给予经皮冠状动脉介入治疗进行血运重建。

川崎病急性期的药物治疗

六、药学监护

(一)疗效评估

(1)急性期每 3 日复查患者血常规，关注患儿白细胞、血小板水平的变化，急性期后可每月复查；复查 CRP、血沉，评估治疗的有效性；复查超声心动图，了解心脏血管，特别是冠脉病变情况。

(2)阿司匹林在急性期大剂量抗炎治疗时，应每 3 日复查患者血常规，关注患儿白细胞、血小板水平的变化。症状消失，体温正常 3 天后可逐渐减量，同时监测血沉(<20 mm/h)，2~3 周逐渐减为抗血小板聚集剂量，维持 6~8 周或至血沉正常、血小板计数恢复正常[(100~

300)×10⁹/L]后停药。后期每月复查 CRP、血沉、超声心动图。有 CAL 者须应用至冠状动脉恢复正常或终身用药。

(二)不良反应监护

1. 英夫利昔单抗　用前需排除结核、乙肝、EB 病毒以及其他全身活动性感染。存在 MAS、肝功能异常或骨髓抑制的患儿慎用。常见不良反应为皮疹,用药过程中需注意观察;肝脏增大、感染等不良反应。

2. 双嘧达莫　不良反应与剂量有关,停药后可消除。主要为:①常见头痛、头晕、眩晕、恶心、呕吐、腹部不适、腹泻、面部潮红、皮疹、荨麻疹、瘙痒;②偶有肝功能异常。

3. 华法林　主要不良反应为出血,表现为轻微局部瘀斑至大出血。①最常见的为鼻出血,超过治疗允许范围而发生出血者,提示可能存在隐性病灶;②凝血酶原时间超过正常的 2.5 倍(正常值为 12 秒)、凝血酶原活性降至正常值的 15% 以下或出现出血时,应立即停药。

4. 静注人免疫球蛋白　使用大剂量 IVIG 后有发生溶血的风险,多发生于非 O 型血患儿,尤其是多次大剂量 IVIG 治疗者。

5. 阿司匹林　川崎病患儿急性期如果合并严重肝功能损伤,不建议应用阿司匹林,但肝功能恢复后可继续给予小剂量阿司匹林。

(三)注意事项

1. 华法林　长期应用最低维持量期间,如果须进行手术,可先静脉注射维生素 K 50 mg,但进行中枢神经系统及眼科手术前应先停药。胃肠手术后应查粪便隐血。

2. 氯吡格雷　辅料含有乳糖,乳糖不耐受患者不应使用此药。此药物含有氢化蓖麻油,可能导致胃部不适和腹泻。

(四)用药教育

建议大剂量 IVIG 应用 9 个月后再接种麻疹–流行性腮腺炎–风疹以及水痘疫苗,避免干扰疫苗的免疫作用,但对于接触麻疹的高风险患儿可提早接种,在应用 IVIG 9 个月后需再补种 1 次。

七、禁忌证

1. 糖皮质激素　禁用于全身性真菌感染及对已知成分过敏的患者。

2. 阿司匹林　禁用于对非甾体抗炎药过敏及有活动性溃疡病或其他原因引起的消化道出血、血友病或血小板减少的患者。

3. IVIG　对本药过敏或有其他严重过敏史者、选择性 IgA 缺乏而 IgA 抗体阳性者禁用。

(阚宏涛)

参考文献

[1] 江载芳，申昆玲，沈颖.诸福棠实用儿科学[M].8版.北京：人民卫生出版社，2014.

[2] 胡亚美，张金哲，江载芳.儿科药学治疗学[M].2版.北京：中国医药科技出版社，2011.

[3] 张爱知，马伴吟.实用儿科药物手册[M].上海：上海科学技术出版社，2000.

[4] 徐虹，孙锟，李智平，等.临床药物治疗学——儿科疾病[M].北京：人民卫生出版社，2016.

[5] 王卫平，孙锟，常立文.儿科学[M].9版.北京：人民卫生出版社，2018.

[6] 万瑞香，刘涵云，韩志武.新编儿科药物学[M].3版.北京：人民卫生出版社，2013.

[7] 尚云晓.儿科医嘱常规与禁忌[M].2版.北京：人民军医出版社，2014.

[8] 尚云晓.儿科用药常规与禁忌[M].北京：人民军医出版社，2012.

[9] 桂用浩，薛辛东.儿科学(8年制)[M].3版.北京：人民卫生出版社，2015.

[10] 陈学谦，金有豫，汤光，等.新编药物学[M].18版.北京：人民卫生出版社，2018.

[11] 易文，何庆南.小儿临床肾脏病学[M].2版.北京：人民卫生出版社，2016.

[12] 国家卫计委.国家抗微生物治疗指南[M].2版.北京：人民卫生出版社，2017.

[13] 广东省药学会.超药品说明书用药目录，2021.

[14] 黄国英.小儿超声心动图学[M].上海：上海科学技术出版社，2015.

[15] 李冀，吴晓燕.儿科住院医师手册[M].北京：人民卫生出版社，2012.

[16] 侯宁.山东省超药品说明书用药专家共识(2021年版)[J].临床药物治疗杂志，2021，19(6)：9-40.

[17] 李德爱，陈志红，傅平.儿科治疗药物的安全应用[M].北京：人民卫生出版社，2014.

[18] 平晓川，马松.协和听课笔记：儿科学[M].北京：人民军医出版社，2009.

[19] 蔡映云，吕迁洲.临床药物治疗学·呼吸系统疾病[M].北京：人民卫生出版社，2016.

[20] 中华医学会.临床诊疗指南·小儿内科分册[M].1版.北京：人民卫生出版社，2005.

[21] 麦克米伦.儿童抗微生物药物治疗手册[M].2版.北京：人民军医出版社，2014.

[22] 许峰.实用儿科危重病抢救常规和流程手册[M].北京：人民卫生出版社，2015

[23] 陈超，杜立中，封志纯.新生儿学[M].1版.北京：人民卫生出版社，2020.

[24] 邵肖梅，叶鸿瑁，丘小汕.实用新生儿学[M].5版.北京：人民卫生出版社，2019.

[25] 斯威曼.马丁代尔药物大典[M].李大槐，译.北京：化学工业出版社，2013

[26] 国家卫生计生委医政医管局，国家卫生计生委员合理用药专家委员会.国家抗微生物治疗指南[M].2版.北京：人民卫生出版社，2017.

[27] 国家药典委员会.中华人民共和国药典临床用药须知[M].北京：中国医药科技出版社，2015.

[28] 桑福德.桑福德抗微生物治疗指南.范洪伟，王焕，葛瑛译[M].北京：中国协和医科大学出版社，2019.

[29] 汪复，张婴元.实用抗感染治疗学[M].2版.北京：人民卫生出版社，2013.

[30] 陈自励，李凤英.新生儿临床用药[M].2版.北京：人民卫生出版社，2005.

［31］卫生部合理用药专家委员会.中国医师/药师临床用药指南［M］.2 版.重庆：重庆出版社，2014.

［32］朱依淳、殷明.药理学［M］.8 版.北京：人民卫生出版社，2016.

［33］夏慧敏，龚四堂，孙新，等.儿科常见疾病临床诊疗路径［M］.1 版.北京：人民卫生出版社，2014.

［34］郑长青，尚云晓，蔡栩栩，等.儿科医嘱常规与禁忌［M］.2 版.北京：人民军医出版社，2014.

［35］徐峰，黄瑾.超说明书用药［M］.上海科技教育出版社，2019.

［36］桑德福.热病·抗微生物治疗指南［M］.48 版.北京：中国协和医科大学出版社，2018.

［37］中华医学会儿科学分会呼吸学组.毛细支气管炎诊断、治疗与预防专家共识(2014 年版)［J］.中华儿
科杂志，2015.

［38］儿童社区获得性肺炎诊疗规范(2019 年版)编写审定专家组.儿童社区获得性肺炎诊疗规范(2019 年
版)［J］.中华儿科杂志，2019.

［39］中华医学会儿科学分会呼吸学组.儿童支气管哮喘诊断与防治指南(2016 年版)［J］.中华儿科杂志，
2016，54(3)：167-181.

［40］国家呼吸系统疾病临床医学研究中心.中国儿童哮喘行动计划临床应用专家共识［J］.中华实用儿科
临床杂志，2021，36(7)：484-490.

［41］上海市医学会儿科学分会呼吸学组，上海儿童医学中心儿科医疗联合体(浦东).儿童常用哮喘药物
不良反应识别及预防专家共识［J］.中华实用儿科临床杂志，2021，36(20)：1521-1528.

［42］国家卫生健康委员会国家结构性心脏病介入质量控制中心，先心病经皮介入治疗指南工作组.常见
先天性心脏病经皮介入治疗指南 2021 版［J］.中华医学杂志，2021，101(38)：3054-3076.

［43］中国医师协会心血管内科医师分会.常见先天性心脏病介入治疗中国专家共识一、房间隔缺损介入
治疗［J］.介入放射学杂志，2011，2(5)：345—351.

［44］于波，孔祥清，张智伟，等.中国动脉导管未闭介入治疗指南 2017［J］.中国介入心脏病学杂志，
2017，25(5)：241-248.

［45］朱鲜阳，李奋.常见先天性心脏病介入治疗中国专家共识(四)、经皮球囊肺动脉瓣与主动脉瓣成形
术［J］.介入放射学杂志，2011，20(4)：253-260.

［46］王辉山，李守军.先天性心脏病外科治疗中国专家共识(十)：法洛四联症［J］.中国胸心血管外科临
床杂志，2020，27(11)：1247-1254.

［47］中华医学会儿科学分会心血管学组、中华医学会儿科学分会心血管学组心肌炎协作组、中华儿科杂
志编辑委员会及中国医师协会心血管医师分会儿童心血管专业委员会.儿童心肌炎诊断建议(2018
年版)［J］.中华儿科杂志，2019(2)：87-89

［48］中华医学会儿科学分会心血管学组，中华儿科杂志编委会.小儿感染性心内膜炎的诊断标准(试行)
［J］.中华儿科杂志，2001(5)：57

［49］陈树宝."儿童感染性心内膜炎诊断标准建议"的解读［J］.中华儿科杂志，2012，50(8)：622-624.

［50］黄美容，陈树宝.儿童感染性心内膜炎的治疗——2005 年美国心脏协会及 2009 年欧洲心脏病学会感
染性心内膜炎诊断、治疗及预防指南解读［J］.中华儿科杂志，2012(6)：474-479.

［51］Baltimore R S，Gewitz M，Baddour L M，et al. Infective Endocarditis in Childhood：2015 Update：A
Scientific Statement From the American Heart Association［J］. Circulation，2015，132(15)：1487-515.

［52］Nakatani S，Ohara T，Ashihara K，et al. JCS 2017 Guideline on Prevention and Treatment of Infective
Endocarditis［J］. Circ J. 2019，83(8)：1767-1809.

［53］陈树宝，韩玲.加强对小儿感染性心内膜炎诊治的研究［J］.中华儿科杂志，2001(39)：257-259.

［54］中华医学会儿科学分会肾脏病学组.激素敏感、复发/依赖肾病综合征诊治循证指南，2016.

［55］中华医学会儿科学分会肾脏学组.激素耐药型肾病综合征诊治循证指南(2016)［J］.中华儿科杂志，
2017，55(11)：805-809.

［56］国际儿科肾脏病学会.儿童激素耐药型肾病综合征诊治建议介绍［J］.中华实用儿科临床杂志，2020，

35(20)：1531-1540.

[57] 高怡瑾，汤静燕，唐锁勤.儿童霍奇金淋巴瘤的诊疗建议[J].中华儿科杂志，2014，52(8)：586-589.

[58] 中国抗癌协会小儿肿瘤专业委员会.中国儿童急性早幼粒细胞白血病诊疗指南[J].中华实用儿科临床杂志，2022，37(2)：81-88.

[59] 王天有.儿童再生障碍性贫血诊疗规范(2019年版)[J].全科医学临床与教育，2019，17(11)：11-15.

[60] 中国儿童原发性免疫性血小板减少症诊断与治疗指南改编工作组，中华医学会儿科学分会血液学组，中华儿科杂志编辑委员会.中国儿童原发性免疫性血小板减少症诊断与治疗改编指南(2021版)[J].中华儿科杂志，2021，59(10)：10.

[61] 中华人民共和国国家卫生健康委办公厅.儿童血友病诊疗规范(2019年版)[J].全科医学临床与教育，2020(1)：4-9.

[62] 中华人民共和国国家卫生健康委员会.儿童急性淋巴细胞白血病诊疗规范(2018版).中华人民共和国国家卫生健康委员会官网.

[63] 中华人民共和国国家卫生健康委员会.儿童朗格罕细胞组织细胞增生症诊疗规范(2021版).中华人民共和国国家卫生健康委员会官网.

[64] 中华人民共和国国家卫生健康委员会.儿童噬血细胞综合征诊疗规范(2019版).中华人民共和国国家卫生健康委员会官网.

[65] 黄艳萍，肖湘君，冯慧婷，等.急性早幼粒细胞白血病的发病机制与治疗概述[J].生物学教学，2020，45(3)：3.

[66] 卫生部.临床输血技术规范[J].中国医院，2000(6)：2.

[67] UpToDate.胡晓霞，译.儿童和青少年急性髓系白血病.2021.

[68] UpToDate.李春怀，译.儿童及青少年获得性再生障碍性贫血.2022.

[69] UpToDate.郑浩，译.儿童免疫性血小板减少症的初始管理.2022.

[70] Kitchens C S, Pendergast J F. Human thrombocytopenia is associated with structural abnormalities of the endothelium that are ameliorated by glucocorticosteroid ad ministration[J]. Blood, 1986, 67(1): 203-206.

[71] 张宏亮，李南，黄振光，等.儿童化脓性脑膜炎药物治疗循证指南的系统评价[J].中国药房，2016，27(21)：2948-2950.

[72] 余婕，郭虎，郑帼.病毒性脑炎患儿的管理[J].中华实用儿科临床杂志，2015，30(23)：3.

[73] 常婷.中国重症肌无力诊断和治疗指南(2020版)[J].中国神经免疫学和神经病学杂志，2021，28(1)：1-12.

[74] 中国抗癫痫协会.临床诊疗指南癫痫病分册(2015修订版)[M].北京：人民卫生出版社，2015.

[75] 孙文秀，王如明.急性脊髓炎[J].山东医药，2001，41(11)：47-48.

[76] 高玉兴.急性脊髓炎的诊断与治疗[J].中华实用儿科临床杂志，2013，28(12)：2.

[77] 中华医学会神经病学分会.中国吉兰-巴雷综合征诊治指南(2019)[J].中华神经科杂志，2019，52(11)：877-882.

[78] 冯国贺，赵继巍，于宏丽，等.吉兰-巴雷综合征谱系疾病研究进展[J].中风与神经疾病杂志，2021，38(1)：4.

[79] 中华医学会儿科学分会内分泌遗传代谢学组，中华儿科杂志编辑委员会.中国儿童1型糖尿病标准化诊断与治疗专家共识(2020版)[J].中华儿科杂志，2020，58(6)：447-454.

[80] 中华医学会，中华医学会临床药学分会，中华医学会杂志社，等.心搏骤停基层合理用药指南[J].中华全科医师杂志，2021，20(3)：4.

[81] 中华医学会儿科学分会急诊学组，中华医学会急诊分会儿科学组，中国医师协会重症医学医师分会

儿科专家委员会.儿童心肺复苏指南[J].中国小儿急救医学，2012，19(2)：2.

[82] Weiss S L, Peters M J, Alhazzani W, et al. Surviving sepsis campaign international guidelines for the management of septic shock and sepsis-associated organ dysfunction in children[J]. Intensive Care Medicine, 2020, 46(S1): 10-67.

[83] American College of Chest Physicians Society of Critical Care Medicine ConsensusConference. Definitions for sepsis and organ failure and guidelines for the use of innovative therapies in sepsis[J]. Crit Care Med, 1992 (20): 864-874.

[84] 山东省药学会循证药学专业委员会，侯宁，翟所迪，等.山东省超药品说明书用药专家共识[J].临床药物治疗杂志，2021，19(6)：32.

[85] 刘春峰，卢志超.2015 国际小儿急性呼吸窘迫综合征专家共识解读[J].中国小儿急救医学，2015，22(12)：829-835.

[86] 檀卫平，蓝丹.儿童急性呼吸窘迫综合征的治疗策略[J].中华临床医师杂志(电子版)，2013，7(13)：5735-5737.

[87] 中华医学会麻醉学分会.小儿麻醉常用药物超说明书使用专家共识.2017.

[88] 褚沛，黎敏，李超乾，等.急性中毒诊断与治疗中国专家共识[J].中华危重病急救医学，2016，28(11)：966.

[89] 蔡威，汤庆娅，王莹，等.中国新生儿营养支持临床应用指南[J].临床儿科杂志，2013，31(12)：1177-1182.

[90] 中华医学会儿科学分会急救学组，中华医学会急诊医学分会儿科学组，中国医师协会儿童重症医师分会.中国儿童重症监护病房镇痛和镇静治疗专家共识(2018 版)[J].中华儿科杂志，2019，57(5)：7.

[91] 中华医学会儿科学分会急救学组，中华医学会急诊医学分会儿科学组，中国医师协会儿童重症医师分会.儿童脓毒性休克(感染性休克)诊治专家共识(2015 版)[J].中国小儿急救医学，2015，22(11)：5.

[92] 中华医学会神经外科学分会小儿学组，中华医学会神经外科学分会神经重症协作组，《甘露醇治疗颅内压增高中国专家共识》编写委员会.甘露醇治疗颅内压增高中国专家共识[J].中华医学杂志，2019，99(23)：4.

[93] 张丽，李伟.儿童急性心力衰竭的诊治进展[J].中华实用儿科临床杂志，2021，36(13)：4.

[94] 中华医学会儿科学分会心血管学组，中国医师协会心血管内科医师分会儿童心血管专业委员会，中华儿科杂志编辑委员会，等.儿童心力衰竭诊断和治疗建议(2020 年修订版)[J].中华儿科杂志，2021，59(2)：11.

[95] 中华医学会血液学分会血栓与止血学组.弥散性血管内凝血诊断中国专家共识(2017 年版)[J].中华血液学杂志，2017，38(5)：361-363.

[96] 文飞球，麦惠容.弥散性血管内凝血的治疗[J].中华实用儿科临床杂志，2015，30(18)：4.

[97] 曾海丽，杨华彬，邓会英.儿童急性肾损伤病因学研究进展[J].中华妇幼临床医学杂志，2014，2(10)：105～108.

[98] 秦莉.用甘油果糖联合甘露醇对颅内感染伴颅内高压患儿进行治疗的效果评析[J].当代医药论丛，2018，16(11)：2.

[99] 罗蓉，李登峰.儿童急性颅内高压的治疗与管理进展[J].中华实用儿科临床杂志，2019，34(12)：4.

[100] 沈颖，刘之蕙.儿童急性肾损伤临床综合治疗[J].中国实用儿科杂志，2010(10)：3.

[101] 张绍权，多器官功能障碍综合征诊治进展[J].Journal of SNAKE(Science&Nature)，2015(2)：192-196.

［102］中华医学会重症医学分会.中国严重脓毒症/脓毒性休克治疗指南(2014)［J］.全科医学临床与教育，2015(4)：365~367.

［103］秦晓峰，杨秀英.儿童惊厥的初步原因分析及急诊处理策略［J］.当代临床医刊，2015，28(4)：1552.

［104］靳有鹏，周丽.儿童惊厥的急诊处理［J］.中华实用儿科临床杂志，2018，33(18)：1385~1387.

［105］杨会阳.儿童惊厥性癫痫持续状态的病因及治疗进展［J］.海南医学，2019，30(7)：921-924.

［106］国家卫生和计划生育委员会脑损伤质控评价中心.脑死亡判定标准与技术规范(儿童质控版)［J］.中国小儿急救医学，2014，21(12)：4.

［107］花少栋，梅亚波.儿童昏迷的诊治进展［J］.发育医学电子杂志，2018，6(2)：4.

［108］柏振江，李莺.儿童昏迷急诊诊断与治疗［J］.中华实用儿科临床杂志，2018，33(18)：6.

［109］蔡威，曹云，陈洁，等.小儿肠外营养指南：维生素［J］.临床儿科杂志，2021，39(8)：605-620.

［110］尹飞，邓小鹿.儿童颅内压增高的诊断与急救处理［J］.中国小儿急救医学，2011，18(5)：4.

［111］中华医学会肠外肠内营养学分会儿科学组.中国新生儿营养支持临床应用指南［J］.中华小儿外科杂志，2013，34(10)：782-787.

［112］皮亚雷，张亚男，张会丰.2017版《美国内分泌学会临床实践指南——儿童肥胖的评估、治疗和预防》解读［J］.河北医科大学学报，2018，39(10)：1117-1121.

［113］中国医师协会外科医师分会肥胖和糖尿病外科医师委员会.中国儿童和青少年肥胖症外科治疗指南(2019版)［J］.中国肥胖与代谢病电子杂志，2019，5(1)：3-8.

［114］中国儿童肥胖的评估、治疗和预防指南专家组.中国儿童肥胖的评估、治疗和预防指南［J］.中国妇幼健康研究，2021，32(12)：1716-1722.

［115］全国佝偻病防治科研协作组，中国优生科学协会小儿营养专业委员会.维生素D缺乏及维生素D缺乏性佝偻病防治建议［J］.中国儿童保健杂志，2015，23(7)：781-782.

［116］中国预防医学会儿童保健分会.中国儿童维生素A、维生素D临床应用专家共识［J］.中国儿童保健杂志，2021，29(1)：131-138.

［117］耿凌云，王天有.维生素D缺乏性手足抽搐症的防治［J］.中国实用乡村医生杂志，2004，11(4)：8-9.

［118］Lapillonne A, Fidler Mis N, Goulet O, et al. ESPGHAN/ESPEN/ ESPR/CSPEN working group on pediatric parenteral nutrition. ESPGHAN/ESPEN/ESPR/CSPEN guidelines on pediatric parenteral nutrition：Lipids［J］.Clin Nutr, 2018, 37(6 Pt B)：2324-2336.

［119］Van Goudoever J B, Carnielli V, Darmaun D, et al. ESPGHAN/ESPEN/ESPR/CSPEN guidelines on pediatric parenteral nutrition：A mino acids［J］.Clin Nutr, 2018, 37(6 Pt B)：2315-2323.

［120］Bronsky J, Campoy C, Braegger C, et al. ESPGHAN/ESPEN/ESPR/CSPEN guidelines on pediatric parenteral nutrition：vitamins［J］.Clin Nutr, 2018, 37(6 Pt B)：2366-2378.

［121］Domellöf M, Szitanyi P, Simchowitz V, et al. ESPGHAN/ESPEN/ESPR/CSPEN guidelines on pediatric parenteral nutrition：Iron and trace minerals［J］.Clin Nutr, 2018, 37(6 Pt B)：2354-2359.

［122］Hartman C, Shamir R, Simchowitz V, et al. ESPGHAN/ESPEN/ESPR/CSPEN guidelines on pediatric parenteral nutrition：Complications［J］.Clin Nutr, 2018, 37(6 Pt B)：2418-2429.

［123］Pediatric acute respiratory distress syndrome：consensus recommendations from the Pediatric Acute Lung Injury Consensus Conference. Pediatric critical care medicine：a journal of the Society of Critical Care Medicine and the World Federation of Pediatric Intensive and Critical Care Societies. 2015, 16(5)：428-39.

［124］Bellomo R, Ronco C, Kellum JA, et al. Acute renal failure ~ definition, outcome measures, animal models, fluid therapy and information technology needs：the Second International Consensus Conference of the Acute Dialysis Quality Initiative(ADQI)Group[J]. Critical Care, 2004, 8(4): R204-212.

[125] Khwaja A. KDIGO clinical practice guidelines for acute kidney injury[J] Nephron Clin Pratt, 2012, 120 (4): c179-184.

[126] Edward D S, Serpil M D. Recent advances in acute kidney injury epidemiology[J]. Curropin Nephrol Hypertens, 2012, 21(3)309-317.

[127] Mehta R L, Kellum J A, Shah S V, et al. Acute Kidney Injury Network: report of an initiative to improve outcomes in acute kidney injury[J]. Crit Care, 2007, 11(2): R3I.

[128] Bakr A F. Prophylactic theophylline to prevent renal dysfunction in newborns exposed to perinatalasphyxia- a study in a developing country[J]. Pediatr Nephrol, 2005, 20: 1249-1252.

[129] Bhat M A, Shah Z A, Makhdoomi M S, et al. Theophylline for renal function in term neonates with perinatalasphyxia: a randomized, placebo-controlled trial[J]. J Pediatr, 2006, 149: 180-184.

[130] Leppik I E, Pate I S I. Intramuscular and rectal therapies of actese izures[J]. Epilepsy Behav, 2015, 49: 307-312.

[131] Glatstein M M, Oren A, Amarilyio G, et al. Clinicalcharacterization of idiopathic intracranial hypertension inchildren presenting to the emergency department: the experienceof a large tertiary care pediatric hospital [J]. Pediatr Emerg Care, 2015, 31(1): 6-9.

[132] Yoon S H, Chung Y S, Yoon B W. et al. Clinical experiences with sponta neous intracranial hylotension: A proposal of a diagnosticappmach and treatm ent[J]. Clin Neurol Neurosurg, 2011, 13(5): 373-379.

[133] Friedman M J, Sharieff G Q. Seizures in children. [J]. Pediatric Clinics of North America, 2006, 53(2): 257-277.

[134] Oddo M, Rossetti, et al. Neurological prognostication of outcome in patients in coma after cardiac arrest [J]. Lancet Neurology, 2016, 15(7): 656-656.

[135] M UNNS C F, SHAW N, KIELY M, etal. Global Consensus Recommendations on Prevention and Management of Nutritional Rickets[J]. Horm Res Paediatr, 2016, 85(2): 83-106.

[136] UpToDate.许珊珊, 译.儿童生长激素缺乏症的诊断. 2022.

[137] UpToDate.李明, 译.儿童生长激素缺乏症的治疗. 2022.

[138] UpToDate.夏鹏、陈丽萌, 译.中枢性尿崩症的治疗. 2021

[139] UpToDate.杨敏, 译.先天性甲状腺功能减退症的临床特征与检测. 2022. UpToDate.陈志红, 姚辉, 译.先天性甲状腺功能减退症的治疗和预后.

[140] UpToDate.谷雪梅, 译.儿童和青少年 1 型糖尿病的管理. 2022.

[141] UpToDate.侯新国, 译.与儿童营养不良相关的微量营养素缺乏. 2022.

[142] UpToDate.陈志红, 译.儿童和青少年肥胖的定义、流行病学和病因. 2022.

[143] UpToDate.闫辉, 译.初级保健机构中儿童肥胖的管理. 2022.

[144] UpToDate.朱慧娟, 译.成人肥胖:药物治疗. 2022.

[145] UpToDate.张会丰, 译.儿童与青少年的维生素 D 不足与缺乏. 2022.

[146] UpToDate.王云峰, 译.儿童低钙性佝偻病的病因和治疗. 2022.

[147] UpToDate.曾凌空, 译.产房中的新生儿复苏. 2022

[148] UpToDate.李婕, 译.儿童复苏的主要药物. 2022

[149] UpToDate.泮思林, 译.动脉导管未闭的治疗. 2021

[150] UpToDate.咖啡因丁香园

[151] UpToDate.茹喜芳, 译.新生儿持续性肺动脉高压. 2021

[152] 动脉导管未闭(新生儿), 用药助手, 2022

[153] MAYER-DAVIS E J, KAHKOSKA A R, JEFFERIES C, et al. ISPAD Clinical Practice Consensus

Guidelines 2018：Definition，epidemiology，and classification of diabetes in children and adolescents. Pediatr Diabetes. 2018；19 Suppl 27（Suppl 27）：7-19.

［154］GRIMBERG A，DIVALL S A，POLYCHRONAKOS C，et al. Guidelines for growth hormone and insulin-like growth factor-1 treatment in children and adolescents：growth hormone deficiency，idiopathic short stature，and primary insulin-like growth factor-1 deficiency［J］. Horm Res Paediatr，2016，86（6）：361-397.

［155］中华医学会儿科学会心血管组.川崎病诊断和急性期治疗专家共识［J］.中华儿科杂志.2022，609（1）：6-13

［156］Gorelik M，Chung S A，Ardalan K，et al. American College of Rheumatology/Vasculitis Foundation Guideline for the Management of Kawasaki Disease［J］. American College of Rheumatology，2022，0（0）：1-11.

［157］中华医学儿科学分会免疫学组.中国儿童系统性红斑狼疮诊断与治疗指南［J］.中华儿科杂志，2021，59（12）：1009-1024

［158］中国医师协会儿科医师分会风湿免疫专业委员会.全身型幼年特发性关节炎诊断与治疗中国专家共识［J］.中国实用儿科杂志.2019.34（12）：969-976.

［159］吴小川，唐雪梅，胡坚，等.儿童过敏性紫癜循证诊治建议［J］.中华儿科杂志，2013，51（7）：502-507.

［160］王斯斯，管娜.国际儿科肾脏病学会儿童激素耐药型肾病综合征诊治建议介绍［J］.中华实用儿科临床杂志，2020，35（20）：1531-1540.

［161］中华医学会儿科学分会新生儿学组.新生儿胆红素血症诊断和治疗专家共识［J］.中华儿科杂志，2014，52（10）：745-748.

［162］杜立中，薛辛东，母得志，等.新生儿肺动脉高压诊治专家共识［J］.中华儿科杂志，2017，55（3）：163-168.

［163］中华医学会儿科学分会新生儿学组.新生儿败血症诊断及治疗专家共识（2019）［J］.中华儿科杂志，2019，57（4）：252-257.

［164］中国医师协会新生儿科医师分会.新生儿巨细胞病毒感染管理专家共识［J］.中华儿科杂志，2021，36（6）：1-7.

［165］中华医学会儿科学分会新生儿学组.新生儿低血糖临床规范管理专家共识（2021）［J］.中国当代儿科杂志，2022，24（1）：1-13.

［166］郑军，王晓鹏，刘鸽.早产儿动脉导管未闭的新观点［J］.中华实用儿科临床杂志，2018，33（2）：89-93.

［167］Ohlsson A，Walia R，Shah S S. Ibuprofen for the treatment of patent ductus arteriosus in preterm and or low birth weight infants［J］. Cochrane Database Syst Rev，2010，14：CD003481.

［168］Seperandio M. Effecitiveness and side effects of an escalating，stepwise approach to indomethacin treatment for symptomatic patent ductus arteriusus in premature infants below 33 weeks of gestation［J］. Pediatrics，2005，116：1361-1366.

［169］American Academy of Pediatrics Committee on Fetus andNewborn. Controversies concerning vitamin k and the newborn［J］. Pediatrics，2003，112：191-192.

［170］ESPGHAN Committee on Nutrition. Prevention of vitamin K deficiency bleeding in newborn infants：a position paper by the ESPGHAN Committee on Nutrition［J］. J Pediatric Gastroenterol Nutr. 2016，63（1）：123-129.

［171］Cuperus F J，Hafkamp A M，Hulzebos C V，et al. Pharmacologicaltherapies for unconjugated hyperbilirubinemia［J］. CurrPharm Des，2009，15：2927-2938.

［172］British Medical Association and the Royal PharmaceuticalSociety. British National Formulary for Children ［M］. 2009 edition. London：BMJ Group and Pharmaceutical Press，2009.

［173］American Academy of Pediatrics. 2009 Red Book：Report of the committee on infectious Diseases, 28th ed ［M］. Elk Grove Village, Illinois, USA：American of Pediatrics，2009.

［174］British Medical Association and the Royal PharmaceuticalSociety. British National Formulary for Children. 2010—2011edition［M］. London：BMJ Group and Pharmaceutical Press，2011.

［175］American Academy of Pediatrics. 2009 Red Book：Report of the Committee on Infectious Diseases. 28th ed ［M］. Elk Grove Village, Illinois, USA：American Academy of Pediatrics，2009.

［176］Jones N, Koletzko S, Goodman K, et al. Joint ESPGHAN/ NASPGHAN Guidelines for the Management of Helicobacter pylori in Children and Adolescents［J］. J Pediatr Gastroenterol Nutr，2017，64(6)：991 −1003.

［177］范娟，李茂军. 儿童感染性腹泻的诊断与管理——《2017 年美国感染病学会感染性腹泻诊治的临床实践指南》介绍［J］. 中华实用儿科临床杂，2019，34(15).

［178］中华医学会儿科学分会临床药理学组. 儿童质子泵抑制剂合理使用专家共识［J］. 中国实用儿科杂志，2019，34(12).

［179］中华人民共和国国家卫生健康委员会. 质子泵抑制药临床应用指导原则(2020 年版)，中华人民共和国国家卫生健康委员会官网，2020.

［180］中华医学会儿科学会消化学组. 儿童幽门螺杆菌感染诊治专家共识［J］. 中华儿科杂志，2015，53 (7)：496−498.

［181］中国卫健委. 儿童急性感染性腹泻病诊疗规范(2020 年版)

［182］高纯，李梦，韦军民，等. 复方氨基酸注射液临床应用专家共识［J］. 肿瘤代谢与营养电子杂志，2019，6(2)：183−189.

［183］中华医学会儿科学分会消化组. 中国儿童急性感染性腹泻临床实践指南［J］. 中华儿科杂志，2016，54(7)：483−488.

［184］中华医学会消化病学分会. 中国急性胰腺炎诊治指南(2019，沈阳)［J］. 临床肝胆病杂志，2019，35 (12)：2706−2711.

［185］中华医学会外科学分会胰腺外科学组. 中国急性胰腺炎诊治指南［J］. 中华外科杂志，2021，59(7)：578−587.

［186］中华预防医学会微生态学分会儿科学组. 益生菌儿科临床应用循证指南 2017.

［187］Maisam Abu-El-Haija, Kumar S. Management of Acute Pancreatitis in the PediatricPopulation：A Clinical Report From the North AmericanSociety for Pediatric Gastroenterology ［J］. Hepatology and Nutrition Pancreas Committee, MPCN，2018，66(1).

图书在版编目（CIP）数据

儿科常见疾病及其药物治疗／王颖，徐萍，张毕奎
主编. —长沙：中南大学出版社，2024.8
ISBN 978-7-5487-4983-7

Ⅰ．①儿… Ⅱ．①王… ②徐… ③张… Ⅲ．①小儿
疾病－常见病－药物疗法 Ⅳ．①R720.5

中国版本图书馆 CIP 数据核字（2022）第 118439 号

儿科常见疾病及其药物治疗
ERKE CHANGJIAN JIBING JIQI YAOWU ZHILIAO

王颖　徐萍　张毕奎　主编

□出 版 人　林绵优
□责任编辑　陈　娜
□责任印制　李月腾
□出版发行　中南大学出版社
　　　　　　社址：长沙市麓山南路　　　　邮编：410083
　　　　　　发行科电话：0731-88876770　　传真：0731-88710482
□印　　装　广东虎彩云印刷有限公司

□开　　本　787 mm×1092 mm 1/16　□印张 18.75　□字数 465 千字
□互联网+图书　二维码内容　图片 90 张
□版　　次　2024 年 8 月第 1 版　　　□印次 2024 年 8 月第 1 次印刷
□书　　号　ISBN 978-7-5487-4983-7
□定　　价　128.00 元